AF901891

Carl-Auer

Für Elliot,
der Bedächtigkeit und Großmut erfunden hat

Eve Lipchik

Von der Notwendigkeit, zwei Hüte zu tragen

Die Balance von Technik und Emotion in der lösungsfokussierten Therapie

Aus dem Amerikanischen von Astrid Hildenbrand

2011

Umschlaggestaltung: Uwe Göbel
Satz u. Grafik: Drißner-Design u. DTP, Meßstetten
Printed in Germany
Druck und Bindung: Freiburger Graphische Betriebe, www.fgb.de

Erste Auflage, 2011
ISBN 978-3-89670-772-7

Die Originalausgabe dieses Buches erschien unter dem Titel
»Beyond Technique in Solution-Focused Therapy«
bei The Guilford Press, New York/London.

Bibliografische Information der Deutschen Nationalbibliothek:
Die Deutsche Nationalbibliothek verzeichnet diese Publikation
in der Deutschen Nationalbibliografie; detaillierte bibliografische
Daten sind im Internet über http://dnb.d-nb.de abrufbar.

Informationen zu unserem gesamten Programm, unseren Autoren
und zum Verlag finden Sie unter: www.carl-auer.de.

Wenn Sie Interesse an unseren monatlichen Nachrichten aus der Häusserstraße haben,
können Sie unter http://www.carl-auer.de/newsletter den Newsletter abonnieren.

Carl-Auer Verlag GmbH
Häusserstraße 14
69115 Heidelberg
Tel. 0 62 21-64 38 0
Fax 0 62 21-64 38 22
info@carl-auer.de

Inhalt

Geleitwort

Es wäre verwunderlich, wenn Eve Lipchik sich daran erinnern würde, wie sie einen der zahllosen Therapeuten, die sie ausgebildet hat, getroffen hat, aber ich entsinne mich gut, wie ich ihr während eines intensiven Ausbildungsprogramms am Brief Family Therapy Center im Mai 1983 zum ersten Mal begegnet bin. Glanzpunkt dieses wochenlangen Eintauchens in die Arbeit von Steve de Shazer, Insoo Kim Berg und ihrem Team war ein Nachmittag, an dem ich mit Eve Lipchik redete und ihr bei der Arbeit zuschaute. Ihre Auffassung von Theorie, ihr Geschick als Lehrerin und ihre bemerkenswerte therapeutische Fähigkeit beeindruckten mich so sehr, dass ich ihre Arbeit zu verfolgen begann. Über die Jahre habe ich Eve Lipchiks Beiträge zur familientherapeutischen und lösungsfokussierten Literatur gelesen und, wenn sich Gelegenheit bot, ihre Seminare und Workshops besucht, die aufgrund der profunden Implikationen ihres Denken und aufgrund ihrer Fähigkeit, höchst komplexe Gedanken in realistische klinische Anwendungen zu übersetzen, immer sehr anregend waren.

Das vorliegende Buch zeigt die Entwicklung lösungsfokussierter Therapie aus der Sicht des Eingeweihten und gibt eine bemerkenswert klare Darstellung ihrer theoretischen Grundlagen und praktischen Umsetzung. Das Ergebnis ist eine Reise, an deren Anfang das Unbehagen der Autorin an den oberflächlichen Antworten stand, die sich ihrer Auffassung nach in naiveren Vorstellungen von lösungsfokussiertem Arbeiten herauskristallisierten. Die Reise führte Eve Lipchik zur Entwicklung ihrer eigenen Marke lösungsfokussierter Therapie, die ich als »*emotionszentrierte* lösungsfokussierte Kurztherapie« bezeichnen würde.

Ein großer Teil des Buches ist der Wiedereinführung der Theorie in die therapeutische Praxis gewidmet, insbesondere der Reintegration wesentlicher Konzeptionen aus der interpersonellen Psychotherapie. Die Autorin diskutiert Lehrsätze, die von fundamentaler Bedeutung sind, wenn man *humanistische* Kurztherapie gründlich und wirkungsvoll *praktizieren* möchte.

In einer Zeit, in der man die Vergangenheit ignoriert und permanent nach immer einfacheren und unkomplizierten Antworten auf komplexe Fragen sucht und alles Präsentierte tendenziell als »neu«

überbewertet wird, hat Eve Lipchik das genaue Gegenteil zustande gebracht: Sie exploriert das »Neue« und macht es sich zu eigen, während sie Elemente des vorhandenen Wissens untersucht und neu belebt. Unter Berufung auf die fruchtbaren Werke von Harry Stack Sullivan, Gregory Bateson, Don D. Jackson, Milton Erickson, Jay Haley, John Weakland, Richard Fisch, Paul Watzlawick und anderen haucht sie den theoretischen Konzeptionen Leben ein, die Meilensteine sowohl des am Mental Research Institute entwickelten Modells der Kurztherapie als auch der lösungsfokussierten Therapie sind.

Auf der Basis dieser Infrastruktur integriert Eve Lipchik auch Ideen aus unterschiedlichsten Disziplinen wie Biologie, Linguistik, Kybernetik, Konstruktivismus, Anthropologie und sozialem Konstruktionismus. Ihre glasklaren Interpretationen der komplexen Arbeiten von Maturana und Varela sind besonders wertvoll und zeitgerecht.

Ein Beispiel genügt. Dank Eve Lipchiks Bemühen sehen wir eine wunderbar nützliche Verschmelzung des Frischen und Neuen mit dem Bewährten, wenn sie Maturanas Definition von Liebe und die von Sullivan nebeneinanderstellt. Die Autorin zitiert Maturana, für den Liebe ein Verhalten ist, das »dem anderen erlaubt, sich als legitimer Anderer in Koexistenz mit sich zu entwickeln« und »die Möglichkeit bietet, diesen Anderen zu sehen und zu hören«. Sullivan drückt es so aus (1953a, p. 42 f.): »Wenn die Zufriedenheit oder Sicherheit eines anderen Menschen so signifikant für einen ist wie die eigene Zufriedenheit und Sicherheit, dann besteht ein Zustand der Liebe.«

In jüngerer Zeit hat die Welt der Psychotherapie aufgrund ihrer Tendenz, mit linearer Kausallogik und unter Perpetuierung eines cartesianischen Dualismus, also der Trennung von Geist und Körper, zu verstehen, die vitale Rolle bagatellisiert, die zwischenmenschliche Beziehungen, vor allem so beharrliche wie die Liebe, für die psychische Gesundheit spielen. Und diejenigen, die nicht sehen, wie wichtig solch grundlegende Emotionen für das Verständnis menschlichen Leidens und für die psychotherapeutische Praxis sind, können genauso gut ihre Ohren verschließen und weiterdösen, denn wir befinden uns nicht auf derselben Wellenlänge.[1]

Ein weiterer von Eve Lipchik initiierter Fortschritt besteht darin, therapeutisches Befragen im Sinne einer Perturbation [etwa: Störung,

1 Abbitte und Ehrerbietung für Jackson (1963), der diese anschauliche Formulierung erstmals verwendete.

Beunruhigung, Störfeuer] oder, ich würde sagen: einer Intervention durchzuführen. Dies gehört zu den wichtigsten Fortschritten im therapeutischen Feld, und meines Wissens haben nur Eve Lipchik, Gianfranco Cecchin (1932–2004) und Richard Fisch – unabhängig voneinander – diese phänomenale Neuerung explizit erforscht, praktiziert und perfektioniert.

Das Befragen als Intervention und die Verknüpfung essenzieller, in der Vergangenheit entwickelter Prämissen mit höchst aktuellen Denkansätzen sind zwar große Themen dieses Buches, aus meiner Sicht aber noch nicht die bedeutsamsten. Mit der Synthese dieser großen Bereiche und der Ausarbeitung der Logik und Nuancen ihres Vorgehens leistet Eve Lipchik einen bahnbrechenden Beitrag zur klinischen Praxis: die Wiedereinführung der menschlichen Emotion in die Kurztherapie. (Ich sage deshalb *Wiedereinführung*, weil Emotion ein zentraler Aspekt der Arbeiten früher Pioniere wie Harry Stack Sullivan, Don D. Jackson und Milton Erickson war.)

In einem an der Washington School of Psychiatry gehaltenen Vortrag vor Studenten sagte Harry Stack Sullivan kurz vor seinem Tod im Jahr 1949 Folgendes vorher:

> Aus dem gleichen Grund, aus dem die Psychiatrie für andere heikel ist, ist sie auch für mich heikel; man lässt sich so leicht täuschen. Eine praktischere Psychotherapie scheint aber möglich, wenn man die grundlegenden Anfälligkeiten für Angst in zwischenmenschlichen Beziehungen aufspürt, statt dass man sich [nur] mit Symptomen der Angst beschäftigt oder Angst zu vermeiden versucht (1953b, p. 11).

Dadurch, dass Eve Lipchik quälende Emotionen als deutlich angstevozierte Anpassungen an einzigartige zwischenmenschliche Phänomene anzupacken wagt, hat sie mit diesem wortgewandten und praxisnahen Buch das therapeutische Feld einen weiteren entscheidenden Schritt auf dem Weg zur Erfüllung von Sullivans Vorhersage vorangebracht.

Wendel A. Ray, PhD
Direktor am Mental Research Institute, Palo Alto (Kalifornien)
Professor für Familientherapie, University of Louisiana-Monroe

Vorwort

Lösungsfokussierte Therapie ist inzwischen als Modell einer Kurztherapie, die mit den Stärken des Klienten arbeitet, gut aufgestellt. Doch weder ihr Anklang bei Managed Care[2] noch Berichte über ihre Wirksamkeit konnten bisher Zweifel daran zerstreuen, dass sie nachhaltige Änderung zu befördern oder auf emotionale Bedürfnisse der Klienten einzugehen vermag. Mit diesem Buch möchte ich eine Sichtweise und Praxis der lösungsfokussierten Therapie – im Folgenden auch als SFT abgekürzt für »solution-focused therapy« – präsentieren, die diese Zweifel beseitigt und die Tiefgründigkeit und Bandbreite dieser Therapieart demonstriert.

Die lösungsfokussierte Therapie entstand nicht völlig neu, sondern gründet auf den Arbeiten von Gregory Bateson, Milton Erickson, Don Jackson, John Weakland, Jay Haley, Paul Watzlawick und anderen, denen die Entwicklung des systemischen Paradigmas zugeschrieben wird. Es ist das Resultat der Bemühungen einer Gruppe, die vor fast einem Vierteljahrhundert am Brief Family Therapy Center in Milwaukee (Wisconsin) wirkte und deren Mitglieder sich gegenseitig für neue Ideen darüber begeisterten, wie Menschen sich verändern. Zum Kern dieser Gruppe zählten Steve de Shazer, Insoo Kim Berg, Jim Derks, Elam Nunally, Marilyn LaCourt und ich. Mit der Zeit wurde die Gruppe bereichert durch Studenten, die Kollegen wurden, unter anderem John Walter, Jane Peller, Alex Molnar, Kate Kowalski und Michele Weiner-Davis, und durch Theoretiker wie Gale Miller und Wally Gingerich. Was als ein Modell namens »Brief Family Therapy«, Kurztherapie mit Familien, begann, entwickelte sich zur SFT. Einige aus der Gruppe gingen weg, andere kamen hinzu. Ich verließ das Brief Family Therapy Center und gründete mit Marilyn Bonjean die Firma ICF Consultants in Milwaukee. Man kann fairerweise sagen, alle an den Gesprächen am

2 Das US-amerikanische Managed-Care-System impliziert Organisations- und Finanzierungsformen der medizinischen Versorgung der Bevölkerung, d. h. Krankenversicherungs- und Versorgungsprogramme, bei denen die Kostenträger, die sog. Health Maintenance Organizations (HMO), über direkte Verträge mit niedergelassenen Ärzten und Kliniken einbezogen sind. Dieses Modell der Gesundheitsversorgung beruht auf betriebswirtschaftlichen Prinzipien und erzeugt eine Wettbewerbsstruktur, wodurch die Kosten der medizinischen Versorgung überschaubar gehalten werden sollen. [Anm. d. Übers.]

Brief Family Therapy Center Beteiligten haben einen Beitrag zu dieser Entwicklung geleistet und persönlich davon profitiert. Die ergiebige Literatur zum SFT-Konzept spiegelt den Reichtum und die Vielfalt der gemachten Erfahrungen wider.

Das SFT-Modell ist heute auf der ganzen Welt bekannt, wird aber oft missverstanden und sogar trivialisiert. Das ist aus meiner Sicht einer Überbetonung der Techniken und dem Verlust eines theoretischen Rahmens geschuldet. Aus dem Kontext gelöste Techniken können zwar kurzfristig enorme Ergebnisse hervorbringen, langfristig aber wenig Veränderung bewirken.

Die hier vorgeschlagenen Theorie- und Praxisbezüge der SFT stellen die Techniken wieder in einen Interaktionskontext und beruhen auf dem, was Therapeuten am Mental Research Institute (MRI) in Palo Alto (Kalifornien) als »Selbstpositionierung« in Bezug auf Klienten bezeichnen oder Therapeuten am Brief Family Therapy Center als »Kooperation mit dem, wie Klienten kooperieren«. Dieses Konzept ist noch immer bedeutsam für eine konstruktivistische Praxis, wenn Sprache als wechselseitig beeinflusstes Verhalten gesehen wird.

Meinen jetzigen klinischen Ansatz habe ich gewissermaßen als Reaktion auf den Minimalismus und die postmoderne Intellektualisierung der Therapie entwickelt. Obwohl auch ich immer elegante, gezielte Interventionen angestrebt habe, bin ich mittlerweile überzeugt, dass diese am ehesten in einer vertrauensvollen Beziehung zwischen Therapeut und Klient gelingen. Eine 1988 am Brief Family Therapy Center von David Kiser durchgeführte Studie, nach der die Erfolgsquoten bei Klienten mit einer größeren Anzahl von Sitzungen höher waren, stützt diese Überzeugung.

Andererseits stimme ich der postmodernen Betonung einer hochgradig individualisierten Behandlung voll und ganz zu, obwohl mich der generelle Mangel an Leitlinien für Praxis, Supervision und Lehre beunruhigt.

Mit der Loslösung der Sprache von den lebenden menschlichen Systemen, die wir sind, habe ich mich letztlich nicht anfreunden können. Das hat mein Interesse an physiologischen Aspekten von Sprache und Emotion entfacht.

Mein Bemühen, widerstreitende Ideen in Einklang zu bringen, hat sich zuerst an Harry Stack Sullivans interpersonaler Theorie der Psychiatrie orientiert und später an der Erkenntnistheorie von Maturana und Varela sowie an den Entwicklungen in der neurowissenschaftlichen Forschung.

Emotionen waren in der SFT schon immer ein unerwünschtes Thema. Wie meine Kollegen vermied ich jahrelang peinlichst jedes »Emotionsgespräch«, bis ich merkte, dass Klienten, die in einer Sackgasse stecken, durch das Sprechen über Emotionen oft leichter wieder herausfinden. Zugleich bewirkte mein Interesse an der Beziehung zwischen Therapeut und Klient fortwährend, dass die positiven Effekte des Gesprächs mit Klienten über ihre Gefühle zu Momenten der Erleichterung wurden.

Lehre, Supervision, Beratung und Workshoparbeit haben mich zum Verstehen meines eigenen Denkens herausgefordert, um anderen bei der Entwicklung ihres Denkens zu helfen. Dadurch wurde mir auch klar, was Beziehung, unabhängig von ihrem Zweck, bedeutet. Dieses Buch hebt deshalb hervor, wie wichtig der Therapeut als Mensch für seine Klienten ist, und sucht eine Antwort auf die Frage, wie wir unser persönliches und professionelles Selbst zum Wohle der Klienten nutzen können, aber auch von diesem getrennt halten müssen.

Im Rahmen der Ausbildung am Brief Family Therapy Center schickten wir die nur mit einigen Grundfragen ausgestatteten Teilnehmer gewöhnlich mit den Klienten in den Ring. Wir dachten, dass die Unterstützung des Supervisors und des Teams hinter dem Spiegel ihre Angst verringern und die gute Qualität der Dienstleistung für den Klienten garantieren würde. Doch viele Klienten kamen nach der ersten Sitzung nicht wieder. Was wir für eine gut konstruierte, vom Supervisor und vom Team komponierte Botschaft hielten, glich ein Gespräch nicht aus, mit dem die Klienten unzufrieden waren. Als besser für die Klienten erwies sich dann der Umstand zu spüren, dass ihnen jemand zuhört und zu verstehen versucht, was sie mitzuteilen haben. Dieser Ansatz kam auch den Novizen im Therapiefeld entgegen, weil er sie seltener aus dem Kontext gelöste Techniken anwenden ließ.

Zwei persönliche Erfahrungen haben die in diesem Buch dargelegten Gedanken geformt: Zum einen der Eindruck, den John Weakland in den späten 1980er Jahren beim Besuch des Brief Family Therapy Center hinterließ. Er führte in Milwaukee regelmäßig Workshops oder Beratungen mit unserem Team durch. Nach einem Workshop, bei dem wir mit Klienten vor dem Spiegel gesprochen hatten, fragte er uns, ob wir eine von ihm in Palo Alto aufgezeichnete Therapiesitzung sehen wollten. Natürlich wollten wir. Wir konnten »den Meister« bei der Arbeit nie genug beobachten. Heute erinnere ich mich zwar nur noch daran, dass die Klienten schon älter waren und das Problem mit ihren Kindern zu tun hatte, aber ich werde nie meine Überraschung vergessen. Denn bis dahin hätte ich John Weaklands Gesprächsführung als minimalistisch bezeichnet. Doch in dieser Aufzeichnung zeigte er mehr Reaktion und ging bewusst und sensibel auf die Gefühle der Klienten ein. Er unterbrach die Sitzung am Ende nicht, um eine Botschaft zu präsentieren, sondern wartete fast ohne Denkpause mit einer einfühlsamen und brillanten Intervention auf. Angesprochen auf diesen stilistischen Unterschied, antwortete er, er habe diese Sitzung in seiner Privatpraxis abgehalten, wo er »einfach Therapie machen« könne. An der Mental Research Institute Clinic oder in Workshops meinte er dagegen das Modell der Kurztherapie demonstrieren zu müssen. Therapiegespräche, in denen unerhebliche Feinheiten bewusst weggelassen sind, können die am MRI verwendeten Techniken zwar besser beleuchten, aber meinem Eindruck nach war das aufgezeichnete Gespräch eine viel gelungenere Darstellung des MRI-Modells. Es regte mich zum Nachdenken an, wie sich die technischen und menschlichen Aspekte in die SFT integrieren ließen.

Zum anderen war die Erfahrung 1996 in Heidelberg auf dem vom Heidelberger Institut für systemische Forschung und von der Internationalen Gesellschaft für systemische Therapie organisierten Symposium »Science-Fiction: Fundamentalismus und Beliebigkeit in Wissenschaft und Therapie« prägend. Den Hauptvortrag hielt Humberto Maturana. Er sagte, eine Emotion, die er romantisch als »Liebe« bezeichne, mache uns zum Menschen. So könnten wir den anderen Menschen als »einen legitimen Anderen neben uns selbst« akzeptieren und diese andere Person als das sehen und wahrnehmen, was sie ist. Weiter befand Maturana, dass dies »der Nährboden ist, auf dem Reflexion und therapeutisches Arbeiten stattfinden kann und auf dem die Probleme zwischenmenschlicher Beziehungen gelöst werden«. Diese Aussage kristallisierte sich in mir zu dem Gedanken heraus, dass wir um unserer Klienten willen uns erstens als Menschen sehen sollten, zweitens als Therapeuten und erst danach als Therapeuten, die ein bestimmtes Modell umsetzen.

Dieses Buch will primär Antworten auf Fragen geben, die lösungsfokussiert arbeitende Therapeuten aller Erfahrungsebenen stellen, z. B.: »Woher weiß ich, dass ich lösungsfokussiert arbeite?«; »Wie kann ich da sein, wo der Klient ist, und zugleich auf Positives fokussieren?«; »Worauf soll ich reagieren, und was soll ich ignorieren?«; »Kann ich mit Langzeitklienten eine SFT durchführen?« Das Material ist so präsentiert, dass der Kliniker schlüssig herausfinden kann, wie lösungsfokussierte Annahmen den Entscheidungsprozess leiten. Ich beschreibe, wie man die Beziehung zwischen Therapeut und Klient lenkt, wie man das Problem abklärt, um Ziele zu definieren, die zu Lösungen führen, und wie man das Resümee und maßgeschneiderte Vorschläge formuliert. Die Interaktionen zwischen Therapeut und Klient werden aus beiden Perspektiven beleuchtet, sodass der Kliniker sich seinen eigenen Prozess in Beziehung zu seinem Klienten und die Effizienz dieses Prozesses bewusst machen kann. Das Thema Emotionen durchzieht das gesamte Buch und wird auch in einem separaten Kapitel abgehandelt (Kap. 4). Thematisiert wird ferner lösungsfokussiertes Arbeiten mit Paaren, Familien, unfreiwilligen Klienten und Klienten in Krisensituationen.

Das Buch hat einen klinischen Inhalt und enthält deshalb viel kommentiertes Fallmaterial, das in den ersten Kapiteln bewusst ausführlicher und detaillierter gehalten ist als in späteren Kapiteln, wenn der Leser mit den Grundprinzipien der SFT schon vertraut ist.

Eve Lipchik

Dank

Dieses Buch hätte ich niemals schreiben können, wenn ich während meiner Tätigkeit für das Primary Mental Health Project in Rochester (New York) nicht so wunderbar in den Bereich psychische Gesundheit eingeführt worden wäre. Ich möchte allen daran Beteiligten danken, insbesondere Ellie Eksten, die eine wirklich engagierte Supervisorin war. Meine positiven Erfahrungen in diesem Projekt setzten sich fort, als ich Doktorandin an der University of Rochester war und von Helen Kristal betreut wurde. Vielen Dank, Helen, dass du mich eingereiht und hohe Anforderungen an meine Arbeit gestellt hast! Gleiches gilt für John Jendusa, meinen Ausbildungsbetreuer an der University of Wisconsin in Milwaukee. Diese drei ausgezeichneten Fachleute brachten mir bei, dass klinische Supervisoren eine enorme Verantwortung für ihre Schützlinge haben.

Ich bin zudem zutiefst dankbar dafür, dass ich die Möglichkeit hatte, am Brief Family Therapy Center an der Entwicklung der Theorie und Praxis der SFT mitwirken zu dürfen. Das war eine der Erfahrungen meines Lebens, die mich am meisten verwandelt haben.

Außerdem möchte ich Sharon Stoffel und Pat O'Hearn dafür danken, dass sie in all den Jahren so treu Beratungssitzungen mit mir abhielten. Sie, deren Arbeit mich äußert bereichert hat, sind Rollenvorbilder für den gewissenhaften Praktiker. In den vergangenen zehn Jahren durfte ich den Mitarbeitern von Gemeindeeinrichtungen wie Jewish Family Service, Midwest Clinical Services und St. Aemilian/ Lakeside lösungsfokussiertes Arbeiten beibringen. Das bot mir Gelegenheit, langfristig mit Personen unterschiedlicher theoretischer Ausrichtungen zu arbeiten. Ihnen allen danke ich für den Anreiz, meine Denkweise mit ihrer auf eine für sie nützliche Weise zu verbinden. Viele Gedanken in diesem Buch wurden durch ihre Fragen und überlegten Antworten angeregt.

Dank geht ebenso an Michelle Wilson, Andrew Turnell und Steve Edwards von der Centrecare Family Agency in Perth (Australien), die es mir ermöglichten, lösungsfokussiertes Arbeiten am anderen Ende der Welt zu praktizieren. Die Begegnung mit ihren Kollegen und Klienten, insbesondere aus der Kultur der Aborigines, war eine echte wachstumsfördernde Erfahrung.

Die direkte Eingebung für dieses Buch hatte ich im Sommer 1997, als ich am Institut für Ehe- und Familientherapie in Wien ein neuntägiges Intensivtraining leitete. Die Teilnehmer kamen aus unterschiedlichen Disziplinen und waren engagierte Praktiker, sehr versiert in systemischem und konstruktivistischem Denken. Die meisten hatten eine SFT-Ausbildung. Bei unserem ersten Treffen entwickelten wir Fragen, in denen sich die Ziele des Trainings spiegelten. Wie sich herausstellte, betrafen diese Fragen solche Probleme, mit denen die meisten Praktiker kämpfen. Die Idee zu einem Buch, das diese Fragen beantworten würde, war geboren. Ich möchte Joachim Hinsch, dem Institutsleiter, für seine Einladung zur Leitung dieses Trainings sowie Corina Ahlers, Hedi Wagner, Andrea Brandl-Nebehay und all den außergewöhnlich bedachtsamen Teilnehmern meinen Dank aussprechen.

Beim Schreiben dieses Buches unterstützte mich meine Geschäftspartnerin – und Freundin – Marilyn Bonjean noch mehr als sonst. Ich danke ihr für ihre perfekte Partnerschaft. Mein Dank an Mark Becker, Brett Brasher, Jim Derks, Marilyn LaCourt und Jane Volkman für ihre unschätzbare Hilfe während des gesamten Schreibprozesses lässt sich kaum in Worte fassen. Sie nahmen sich trotz dichter Terminkalender viel Zeit, um fürsorgliche, herausfordernde und kluge redaktionelle Kommentare zu geben, ganz zu schweigen von der psychischen Unterstützung. Gleichermaßen danke ich Mike Nichols für sein sorgfältiges Lektorat. Gillian Denavit, einer gewissenhaften Teilnehmerin der SFT-Ausbildung, die in ihrer klinischen Arbeit aber noch am Anfang steht, bin ich dankbar dafür, dass sie mir die Perspektive der Novizin gezeigt hat. Ihre Fragen und Kommentare waren sehr hilfreich. Ein besonderes Wort der Dankbarkeit geht an Kate Kowalski für ihre Freundschaft, Unterstützung und redaktionellen Kommentare.

Zuletzt, aber keineswegs am wenigsten danke ich meinem Mann, unseren Kindern und ihren Partnern für ihre liebevolle Unterstützung sowie unseren Enkelkindern für ihre Fröhlichkeit und Zuneigung, die mir immer wieder Kraft gegeben haben.

Teil 1: Theorie und Praxis

1. Theorie der lösungsfokussierten Therapie

Ein lösungsfokussiert arbeitender Therapeut kam mit einem Fall nicht weiter und bat um Hilfe:

John, 46, Jurist, verheiratet, zwei heranwachsende Töchter, hatte vier Sitzungen hinter sich, allerdings schien nach ersten Anzeichen der Besserung die Lösung unklar. Seinen Therapiewunsch hatte der Klient damit begründet, dass er »am Ende seiner Kräfte ist, was den Umgang mit seinem verwitweten Vater betrifft«. Johns Schwager, Mediziner, hatte vorgeschlagen, den Arzt des Vaters um eine medikamentöse Behandlung zu bitten, aber John hielt Medikamente für nichts Halbes und nichts Ganzes.

In der ersten Sitzung wirkte John sehr aufgewühlt, hatte ein gerötetes Gesicht, zupfte permanent an seinen Fingernägeln herum und redete so schnell, dass er zeitweilig innehalten und Luft holen musste. Er erzählte, seine Mutter sei vor fünf Monaten im Alter von 75 Jahren gestorben und habe seinen 78-jährigen Vater nach 51 Jahren Ehe allein gelassen.

John hatte drei Geschwister und lebte als einziger in derselben Stadt wie die Eltern. Seit dem Tod der Mutter hatten er und seine Familie sich bemüht, den Vater zu stützen. Dieser habe ihr Bemühen zunächst geschätzt, sei dann aber mit der Zeit zunehmend feindselig geworden und schwerer zufrieden zu stellen. John war von seiner Frau eindringlich gebeten worden, das Verhalten seines Vaters nicht so persönlich zu nehmen, konnte das aber nicht verhindern. Das Fass zum Überlaufen brachte die Weigerung des Vaters, während eines Besuchs bei Johns Schwester mit ihm zu reden, weil »er meine Stimme nicht hören wollte«. Seit dieser Zeit konnte John weder schlafen noch sich auf seine Arbeit konzentrieren.

Johns Verhältnis zu seinen Eltern sei vor dem Tod der Mutter angenehm gewesen. Er und seine Familie hatten die Eltern mindestens einmal wöchentlich besucht und alle wichtigen Feiertage und Geburtstage gemeinsam verbracht. Der Vater habe zwar schon immer mehr Kritik als Lob verteilt, was die warmherzige und fürsorgliche Art der Mutter aber mehr als aufgewogen habe.

Als John sein Problem und seine Ziele auf der Verhaltensebene definieren sollte, konnte er nur sagen, dass er lernen wolle, mit der Art seines Vaters klarzukommen, um ein guter Sohn zu sein. Er verstand, dass er einen alten Mann nicht ändern kann. Das Verhalten seines Vaters war für ihn, als ob dieser »mein Inneres auffrisst«. John wusste, dass er sich besser fühlen würde, wenn ihm »die Worte seines Vaters zum einem Ohr herein- und zum anderen wieder hinausgingen«. Er hatte keine Antwort auf die Frage, wie sich sein eigenes Verhalten verändern würde, wenn denn eine Veränderung einträte. Der Therapeut hatte im Hinblick auf dieses Ziel eine Ausnahmefrage gestellt: »Gibt es Zeiten, in denen Ihnen die Worte Ihres Vaters zum einem Ohr herein- und zum anderen wieder hinausgehen?« John konnte sich nur an ein Beispiel kurz nach dem Tod seiner Mutter erinnern, als der Vater ihm so Leid getan hatte. Der Therapeut wollte auf dieser Ausnahme aufbauen und fragte: »Was war damals anders? Was müssten Sie jetzt tun, damit dies auch nur ansatzweise wieder geschieht?« Doch John konnte nicht antworten.

Dann versuchte der Therapeut es mit einer anderen Technik: der Wunderfrage. »Sie gehen heute Abend zu Bett, und während Sie schlafen, geschieht ein Wunder. Am nächsten Morgen wachen Sie auf, und Ihr Problem ist gelöst. Was ist nun anders an Ihrer Situation?« John antwortete, er würde das Verhalten seines Vaters ignorieren. »Geschieht das jetzt manchmal auch schon?«, fragte der Therapeut. John verneinte. »Was werden Sie tun müssen, damit das geschieht? Könnte jemand anders etwas tun, damit das geschieht?« John sagte, er habe momentan keine Kontrolle, um etwas zu verändern.

Am Ende der ersten Sitzung präsentierte der Therapeut eine Interventionsbotschaft, die John für seinen Wunsch lobte, mit dem Verhalten des Vaters klarzukommen und ein guter Sohn zu sein. In ihr drückte sich Mitgefühl für Johns schwierige Lage aus, seine Mutter betrauern und zugleich der Ablehnung durch seinen Vater begegnen zu müssen. Johns intensive Reaktion wurde als eine ungewöhnlich starke Hingabe an seine Familie umgedeutet. Der Therapeut hatte für John auch eine Aufgabe vorbereitet, die ihm ein Gefühl von Kontrolle zurückgeben sollte: John sollte sich eine Auszeit gönnen und drei Tage lang den Kontakt mit seinem Vater, der von der Schwester versorgt wurde, meiden. Wenn er in dieser Zeit anrufen wolle, weil ihm das ein gutes Gefühl gibt und nicht, um seinem Vater eine Freude zu machen, könne er dies tun. Falls er wegen des Anrufs aber ambivalent sei, solle er sich erinnern, dass er sich erst am vierten Tag entscheiden müsse. Am vierten Tag solle er dann anrufen, aber nur mit seiner Schwester reden und dem Vater von ihr ausrichten lassen, John habe angerufen und nach ihm gefragt.

Als John eine Woche später zur nächsten Sitzung kam, beurteilte der Therapeut die Veränderung mithilfe einer Skalierungsfrage (vgl. de Shazer 1991a, p. 148 [dt. 2009, S. 166]): »Stellen Sie sich eine Skala von 1 bis 10 vor, wobei 10 höchster Stresspegel und 1 völlige Entspanntheit bedeutet. Wo würden Sie sich heute einstufen?« John berichtete, dass sein Stresspegel von 10 auf 7 gefallen sei. Am zweiten Tag habe er seinen Vater angerufen und sich weniger unbehaglich gefühlt als erwartet, obwohl der Vater kurz angebunden und unfreundlich gewesen sei. Seither habe er den Vater nur einmal angerufen und dessen Verhalten auch besser ertragen.

In der zweiten Sitzung arbeiteten der Therapeut und John darauf hin, dieses gesteigerte Wohlgefühl und Ertragenkönnen mithilfe folgender Fragen zu konsolidieren: »Was wird geschehen müssen, damit das Geschehene verstärkt wird? Was können Sie tun? Was können andere tun, um Ihnen zu helfen?« Der Therapeut fragte auch nach Ressourcen aus der Vergangenheit, die John in der Gegenwart helfen könnten: »Wie sind Sie in der Vergangenheit mit belastenden persönlichen Beziehungen klargekommen?« Am Ende der Sitzung lobte der Therapeut John dafür, dass er den Umgang mit seinem Vater besser kontrollieren könne, und forderte ihn auf, das Angefangene fortzusetzen.

In der dritten Sitzung berichtete John, dass sein Vater wieder zu Hause sei. Beim Abholen am Flughafen habe der Vater ihn sofort kritisiert, weil er nicht klar gesagt habe, ob er am Ausgang oder an der Gepäckausgabe warten würde. Seither habe es einige schwierige Telefongespräche gegeben, sodass John seinen Stresspegel auf der 10-Punkte-Skala bei 8 einstufte. Der Klient wiederholte, dass er eine Lösung ohne Medikamente suche.

Im Bemühen, das Problem fernzuhalten und eine Lösung anzusteuern, überdachte der Therapeut noch einmal die zwischen der ersten und zweiten Sitzung geschehene Ausnahme. Was war damals anders? John meinte, es könnte der Umstand sein, dass sein Vater damals in einer anderen Stadt lebte. Er fühle sich weniger verantwortlich, wenn sein Vater bei der Schwester sei. Am Ende der Sitzung bekam John die Aufgabe, sich bei den Telefongesprächen mit seinem Vater vorzustellen, dieser lebe in einer anderen Stadt. Wenn er ihn besuche, solle er sich die Anwesenheit seiner Schwester oder seines Bruders einbilden. John vermeldete nach dieser Aufgabe keine Besserung und wirkte wegen mangelnder Fortschritte entmutigt.

Weshalb machte dieser Fall keine Fortschritte? Der Therapeut arbeitete eindeutig lösungsfokussiert, so wie man dies gemeinhin versteht. Er ließ den Klienten das Problem auf der Verhaltensebene beschreiben und ein entsprechendes Ziel definieren. Anschließend fragte der Therapeut nach Ausnahmen (de Shazer 1985; Lipchik 1988a) und stellte die Wunderfrage (de Shazer 1988; Lipchik 1988a; Friedman 1993; Nau a. Shilts 2000). Als John keine weiterführenden Antworten gab, stellte der Therapeut ihm die Bewältigungsfrage (Lipchik 1988a): »Wie kommt es, dass die Lage nicht schlimmer ist? Wie haben Sie es geschafft, dass die Lage nicht schlimmer geworden ist?« Diese Frage legt oft Stärken frei, auf denen Klienten aufbauen können; aber hier hat sie nicht geholfen. Der Therapeut stellte die Skalierungsfrage (de Shazer 1991a), um Veränderung zu messen.

Am Ende der Sitzungen präsentierte der Therapeut durchdachte Interventionsbotschaften und Aufgaben, die auf positiven Dingen beruhten und sich Johns Art des Welterlebens bedienten, z. B. seines Kontrollbedürfnisses und besonderen Sprachgebrauchs. Weshalb führte keine dieser Techniken zu einer Lösung?

Die Antwort ist simpel: SFT bedeutet mehr als die bekannten typischen Techniken. Sie ist ein subtiles Therapiemodell für die unterschiedlichsten Fälle: Adoption (Shaffer a. Lindstrom 1989), Älterwerden (Bonjean 1989, 1996; Dahl, Bathel a. Carreon 2000), Alkoholmissbrauch (Berg a. Miller 1992; Brasher, Campbell a. Moen 1993), Kinderschutzbelange (Turnell a. Edwards 1999; Berg a. Kelly 2000), häusliche Gewalt (Lipchik 1991; Lipchik a. Kubicki 1996; Lipchik, Sirles a. Kubicki 1997; Tucker et al. 2000), Familienbetreuung und Kindeswohl (Berg 1994), multiple Persönlichkeitsstörung (Barker a. Herlache 1997), körperliche Behinderung (Ahlers 1992), Behandlung von Heimbewohnern (Durrant 1995; Booker a. Blymer 1994), sexueller Missbrauch (Kowalski 1987; Dolan 1991), Schulprobleme (Molnar a. Lindquist 1989; Kral 1992; Durrant 1995; Metcalf 1995; Murphy 1996), Spiritualität (Simon 1996), Kindertherapie (Selekman 1997) usw. Um die SFT – und auch jeden anderen Therapieansatz – meisterlich auszuführen, braucht es Zeit und Erfahrung.

Vielleicht ist das SFT-Konzept deshalb missverstanden worden, weil man es als minimalistische Art der Intervention, als pragmatische

Art der Problemlösung (de Shazer 1982, 1985, 1988, 1991a, 1994) begriffen hat. Minimalismus wurde möglicherweise so gedeutet, dass der Therapeut nur Fragen stellen müsse. Das war natürlich nie die Absicht des Erfinders. Die Ausbildung am Brief Family Therapy Center in Milwaukee (Wisconsin) setzte den Master-Abschluss im Berufsfeld psychische Gesundheit und zweijährige klinische Erfahrung voraus. Von den Ausbildungsteilnehmern wurde erwartet, dass sie Kompetenz darin erwerben, eine therapeutische Allianz aufzubauen und aufrechtzuerhalten. Leider machten wir dies in der Literatur nicht deutlich, sondern konzentrierten uns darauf, die neuen Ideen zu beschreiben. Dieses Missverständnis wurde mir erst viel später bewusst, als ich in einem Seminar ein Video zeigte, um den Einsatz von Fragen als Interventionen zu demonstrieren. Nach ein paar Minuten seufzte ein bekannter Kollege erleichtert und sagte: »Oh, Sie geben diesen Fragen einen Kontext.«

Auch wenn der minimalistische Aspekt in der Praxis vielleicht missverstanden wurde, so beruhte er doch auf einer Theorie und auf Annahmen, die außer Fragen auch Leitlinien boten. Doch unter dem Einfluss der Postmoderne wurde die Theorie als Antithese zu einer wirklich individualisierten Behandlung abgetan (Held 1996, 2000). Diese neue Richtung reduzierte die SFT auf »nichts als Sprache« (de Shazer 1994; Miller a. de Shazer 1998), auf eine weitere Beschreibung, die falsch gedeutet werden kann. In postmodernen Theoriegebäuden betrachtet man Sprache generell im weiten Sinn als etwas, das

> ... in den einvernehmlichen Verhaltensinteraktionen zwischen Personen, nicht in deren »Geist« lokalisiert ist. Man begreift sie nicht als Instrument, das abstrakte Kommunikation zwischen einzelnen geistigen Entitäten hin- und herträgt, sondern als unter Mitgliedern einer sozialen Gruppe ablaufende Koordination körperlicher Zustände, die die strukturelle Integrität sowohl der sozialen Gruppe als auch der einzelnen Mitglieder bewahrt. (Griffith a. Griffith 1994, p. 312)

Sprache impliziert nicht nur das gesprochene Wort. Doch auch die breit angelegte Sprachdefinition zeigt dem Therapeuten nicht, wie er Sprache verwenden muss, um Klienten zu Lösungen zu verhelfen. Kein Wunder also, dass lösungsfokussierte Fragen so attraktiv erscheinen! Sie bieten etwas Konkretes, mit dem man arbeiten kann. Der Punkt ist, dass mit dem Betonen der Form gegenüber der Substanz meistens nicht die gewünschten Resultate erzielt werden (Cecchin, Lane a. Ray 1992).

Dies zeigt Johns Fall. Der Therapeut benutzte die Grundtechniken in der ersten Sitzung und erzielte positive Ergebnisse. Als diese Veränderungen nach der zweiten Sitzung nicht anhielten, schlug er die aus seiner Sicht korrekte lösungsfokussierte Richtung ein. Er versuchte es mit Skalierungs- und Bewältigungsfragen – aber ohne Erfolg.

Um die Stagnation in Johns Therapie überwinden zu können, wurde der Therapeut gebeten, sich zu überlegen: »Was ist zwischen John und mir los, das diesen totalen Stillstand verursachen könnte?« Er antwortete: »Ich stelle Fragen und gebe Aufgaben, die nichts verändern. Ich muss etwas anderes probieren.« Doch war er ratlos, was das sein könnte, denn er hatte alle richtigen Techniken eingesetzt.

Mit dem nächsten Vorschlag sollte der Therapeut über folgende Annahme nachdenken: *Der Therapeut kann Klienten nicht ändern, nur sie selbst können sich ändern*. Wie könnte das helfen? Der Therapeut antwortete, dass er dadurch intensiver darüber nachdenke, was mit John los ist und vor allem was es mit dem Tod von Johns Mutter auf sich hat. Die am Ende der ersten Sitzung mit John platzierte Interventionsbotschaft belegte, dass der Therapeut zwar wusste, sein Klient trauerte gerade zutiefst um seine Mutter. Aber er war der Ansicht, dass er dieses Thema meiden sollte: Erstens würde es verhindern, über Positives und die Zukunft zu sprechen. Zweitens würde es Johns Emotionen berühren. Und drittens war es nicht als Problem oder Ziel identifiziert worden. Als der Therapeut dann mit John über dessen Trauer sprechen konnte, stellte sich das als Schlüssel zur Lösung heraus. John weinte und erzählte, wie sehr er seine Mutter vermisse. Er habe nie realisiert, wie sehr die Mutter das Verhalten des Vaters ausgeglichen habe, und keine Ahnung, wie er in Zukunft ohne sie zurechtkommen solle. Dieser Gefühlsausbruch bewog den Therapeuten, Gedanken an eine sofortige Intervention zurückzustellen und einfach stützend da zu sein. Gegen Ende der Sitzung gestand John dem Therapeuten, dass ihn eher Schuldgefühle belasten als die Wut auf seinen Vater, weil er sich die ganze Zeit gewünscht hatte, sein Vater wäre gestorben anstelle seiner Mutter.

Dadurch dass der Therapeut sich von einem formalistischen SFT-Konzept auf ein emotions- und theoriegeleitetes Konzept verlegte, entwickelte sich ein vertrauensvolleres Verhältnis zum Klienten, der sich nun sicher fühlte, seine Schamgefühle einzugestehen. Als der Therapeut diese Gefühle nicht bewertete, sondern zu verstehen versuchte und normalisierte, war John erleichtert. Dann fragte der Therapeut seinen Klienten, wie seine Schuldgefühle sich auf seine Toleranz des väterlichen Verhaltens auswirken. John erklärte: Je feindseliger sein Vater sei, umso schuldiger fühle er sich, und je schuldiger er sich fühle, umso weniger könne er die Feindseligkeit seines Vaters ertragen.

Aufgrund dieser Erkenntnis konnte John neu definieren, was er von der Therapie erwartete: Es würde ihm helfen, wenn er seine Schuldgefühle vom jetzigen Niveau, also von 10 auf unter 5 reduzieren könnte. Sobald John sich darüber im Klaren war, fand er auch die für ihn hilfreichen Verhaltensweisen. Er sprach mit seiner Frau über seine Gefühle und entdeckte, dass sie und ihre Kinder ähnliche Gedanken gehabt hatten. John ging auch regelmäßiger zur Kirche. Er hatte ein Beichtgespräch mit seinem Priester, der John tröstete und nicht verurteilte. Je mehr Johns Schuldgefühle abnahmen, umso größer wurde seine Trauer, was allmählich zur Akzeptanz seines Verlusts führte. Dadurch entstand Raum für Mitgefühl mit dem Vater und für eine neue, von liebevollen Erinnerungen an die Mutter getragene Verbundenheit mit ihm. Ein halbes Jahr später, am Ende der Behandlung, berichtete John, dass sich zu seiner Überraschung bei seinem Vater eine gewisse Sanftheit bemerkbar mache. »Aus einer Position ehrlichen Respekts werden Techniken an sich überflüssig, sowie sich der Situation angemessenes Handeln aus dem einfachen Akt entwickelt, dass den Erfordernissen Aufmerksamkeit geschenkt wird« (Simon 1996, p. 53).

Jede gute Therapie vollzieht sich im Kontext einer vertrauensvollen Beziehung. Wie der Therapeut diese Beziehung steuert, hängt von seiner theoretischen Orientierung ab. So wird ein psychodynamisch ausgerichteter Therapeut, der von der Annahme ausgeht, dass Klienten Veränderungen verstehen müssen, im Klientengespräch andere Entscheidungen treffen als ein Verhaltenstherapeut, der Veränderungen des Verhaltens für das Resultat von neu Gelerntem oder von Neukonditionierung hält. Wenn lösungsfokussiert arbeitende Therapeuten annehmen, Veränderung geschehe durch Sprache und das hieße, man müsse nur bestimmte Fragen stellen, bleiben enttäuschende Ergebnisse nicht aus (Fraser 1995).

1.1 Technik und Theorie

Die Behauptung, die Anwendung eines minimalistischen Modells würde effizienter, wenn man ihm einen theoretischen Hintergrund gibt, mag manch einem paradox vorkommen. Viele Kliniker, die ihre klinischen Fertigkeiten verfeinern möchten, suchen nach Ideen, *wie* man mit Klienten spricht und nicht warum. Workshopteilnehmer schätzen Videoaufzeichnungen oder Livedemonstrationen der Arbeitsweise des Referenten und sind theoretischer Ausführungen schnell überdrüssig. Theorie ist etwas Abstraktes, das manchmal sehr weit von unseren konkreten Gesprächen mit Klienten entfernt zu sein schein. Doch sie ist die einzige Lösung für ein Problem, das viele Therapeuten haben, aber nicht eingestehen können: dass sie in Therapiegesprächen oft nicht wissen, was sie als Nächstes tun sollen.

Theorie ist weniger abschreckend, wenn man sich klarmacht, dass sie ein Teil unserer Aktivitäten im Leben ist. Autofahren verlangt theoretisches Wissen, das mehr ist als die Beachtung von Verkehrszeichen. Wenn man Tennis oder Golf spielt, segelt oder sonstige Sportarten ausführt, hat man theoretisches Wissen über seinen Körper und die physikalischen Eigenschaften seiner direkten Umwelt. Kochkunst ist mehr als nach Rezept vorzugehen. Man muss wissen, wie bestimmte Lebensmittel auf Hitze oder in Kombination mit anderen Lebensmitteln reagieren. Natürlich kann man solche Aktivitäten ohne theoretisches Wissen ausführen, vermag sie aber wahrscheinlich nicht zur Perfektion zu bringen und die technische Versiertheit auch nicht zur Kunst zu entwickeln. Weil therapeutisches Arbeiten professionelles Handeln mit enormer Verantwortung gegenüber anderen Menschen ist, verdient es unsere größten Anstrengungen.

Dieses Buch enthält theoretische Ausführungen über die SFT und entsprechende Grundannahmen, die den häufigen Vorwurf widerlegen, lösungsfokussiertes Arbeiten sei formalistisch und mechanistisch. Es verlagert den Schwerpunkt von den Techniken auf die Beziehung zwischen Therapeut und Klient, die Voraussetzung für ein gutes Resultat ist (Beyebach et al. 1996; Bachelor a. Horvath 1999; Hubble, Duncan a. Miller 1999), und auf den Einsatz von Emotionen. Konzentriert der Therapeut sich weniger auf Techniken, kann er zwei übliche Fallstricke umgehen: dass er dem Klienten seine Aufmerksamkeit entzieht, weil er sich gerade eine neue Frage überlegt, und dass er Fragen zum falschen Zeitpunkt stellt.

1.2 Kurzer Abstecher in die Geschichte der lösungsfokussierten Therapie

Die SFT war in den späten 1970er Jahren in Milwaukee (Wisconsin) zunächst als Brief Family Therapy, als Kurztherapie mit Familien, konzipiert worden (de Shazer 1982). Insofern kann man sie als jüngere Schwester des am Mental Research Institute in Palo Alto (Kalifornien) entwickelten Modells der Kurztherapie (Watzlawick, Weakland a. Fisch 1974; Watzlawick a. Weakland 1977; Fisch, Weakland a. Segal 1982; Ray 2000) betrachten. Das MRI-Modell wurzelt in der von Gregory Bateson angeführten Arbeit über Paradoxie und menschliche Kommunikation (Bateson et al. 1956; Jackson 1959) und in Milton Ericksons Gedanken über die Vermeidung von Widerstand in der Hypnotherapie (Erickson 1977; Erickson a. Rossi 1979). Doch während die am MRI praktizierten Interventionen darauf abzielten, Interaktionsmuster zu durchbrechen, die der Therapeut als mangelhafte Lösungsversuche identifizierte, setzte der ökosystemische Ansatz des Brief Family Therapy Center (de Shazer 1982; Keeney 1979) mehr auf Kooperation und beruhte auf der Annahme, dass »die Familie die Lösung hat« (Norum 2000). Der Therapeut wurde zusammen mit den Klienten als Suprasystem begriffen, das neue, unproblematische Interaktionsmuster für das Familiensystem generiert. Diese Denkart stand stärker in der Tradition der kommenden Postmoderne, in der Konstruktivismus und sozialer Konstruktionismus[3] im Feld der Familientherapie stark an Einfluss gewannen.

Die Verlagerung von problemfokussierter Brief Family Therapy zu lösungsfokussierter Therapie vollzog sich 1982 per Zufall. Meine Erinnerung an das Ereignis ist so, dass Mitglieder des Kernteams hinter dem Spiegel eine Interventionsbotschaft an eine Familie formulierten, die mit ihrer aufsässigen Teenie-Tochter gekommen war und nach der zweiten oder dritten Sitzung keinerlei Fortschritte zu berichten hatte. Vater und Mutter erzählten nur, was ihre Tochter ständig falsch mache, und gingen nicht auf Fragen nach Ausnahmen ein. Die Tochter verharrte missmutig. Da sagte jemand von uns hinter dem Spiegel – und man vermutet stark, wer das war: »Warum bitten wir sie nicht, bis zum nächsten Mal das aufzulisten, was sie *nicht* ändern wollen?« Alle waren einverstanden und angenehm überrascht, als die Eltern und

---

3 *Konstruktivismus* wird hier definiert als »relativistische Sichtweise, die die subjektive Konstruktion von Wirklichkeit betont. [Sie] impliziert, dass das, was wir bei Familien sehen, genauso gut auf unseren Vorbedingungen beruhen kann wie auf dem, was dort tatsächlich geschieht« (Nichols a. Schwartz 1995, p. 590). Vertreten wird diese Sicht von Theoretikern wie Paul Watzlawick (1984), Humberto Maturana (1988), Heinz von Foerster (1991) und Ernst von Glasersfeld (1995). Jeder Mensch konstruiert durch Sprache sein eigenes Bild von der Wirklichkeit (Anderson 1997). Im Unterschied zum Konstruktivismus geht *sozialer Konstruktionismus* (Gergen 1982, 1991, 1994) einen Schritt weiter und behauptet, dass individuelle Konstruktionen gänzlich durch Gespräche mit anderen geschaffen werden.

ihre Tochter in der nächsten Sitzung lange Listen vorlegten, was sie aneinander schätzten.

Noch mehr überraschte es uns aber, dass alle drei von positiven Veränderungen berichteten. Unisono sagten sie, zu Hause habe es weniger Spannungen gegeben. Die Eltern meinten, die Einstellung ihrer Tochter sei angenehmer geworden, und die Tochter meinte, ihre Eltern würden sie nicht mehr dauernd kritisieren. Nachdem wir auch anderen Klienten diese Aufgabe am Ende ihrer ersten Sitzung gestellt und ähnliche Resultate erzielt hatten, konzipierten wir ein Forschungsprojekt (de Shazer 1985, p. 147 [dt. 2010, S. 184]). Wie dessen Ergebnisse zeigten, hatten die von den Klienten in der zweiten Sitzung angegebenen konkreten Veränderungen meistens wenig mit den in der ersten Sitzung beschriebenen Problemen oder Klagen zu tun. Ferner konnten diese Veränderungen oft zu Lösungen erweitert werden.

Diese Entdeckung machte uns darauf aufmerksam, dass das Gespräch ein Ort der Intervention sein kann (Penn 1982, 1985; Lipchik a. de Shazer 1986; Tomm 1987a, b; Lipchik 1988a, b). Botschaft und Aufgabe am Ende der Sitzung verstärkten nun den Prozess, der während des Gesprächs generiert worden war. Diese zukunftsorientierten, lösungsfokussierten Fragen überlagerten allmählich alles andere, was für die Durchführung einer guten Therapie wesentlich war, insbesondere die Betonung der Kooperation mit der Art, wie Klienten kooperieren, was folgendermaßen definiert wird: »Jede Familie (ebenso wie jedes Individuum und jedes Paar) versucht auf einzigartige Weise zu kooperieren. Die Arbeit des Therapeuten besteht darin, jene spezielle Art des Kooperierens, die die Familie zeigt, aus seiner eigenen Sicht zu beschreiben und dann damit zu kooperieren, um Veränderung zuwege zu bringen« (de Shazer 1982, p. 9 f. [dt. 1997, S. 45 f.]).

In dem Bemühen, den für die Techniken wichtigen Beziehungs- und Interaktionskontext theoretisch solide zu fassen (Lipchik 1993), griff ich die interpersonale Theorie des Psychiaters Harry Stack Sullivan (Sullivan 1953c, d; Chapman 1976) wieder auf. Sullivans Denkart passte in den konstruktivistischen Rahmen (Cushman 1995), weil sie bis auf das, was »direkt (in der Gegenwart) im Kontext zwischenmenschlicher Beziehungen [in der therapeutischen Beziehung] beobachtet werden kann« (Chapman 1976, p. 70), leugnete, dass es in der Therapie eine objektive Wahrheit gibt. Folglich definierte Sullivan die Rolle des Therapeuten als die des »teilnehmenden Beobachters«

(1953d, p. 18), der sich mit den Patienten an einem auf funktionalere interpersonale Verhaltensweisen abzielenden Prozess beteiligen sollte, statt still dazusitzen und zu interpretieren. Diagnostische Etiketten passten auch nicht zu Sullivans Denkweise. Probleme und Lösungen waren für ihn nicht mehr und nicht weniger als die in einem Individuum vorhandene Ausprägung emotionalen Unbehagens (»Angst«) oder Behagens (»Sicherheit«) in zwischenmenschlichen Beziehungen. Diese sah Sullivan (1953d) aus einer biologischen Perspektive, als Wechselwirkung zwischen lebenden Organismen und ihrer Umwelt – wie das Maturana und Varela (1987) viel später ebenfalls taten.

1984 beteiligte sich das Brief Family Therapy Center an einem Projekt über künstliche Intelligenz – »BRIEFER« – zur Entwicklung eines »Expertensystems«, d. h. eines Computerprogramms, das bei der Formulierung einer Aufgabe in der ersten Sitzung helfen sollte (Goodman 1986; Goodman, Gingerich a. de Shazer 1989). Zu diesem Zweck analysierten wir Schritt für Schritt, wie man als behandelnder Therapeut wie auch als Teammitglied hinter dem Spiegel zu klientenbezogenen Entscheidungen kommt. Diese Übung beleuchtete zwar, wie wichtig nonverbale Kommunikation und Emotionen als Kontext für Fragen und Antworten und für deren Verbindung untereinander sind. Doch sie beförderte die Entwicklung einer Lösungstheorie (de Shazer 1988), die im Grunde ein Entscheidungsbaum für den lösungsfokussierten Therapieprozess war. Im Rückblick war diese weitere Entpersonalisierung der SFT für mich der Ansporn, dieser Tendenz Paroli zu bieten (Lipchik 1993, 1994, 1997, 1999; Lipchik a. Kubicki 1996). Dafür suchte ich nach einem theoretisch soliden Weg, nachdem ich das Brief Family Therapy Center 1988 bereits verlassen und mit Marilyn Bonjean die Firma ICF Consultants gegründet hatte.

Die von den chilenischen Biologen Humberto Maturana und Francisco Varela (Maturana a. Varela 1980, 1987; Varela 1989) entwickelte Erkenntnistheorie, die in den frühen 1980er Jahren das Feld der Familientherapie belebte (Dell 1982, 1985; Parry 1984; Efran a. Lukens 1985; Simon 1985; Efran, Lukens a. Lukens 1990; Ludewig 1992), bot schließlich den geeigneten Rahmen. Maturana hat seine Theorie als »Metatheorie« bezeichnet, die all die disparaten Theorieschulen der Familientherapie vereinen könnten (Simon 1985, p. 4).

In den 1950er Jahren führte Humberto Maturana Studien über die Netzhaut des Frosches durch und fand heraus, dass das Bild, das sich auf der Retina des Frosches beim Anblick einer Fliege entwickelt, das

Resultat der Struktur seines Auges ist und keine objektive Darstellung der Fliege in der Außenwelt. Diese Entdeckung hatte einen enormen Einfluss auf den Wahrnehmungsbegriff und führte schließlich zu einer Erkenntnistheorie (Maturana a. Varela 1980, 1987), wonach unsere Wirklichkeit oder unser Wissen davon abhängen, wer wir unserer Struktur nach sind, und auch von unseren Interaktionen mit anderen.

Die von Maturana und Varela entwickelte Theorie beschreibt lebende Systeme als »autopoietische« Systeme, die so organisiert sind, dass sie überleben und sich selbst neu erschaffen. Überleben und Neuerschaffen hängen von Strukturkoppelung ab, einem Zustand der Wechselwirkung mit der Umwelt und/oder anderen lebenden Systemen. Beidseitiges Überleben ist durch innere und gegenseitige Perturbationen permanent infrage gestellt und hängt von wechselseitiger Anpassung ab. Perturbationen können ein anderes lebendes System nicht verändern, sondern nur die Möglichkeit der Veränderung anstoßen. Veränderung gestaltet sich entsprechend der Systemorganisation (Strukturdeterminismus). Wenn also zwei oder mehr voneinander abhängige Systeme in der Interaktion miteinander ihre Grundbedürfnisse des Überlebens nicht bewahren können, wird ihre Beziehung enden. Wenn z. B. das Herz versagt, werden auch Atemsystem, Gefäßsystem und Nierensystem zerstört, und der Mensch stirbt.

Die Sprache, so diese Theorie, entwickelte sich spät in der Evolution lebender Systeme und grenzt den Menschen von anderen lebenden Mechanismen ab. Sie wird als Teil der individuellen Struktur eines Menschen, aber auch als wechselseitig abhängige Handlung begriffen, als »ein Phänomen in der Rekursion sprachlicher Interaktionen, das heißt, in sprachlichen Koordinationen sprachlicher Koordinationen von Handlungen« (Maturana a. Varela 1987, p. 211 [dt. 1987, S. 228]). Mit anderen Worten: Jeder Mensch hat ein in sich geschlossenes neuronales Netz, das seine eigenen Informationen generiert (Efran, Lukens a. Lukens 1990, p. 67), aber Sprache ist ein Akt wechselseitiger Anpassung oder eine zwischen Menschen und sozialen Gruppen bestehende Einigkeit über Bedeutung.

Wenn ich in ein Gasthaus gehe und ein Schinkenbrot bestelle, habe ich aus früheren sprachlichen Interaktionen Informationen in meinem System, was Schinkenbrot bedeutet. Vielleicht habe ich als Kind von meiner Mutter gelernt, was »Schinken« und »Brot« bedeuten. Wenn der Kellner in dieser Situation nicht versteht, was

Schinkenbrot bedeutet, muss man etwas tun, um die Bedeutung zu koordinieren. Anders ausgedrückt: Wir müssen uns einander so anpassen, damit unsere Beziehung überleben kann: damit der Kellner meinen Auftrag zu meiner Zufriedenheit ausführen und seine Aufgabe so erfüllen kann, dass er nicht entlassen wird. Die Koordination der Bedeutung von Schinkenbrot hängt davon ab, ob wir die gleiche Sprache sprechen. Wenn nicht: Können wir uns auf andere Weise verständigen, vielleicht durch Gesten oder nonverbale Kommunikation? Wenn wir die gleiche Sprache sprechen, der Kellner mit Schinkenbrot aber nicht vertraut ist: Kann ich es ihm erklären, und wird er meine Erklärung verstehen, damit wir eine Verbindung zum beidseitigen Nutzen haben?

Zwei Aspekte in Maturanas und Varelas Werk fand ich als lösungsfokussiert arbeitende Therapeutin besonders interessant: Der erste war der Gedanke, dass Überleben und Anpassung ein ineinandergreifender Prozess zwischen lebenden Systemen ist, der auf der Bewahrung dessen beruht, was diese ineinandergreifenden lebenden Systeme jeweils zum Überleben brauchen. Das heißt, man muss auf dem aufbauen, was funktioniert. Der zweite Aspekt war die Überlegung, dass wir ohne biologische Dynamik, die wir Emotionen nennen, nicht wissen oder handeln können. Für Maturana und Varela (1987) ist insbesondere die von ihnen als »Liebe« bezeichnete Emotion bzw. die Akzeptanz des anderen Menschen neben uns die biologische Basis des sozialen Lebens, auf der wir Beziehungen und das Leben selbst fortsetzen können. Dieser auf Stärken beruhende Denkansatz hat verblüffende Ähnlichkeit mit Sullivans Konzept der »einvernehmlichen Bestätigung«, durch die man »auf die emotionalen Zustände des anderen aufmerksam wird und kodierte Informationen darüber austauscht, was richtig und falsch ist, was Angst einflößt oder beruhigt« (Cushman 1995, p. 178).

1.3 Das lösungsfokussierte Konzept ...

Auf der Basis meiner persönlichen Erfahrung, was in der SFT funktioniert, habe ich dann nachstehendes Konzept entwickelt. Es folgt einem konstruktivistischen Denkansatz, der einige interaktions- und strategiebezogene Auffassungen beibehält und diese mit einer biologischen Sichtweise verknüpft, in der Emotionen einen Platz haben:

Jeder Mensch ist in seiner genetischen Ausstattung und sozialen Entwicklung einzigartig. Seine Fähigkeit zur Veränderung wird von diesen Faktoren und von seinen Interaktionen mit anderen Menschen bestimmt. Probleme sind momentane Lebenssituationen, die als emotionales Unbehagen mit dem eigenen Selbst und in Bezug auf andere Menschen erlebt werden. Veränderung geschieht durch Sprache, wenn das Erkennen von Ausnahmen sowie vorhandene und potenzielle Stärken neue Handlungen hervorbringen.

Die aus diesem Konzept abgeleiteten Annahmen prägen die Einstellung des Therapeuten gegenüber Klienten und lenken die Beziehung zwischen Therapeut und Klient. Oft überschneiden sich diese Annahmen oder gehen ineinander über, obwohl sie auf unterschiedliche Punkte gerichtet sind. Insofern können sie sich gegenseitig verstärken.

1.4 … und seine Annahmen

1. *Jeder Klient ist einzigartig.* Diese Annahme leitet sich aus der Behauptung her, dass lebende Systeme (Klienten) strukturdeterminiert sind. Mit diesem Gedanken im Hinterkopf widersteht der lösungsfokussiert arbeitende Therapeut besser der natürlichen Versuchung zu glauben, dass er die Lösung für das Problem eines bestimmten Klienten kennt, weil sie in einem ähnlich gelagerten Fall oder in seinem persönlichen Leben funktioniert hat. Weil jeder Klient einzigartig ist, ist auch jede Beziehung einzigartig. Die Beziehungsprobleme eines Paares nach der Geburt des ersten Kindes können in einem Fall dadurch gelöst werden, dass die Frau ihren Mann stärker in die Kinderbetreuung einbezieht, und im anderen Fall dadurch, dass jeder Elternteil einen Abend pro Woche allein ausgehen darf.

   Die SFT ist ein konstruktivistisches Modell. Die Verschreibung einheitlicher Interventionen entspringt einer linearen Denkweise, die Kausalität unterstellt und mehr auf Inhaltliches als auf Prozesshaftigkeit ausgerichtet ist. Die für einen Klienten schnellste und passendste Lösung findet sich am ehesten dann, wenn man ihn als einzigartig betrachtet und »neugierig« (Cecchin 1987) bleibt.

   Das heißt natürlich nicht, dass die persönliche oder berufliche Erfahrung des Therapeuten in der Behandlung keinen Platz hätte. Sie sollte aber erst ins Spiel kommen, nachdem er alles versucht hat, was seines Wissens den Klienten Zugang zu ihren eigenen Informationen verschaffen hilft. Dann sollte er sich langsam vortasten: »Manche meinen ja, dass es hilft, wenn …« oder »Wenn Sie mal darüber nachdenken … könnte das vielleicht helfen?«

2. *Klienten haben die Stärken und Ressourcen, um sich selbst zu helfen.* Diese Annahme ist das Herzstück der lösungsfokussierten Philosophie und für den Therapeuten vielleicht am schwierigsten zu beherzigen. Als professionelle Helfer halten wir es für unsere Aufgabe, das Leiden unserer Klienten so schnell wie möglich zu lindern. Wir benehmen uns dann wie behütende Eltern, die ihr Kind zu sehr gängeln, weil sie es vor Schaden bewahren möchten, statt ihm zu zeigen, wie es sich mit seinen eigenen Ressourcen schützen kann. Eine solche Erziehung befähigt weder das Kind, noch baut sie Vertrauen auf!

   Maturanas Antwort auf die Frage nach dem Zweck einer Therapie untermauert diese Annahme. Mit Blick auf Strukturkoppelung sagte er, dass eine Therapie eine Interaktionsdynamik erzeugen sollte, bei der die Menschen etwas in sich (Selbstachtung, Liebe, Rechtmäßigkeit) und in anderen entdecken (Maturana 1996). Das legt uns als Therapeuten nahe, dass wir unsere Ressourcen des Akzeptierens, empathischen Mitfühlens und Respektierens für unsere Klienten ausschöpfen sollten.

   Praktisch erinnert uns diese Annahme daran, dass die Stärke von Klienten allein schon deshalb existieren muss, weil sie leben und den Weg zu uns gefunden haben. Bis dahin haben sie physisch und psychisch überlebt, und nun müssen wir ihnen beistehen, damit sie ihr Leben nach bestem Können fortsetzen. Doch die Vorgeschichte dieses Überlebens enthält manchmal so viele Schwierigkeiten und Leiden, dass uns das Gefühl der Fassungs- und Hoffnungslosigkeit beschleicht. Gedanken wie »das ist ja grauenhaft«, »hier kann ich nicht helfen« oder »ich weiß gar nicht, wo ich anfangen soll« begegnet man in solchen Momenten am besten mit der Annahme, dass Klienten die Stärken und Ressourcen haben, um sich selbst zu helfen. Dies führt dann automatisch zu einer Antwort wie: »Sie haben jetzt einiges anzupacken. Wie haben Sie das bisher denn alles bewältigt?« Diese Antwort zielt unmittelbar auf Ressourcen und tut mit ihrer Botschaft des Verstehens und des positiven Ausblicks der Beziehung zwischen Therapeut und Klient gut.

3. *Nichts ist nur negativ.* Diese Annahme stützt sich auf Maturanas und Varelas Überlegung, dass es ohne Bewahrung von Altem keine Veränderung geben kann. Klienten sehen ihre Situation häufig nur negativ und sind sich nicht bewusst, dass es Ausnahmen gibt und sie eigene Ressourcen haben. Sie sagen z. B.: »Ich muss meine Angst loswerden.« Dabei merken sie nicht, dass Angst in manchen Situationen etwas Positives ist. Auch als Therapeut ist man gegen Entweder-oder-Denken nicht immer gefeit. Wenn Klienten über ihre Situation klagen, die von persönlichen Verlusten über Krankheit oder finanziellen Problemen bis hin zu Ärger mit dem Gesetz reichen kann, führt uns diese Annahme zu der Frage: »Ja, aber was hat sie denn durchhalten lassen, und wie können wir das bewahren und darauf aufbauen?« Dieser Gedanke bringt uns zu Bewältigungsfragen, die in Extremsituationen viel empathischer und sensibler klingen als die Frage: »Was gibt es in Ihrem Leben noch an Positivem?«, wenn anscheinend kein Stein mehr auf dem anderen ist.
4. *Widerstand gibt es nicht.* Therapeuten sprechen von »Widerstand«, wenn der Klient ihre Sichtweise, wie er sich ändern sollte, nicht akzeptiert. Etikettierungen des Verhaltens von Klienten vertragen sich nicht mit der SFT und generell nicht mit postmodernem Denken. Ein Klient kann nicht therapieresistent sein; vielmehr versteht es der Therapeut einfach nicht, Veränderung so anzustoßen, dass der Klient adaptiv darauf reagiert. Deshalb muss der Therapeut seine Klienten genauer anschauen, um zu verstehen, was sie brauchen.

   Maturana beschreibt den therapeutischen Prozess als »orthogonale Interaktion«, d. h., man bezieht sich auf eine Person so, dass sie auf neue oder seltene Weise reagiert. Die Interaktion stört [ist also eine Perturbation] auf eine Weise, die zwangsläufig neue Muster hervorbringt (Efran a. Blumberg 1994).

   Der Widerstandsbegriff eignet sich zwar nicht für lösungsfokussiertes Arbeiten, das Wort »Widerstand« beschreibt aber dennoch gut, was lösungsfokussiert arbeitende Therapeuten in der Interaktion mit Klienten oft empfinden. Welcher Therapeut hat nicht schon erlebt, dass seine Anspannung wächst, wenn ein Klient auf alle Vorschläge immer nur mit »Ja, aber!« antwortet. Dann stellt man fest, dass man sich nicht entspannt zurücklehnt, sondern sich steif zum Klienten vorbeugt. Die Stimme ist lauter als sonst, der Hals wird eng. Man hat das Gefühl von Schwerarbeit. Wenn man sich in solchen Momenten auf diese Annahme besinnt, kann man entspannen, tief durchatmen, sich dem Klienten zuwenden und fragen: »Was wäre für Sie jetzt wohl das Beste, damit Ihre Lage sich bessern kann?« Diese Frage hilft dem Therapeuten wie dem Klienten, weil sie einen positiven Effekt auf das emotionale Klima haben wird.

5. *Man kann Klienten nicht ändern; nur sie selbst können sich ändern.* Mitunter hat man als lösungsfokussiert arbeitender Therapeut das Gefühl, mit dem Klienten einen Machtkampf auszutragen oder ihm einen Gedanken nicht vermitteln zu können. Die Ansicht, dass lebende Systeme »informationell geschlossen« sind und von außen her nicht verändert werden können, bekräftigt diese Annahme, die solche Fehleinschätzungen verhindert oder korrigiert.

Dazu fällt mir ein, wie eine Mutter, deren Sohn wegen sexuellen Missbrauchs eines jüngeren Geschwisters in ein Heim eingewiesen wurde, mit einem Familientherapeuten auf die Wiedervereinigung der Familie hinarbeiten sollte. Der Junge machte gute Fortschritte, und der Kostenträger wollte den Jungen schnellstmöglich aus der teuren Heimbehandlung entlassen. Der Familientherapeut konnte trotz lösungsfokussierter Techniken jedoch nicht bewirken, dass die Mutter ihre angekündigten Pläne umsetzte und zu Hause und bei sich selbst die notwendigen Veränderungen vornahm, damit die Umgebung für das jüngere Geschwister als sicher gelten konnte. Kollegen, die er konsultierte, drängten ihn, das »lösungsfokussierte« Arbeiten aufzugeben und die Angst der Mutter zu schüren, dass sie ihren Sohn verliert, wenn sie sich nicht ändert. Der Therapeut griff stattdessen zur Literatur über lösungsfokussierte Therapie aus den späten 1980er Jahren und entdeckte die oben genannte Annahme. Daraufhin beschloss er, sich selbst zu ändern, um Veränderung bei seiner Klientin zu bewirken. Er übernahm Verantwortung, indem er sich bei der Mutter dafür entschuldigte, dass er ihr nicht behilflich genug gewesen sei, die an sie gerichteten Erwartungen zu erfüllen, und bat sie, ihm verständlich zu machen, wie er das nachholen könne. Die Mutter reagierte darauf sehr emotional und zeigte sich hinsichtlich der Wiedervereinigung der Familie ambivalent. Sie habe Schuldgefühle, weil sie keine Veränderungen vornehmen wollte, die wenig Aussicht auf Erfolg hätten. Dieses Eingeständnis machte es dem Therapeuten möglich, der Mutter im Umgang mit ihren Schuldgefühlen zu helfen und andere, aussichtsreichere Optionen für die Zukunft zu entwickeln. Der Junge kam in eine Pflegefamilie, während seine Herkunftsfamilie auf die Wiedervereinigung hinarbeitete. In einem stützenden und nicht beschuldigenden Umfeld vollzogen sich dann die Veränderungen, die eine Wiedervereinigung der Familie möglich machten.

Wenn Klienten in einer Sackgasse zu sein scheinen, kann es hilfreich sein, ihnen unser Verständnis für ihre Gefühlslage entgegenzubringen. Maturana (1988, p. 27) warnt vor Versuchen, den Klienten mit Logik verändern zu wollen, ohne sich über die damit verbundenen Emotionen auszutauschen, weil Vorlieben (Emotionen) das Handeln bestimmten.

6. *Lösungsfokussierte Therapie ist ein langsamer Prozess.* SFT ist ein Kurztherapiemodell und dem an der Brief Therapy Clinic des Mental Research Institute entwickelten Modell ähnlich. Ich habe das Wort »kurz« bewusst weggelassen, um falsche Vorstellungen zu zerstreuen. Die genannte Annahme wurde ursprünglich deshalb entwickelt, um der Vermutung entgegenzuwirken, »kurz« impliziere »schnell«. Kurztherapiemodelle bieten meistens effiziente, nachhaltige Behandlungen in kürzeren Zeiträumen als andere Therapiemodelle. Die Kürze lässt sich aber mit der für den Klienten am besten geeigneten Intervention erklären, nicht mit schneller Anwendung von Techniken. Zu früh eingesetzte Techniken können die Behandlung verlängern, weil sie vielleicht auf Klagen fokussieren, die nichts mit den Erwartungen des Klienten an die Therapie zu tun haben.

Die SFT verlangt auch viel Zeit bei solchen Menschen, die jahrelang auf therapeutische Unterstützung angewiesen sind. So wechseln sich Episoden intensiven Kontakts in Krisenzeiten vielleicht ab mit leichter Dauerunterstützung, was mit der Zeit zu einer erstaunlichen Besserung der Funktionsweise führen kann, wenn der Fokus auf kleinen, vom Klienten identifizierten Zielen liegt und die therapeutische Arbeit in einem sicheren emotionalen Klima durchgeführt wird.

Diese Annahme gemahnt uns vor allem daran, mit uns selbst geduldig zu sein. Wir arbeiten lösungsfokussiert, selbst wenn wir nur auf die Umgebung achten, die Klienten brauchen, um sich ändern zu können.

7. *Ursache und Wirkung gibt es nicht.* Das Ursache-Wirkung-Prinzip existiert in einer konstruktivistischen Welt nicht, weil es die Existenz objektiver Wahrheit impliziert. Probleme und Lösungen werden stattdessen als die unvorhersehbaren Ereignisse im Leben betrachtet. Deshalb dürfen wir uns von Klienten nicht zur Suche nach Antworten auf die Frage »Warum ist das so?« hinreißen lassen, sondern müssen unser Bemühen auf die Frage richten: »Was muss in Zukunft anders sein?« Wir müssen allerdings damit rechnen, dass wir mit unseren Klienten über Ursache und Wirkung sprechen, wenn sie nur auf diesem Weg über Lösungen nachdenken können.

   Ein Beispiel: Eine Klientin berichtet, sie verdanke es einem vergangene Woche gelesenen Selbsthilfebuch, dass sie sich nach monatelanger Depression wieder wie früher fühle. Die Therapeutin erinnert sich, dass die Klientin immer wieder Zeichen der Besserung erwähnt hat, sich diese aber nicht eingestehen konnte. Hier hat die Klientin einen Weg zur Veränderung gefunden. Wenn sie die Ursache ihrer Veränderung in einem Buch und nicht in der Therapie sieht, ist dieses Ursache-Wirkung-Denken ihr Weg zur Veränderung und zu akzeptieren. Für diese Klientin war die Veränderung im Rahmen der therapeutischen Beziehung zu diesem Zeitpunkt keine Option.

   Im Bereich psychischer Gesundheit findet man die Überzeugung, sexueller und physischer Missbrauch sei direkt verantwortlich für psychische Probleme im späteren Leben. Solch schreckliche Erlebnisse prägen zweifellos das Leben des Opfers; doch ein direkter Zusammenhang lässt sich unmöglich herstellen, denn es gibt Klienten mit ähnlichen Symptomen und ohne Missbrauchserlebnisse. Solange Psychologen und Psychiater keine diagnostischen Werkzeuge wie ein Mediziner haben, z. B. bildgebende Verfahrung und Blutanalysen, sollte man sich als lösungsfokussiert arbeitender Therapeut vom Ursache-Wirkung-Schema fernhalten.

   Wenn Klienten nach Ursachen suchen, fragt man sie am besten, inwieweit ihnen das Wissen um die Ursache bei der Lösung ihres Problems helfen würde. Meistens antworten sie, es helfe ihnen verstehen. Die Frage »Wäre es für Sie in Ordnung, wenn Sie Ihr Problem lösen könnten, ohne zu verstehen?« zeigt meistens eine andere Perspektive auf, die viele Klienten nie bedacht haben.

8. *Lösungen haben nicht unbedingt etwas mit dem Problem zu tun.* Diese Annahme bildete sich 1982 im Zuge der Verlagerung vom problemfokussierten zum lösungsfokussierten Arbeiten am Brief Family Therapy Center heraus. Man hatte festgestellt, dass die Frage »Was wollen Sie nicht ändern an der Situation, wegen der Sie hier sind?« zu positiven Unterschieden führte, die außerhalb der Problembeschreibung liegen. Sie schien solche Klienten zum kreativen Handeln zu veranlassen, die sich nicht ändern konnten, wenn sie darüber nachdachten, was sie ändern wollten.

   Auch das gemahnt daran, nicht im Ursache-Wirkung-Schema zu denken. Im Leben wie in der Therapie ist Veränderung so unvermeidlich wie unvorhersehbar. Ein Mensch, der seinen Beruf langweilig findet, wird vielleicht immer lethargischer und ineffizienter. Ein unvermuteter Impuls von außen, z. B. ein Hobby, Sport, eine neue Beziehung, kann eine grundlegend veränderte Einstellung befördern, die auch seine berufliche Sichtweise und Leistung verändert. Die ausschließlich problembezogene Suche nach Lösungen kann den Fortschritt ernsthaft behindern.

9. *Emotionen gehören zu jedem Problem und zu jeder Lösung.* Aus theoretischen und praktischen Gründen richtete man am Mental Research Institute und beim lösungsfokussierten Modell den Blick auf Erkennen und Verhalten und vermied – abgesehen vom Kontaktaufbau zum Klienten – das Gespräch über Gefühle. Wenn man aber Sprache als untrennbar mit Emotion verbundenes Handeln begreift, dann sind die Emotionen des Klienten genauso ein Thema in der Therapie wie seine Gedanken und Verhaltensweisen. Wenn wir mit unseren Klienten nicht über deren Gefühle sprechen und auf dieser Ebene Kontakt zu ihnen aufnehmen, könnte dies unser Verständnis der Klienten, deren Selbstverständnis und die Lösungsmöglichkeiten einschränken.

   Diese Annahme erinnert daran, dass Emotionen zur Sprache gehören und wesentlich zum Entscheidungsprozess unserer

Klienten beitragen (Maturana a. Varela 1987; Damasio 1994). Sie gemahnt uns auch, auf das emotionale Klima der Therapeut-Klient-Beziehung zu achten (siehe Kap. 2), weil Menschen erstens den sie entspannenden Zustand der Sicherheit suchen, nicht den der Angst (Sullivan 1953d), und zweitens im Zustand der Entspannung offener sind für ihre eigenen Ressourcen und neue Informationen (Erickson 1977).

Klagt ein Klient, dass er wegen zeitlicher und räumlicher Begrenztheiten, wegen Familienverpflichtungen und Computerproblemen mit seiner Dissertation im Fach Maschinenbau nicht weiterkommt, kooperiert man am besten mit ihm in einer Sprache und in Konzeptionen, die zu seiner konkreten Weltsicht passen. Wenn das für ihn aber überhaupt nichts ändert, kann ein Gespräch über seinen psychischen Zustand mit Blick auf das Problem produktiv sein.

Wir nehmen auch nonverbal emotionalen Kontakt zu Menschen auf, und manche Klienten sind sich ihrer Emotionen vielleicht bewusst, wollen aber lieber nicht darüber sprechen. Als Therapeut muss man Behagen oder Unbehagen des Klienten sensibel registrieren und respektieren. Aber wir müssen ihm vermitteln, dass wir verstehen, was er uns sagt.

10. *Veränderung ist immer und unumgänglich; eine kleine Veränderung kann zu größeren Veränderungen führen.* Am Mental Research Institute und im Rahmen der SFT hat man Probleme grundsätzlich als das unumgängliche Auf und Ab des Lebens begriffen. Manche Menschen bewältigen ihre Probleme mithilfe einer Therapie, manche erholen sich spontan (Bergin a. Lambert 1978). 40 Prozent der Klienten gesunden angeblich aufgrund außertherapeutischer Faktoren (Lambert 1992). Wir haben tatsächlich keine Belege dafür, dass es den Hilfesuchenden nicht auch ohne Therapie besser gegangen wäre.

    Das Leben unterliegt permanenten Veränderungen aufgrund komplexer Verflechtungen, die von der Kernfamilie bis zu weltweiten Kontakten und Bedingtheiten wie Krieg, Klima und astrophysikalischen Phänomenen reichen, die sich vielfach unserer Kontrolle oder gar Kenntnis entziehen. Veränderungen auf irgendeiner dieser Ebenen können unser Leben beeinflussen.

    Wenn sich der lösungsfokussiert arbeitende Therapeut diese Sicherheit der Unsicherheit bewusst macht und an die Ressourcen seiner Klienten glaubt, kann er trotz aller Schwierigkeiten, die Klienten ihm anvertrauen, eine bejahende Einstellung bewahren. Wenn man von der Geschichte eines Klienten überfordert ist und sich genauso in der Sackgasse fühlt wie der Klient, dann ist der erste Schritt heraus die Erkenntnis, dass Veränderung unumgänglich ist. Im zweiten Schritt plant man mit dem Klienten eine wenn auch noch so kleine Aktion, die für den Klienten einen Unterschied machen wird. In einer Situation, die hoffnungslos erscheint oder einen überfordert, kann ein kleiner Schritt das bis dahin vermisste Gefühl von Kontrolle vermitteln. Selbst die kleinste Handlung kann wie ein Licht am Ende des Tunnels aufscheinen und Hoffnung aufkeimen lassen. Wir dürfen hinsichtlich der kleinen Schritte unserer Klienten nicht zu ehrgeizig sein und müssen die Klienten davor bewahren, zu ambitioniert zu sein; denn so scheinbar unwichtige Dinge wie eine neue Frisur, ein Telefonat mit einem alten Freund, ein Essen zu zweit statt allein können zu größeren Veränderungen führen.

Jeder kennt das Gefühl, von zu viel Arbeit überfordert zu sein und diese nicht mehr bewältigen zu können. Dann macht man sich am besten eine Liste, setzt Prioritäten und beginnt zu arbeiten. Plötzlich wird das Arbeitsvolumen beherrschbar. Eine kleine Veränderung kann zu größeren Veränderungen führen!

11. *Die Vergangenheit lässt sich nicht ändern, also konzentriert man sich auf die Zukunft*. Diese Annahme ist so selbstverständlich, und doch ist sie einem nicht immer bewusst. Die Auffassung, dass Sprache Handeln in der Gegenwart ist, untermauert die Überzeugung, dass auch Veränderung nur in der Gegenwart geschehen kann.

Klienten sind oft der Ansicht, sie würden ihre Therapie beenden können, wenn sie ihr früheres Handeln verstehen, das zu dem Problem geführt hat. Sie scheinen zu glauben, dass eine Lösung die Einsicht voraussetzt. Manche Klienten wollen auch, nachdem Sie ihr Ziel erreicht haben, unbedingt verstehen »warum«.

In der Paartherapie kommt es häufig vor, dass beide Partner zusammenbleiben wollen und dennoch ihr Ziel nicht erreichen, weil einer oder beide immer wieder an vergangene schmerzliche

Ereignisse rühren. Lösungsfokussiert arbeitende Therapeuten müssen diese sinnlose Spirale vermeiden und den Klienten helfen, sich um ihrer Zukunft willen zu vergeben, wenn auch nicht zu vergessen.

Ein anderer in der Therapie häufig zu beobachtender nutzloser Prozess setzt ein, wenn Klienten sich auf das Unrecht einschießen, das ihnen aus ihrer Sicht in der Kindheit von ihren Eltern angetan wurde. Das Unrecht lässt sich nicht nur nicht mehr aus der Welt schaffen, sondern kann sogar eine kindliche Erinnerung sein, die in einem anderen Lebensalter vielleicht anders wahrgenommen worden wäre.

Klienten, die immer mit der alten Leier kommen, begegnet man helfend, wenn man ihnen sagt: »Ich merke, dass Sie die Vergangenheit (den Schmerz, die Enttäuschung) nur schwer vergessen (dass Sie nur schwer vergeben) können, aber was würden Sie jetzt oder in Zukunft brauchen, damit Sie sich mit dem Geschehenen arrangieren und es hinter sich lassen können?«

Annahmen beeinflussen unsere Einstellung zum Klienten und folglich auch unsere Beziehung zu ihm. Sie helfen uns entscheiden, was wir tun sollen. Aufgrund der Annahme, dass der Klient eigene Stärken hat, fragen wir danach. Die Annahme, dass Probleme und Lösungen mit Emotionen verbunden sind, gemahnt uns daran, empathisch und ermutigend zu sein. Berichtet ein Klient nach Wochen des Wohlbefindens von einem Rückschlag, sind wir vielleicht versucht, mit ihm nach Gründen dafür zu suchen. Die diskutierten Annahmen bieten stattdessen die Möglichkeit, dass man selbst und der Klient eine positive Einstellung gewinnt, indem man ihn fragt: »Seit Ihrer ersten Beschreibung des Problems, dessentwegen Sie hier sind, haben Sie Fortschritte gemacht. Das kann die momentane Situation nicht unbeeinflusst gelassen haben. Was ist jetzt anders als zu dem Zeitpunkt, als Sie zum ersten Mal hierher kamen?« Dieser Zusammenhang zwischen Theorie, Annahmen und Praxis ist im gesamten Buch präsent.

1.5 Fazit

Da das SFT-Modell zunehmend atheoretisch geworden ist, hat die Skepsis ihm gegenüber zugenommen, vor allem in der Frage, wie die

SFT praktiziert wird (Kleckner et al. 1992; Efron a. Veenendaal 1993; Lipchik 1994; Miller 1994; Nylund a. Corsiglia 1994). Der in diesem Kapitel beschriebene theoretische Hintergrund soll eine Alternative aufzeigen, die SFT zu konzeptualisieren und zu praktizieren, die weniger Fragen zur Legitimität und zum Wert der SFT offenlässt (Cecchin, Lane a. Ray 1994). Eingedenk der Überlegung, dass Veränderung immer mit dem Bewahren von Altem einhergeht, führt die vorliegende Version des SFT-Konzepts frühere Aspekte der SFT wieder ein und verknüpft sie mit zuvor damit unverbundenen Aspekten. Die biologische Komponente bereitet den Weg dafür, zukünftige Ergebnisse aus den Neurowissenschaften und sonstigen medizinischen Bereichen zu integrieren, was uns dabei unterstützt, unseren Klienten wirksamer zu helfen.

Ich habe meine Erklärung bestehender Missverständnisse hinsichtlich der SFT mit theoretischen Veränderungen begründet, möchte aber betonen, dass in den USA auch Managed-Care-Agenturen daran nicht unschuldig sind (Hoyt a. Friedman 1998). Diese haben das SFT-Konzept als Kurzbehandlung der Wahl anerkannt, was in der Folge eine Fülle ein- bis zweitägiger Workshops hervorgebracht hat, aus denen die Teilnehmer etwas Wertvolles für die Praxis mitnehmen sollten. Unter solchen Bedingungen gewinnen Techniken die Oberhand, während theoretische Zusammenhänge die Sache nur verkomplizieren. Da diese SFT-Ausbildungen regelrecht ins Kraut schossen, haben schließlich die griffigsten Parolen definiert, was SFT ist.

Wir Therapeuten dürfen nicht erwarten, dass unsere Arbeit ein Spaziergang ist. Deshalb müssen wir Wege suchen, auf denen unsere Klienten und wir selbst einigermaßen angenehm gehen können.

2. Die Beziehung zwischen Therapeut und Klient

Vor etwa zehn Jahren wuchs bei meiner Geschäftspartnerin Marilyn Bonjean und mir das Interesse, mehr darüber zu erfahren, was unseren Klienten besonders hilft. Mit diesem Ziel führten wir eine informelle Untersuchung durch, für die wir einen kurzen Fragebogen entwickelt hatten, den wir Klienten am Anfang ihrer zweiten Sitzung und in jeder Folgesitzung aushändigten. Die Klienten sollten beurteilen, ob es ihnen seit der letzten Sitzung besser, gleich oder schlechter geht und ob ihr Zustand auf Vorgänge in der letzten Sitzung zurückzuführen ist. Sie sollten kurz beschreiben, was aus ihrer Sicht die Veränderung bewirkt hat. Die Therapeutinnen beantworteten nach der ersten Sitzung und nach jeder Folgesitzung einen parallelen Fragebogen. Sie mussten vorhersagen, ob die Klienten ihren Zustand als besser, gleich oder schlechter einschätzen, und ihre Vermutung kurz begründen. Etwa ein Jahr lang erhoben wir Datenmaterial. Wir schauten die ausgefüllten Fragebogen erst an, wenn ein Fall abgeschlossen war.

Die Ergebnisse überraschten uns. Die Angaben der Klienten ließen darauf schließen, dass sie das Inhaltliche der Sitzungen weitaus niedriger bewerteten als die Prozesshaftigkeit. Ohne Ausnahme assoziierten sie ihren Fortschritt mit dem Gefühl, verstanden, unterstützt, akzeptiert und gehört zu werden. Die Therapeutinnen sagten Veränderungen auf der Basis voraus, was in den Sitzungen besprochen worden war, was die Klienten als neu oder andersartig bezeichnet und wie sie ihre »Hausaufgaben« gemacht hatten. Unsere Resultate deckten sich mit den Ergebnissen anderer Studien zum SFT-Modell (Kiser 1988; Kiser a. Nunally 1990; DeJong a. Hopwood 1996; McKeel 1996; Metcalf et al. 1996; Beyebach et al. 2000; Gingerich a. Eisengart 2000), nach denen etwa 80 Prozent der Klienten angaben, während der Therapie signifikante Fortschritte zu machen.

In diesem Kapitel wird beschrieben, wie man eine Beziehung zu Klienten aufbaut und aufrechterhält, damit sie sich während ihres Anpassungs- oder Veränderungsprozesses unterstützt fühlen. Dieser Prozess wird aus der Perspektive des Klienten wie auch aus der Sicht des Therapeuten untersucht.

2.1 Forschungsergebnisse

Die in unserer Praxis durchgeführte informelle Untersuchung kommt zu ähnlichen Schlüssen über die Bedeutung der Therapeut-Klient-Beziehung wie andere Studien (Patterson 1984; Horvath a. Symonds 1991; Orlinsky, Grawe a. Parks 1994; Beyebach et al. 1996; Hubble, Duncan a. Miller 1999; Turnell a. Lipchik 1999). Hubble, Duncan a. Miller (1999 [dt. 2001, S. 49]) berufen sich auf Asay und Lambert, wonach 40 Prozent der Therapieerfolge auf das Konto außertherapeutischer Determinanten gehen, d. h. auf innere und äußere Faktoren, die Klienten in die Therapie einbringen. 30 Prozent der Erfolge sind Faktoren zuzuordnen, die mit der Therapeut-Klient-Beziehung zu tun haben, z. B. Fürsorge, Akzeptanz, Ermutigung, während nur 15 Prozent der Erfolge mit dem Therapiemodell und Techniken zusammenhängen. Die übrigen 15 Prozent sind dem Placeboeffekt geschuldet.

2.2 Die Therapeut-Klient-Beziehung in der lösungsfokussierten Therapie

Theoretisch betrachtet, stellt die Beziehung zwischen Therapeut und Klient eine Strukturkoppelung zwischen zwei einzigartigen Personen dar (siehe Kap. 1), die komplementäre Rollen spielen: die des professionellen Helfers und die des Klienten, der sich als unfähig erlebt, ein Problem zu lösen. Die unterschiedlichen Kenntnisse und Erwartungen, die beide mitbringen, konstituieren die Beziehung durchgängig. Der Therapeut muss jedoch seine theoretischen Annahmen einsetzen, um diese Beziehung zum Wohl des Klienten zu leiten.

Ich stelle mir die Beziehung zwischen Therapeut und Klient in der SFT als gemeinsame Reise zur Lösung des Klienten vor. Der Klient entscheidet, wo es hingeht. Er trägt seine Kooperationsweise, seine Bereitschaft zur Veränderung und seine Erwartungen bei. Der Therapeut führt mit sorgfältig ausgewählten Fragen und Antworten, damit der Klient seine Richtung festlegen oder gegen eine andere austauschen kann, die ihn eher an seinen Bestimmungsort bringt.

Unabhängig von der Ausrichtung des Therapeuten ist Vertrauen das Fundament der Therapeut-Klient-Beziehung. Klienten müssen darauf vertrauen dürfen, dass wir ihnen helfen, ohne sie zu verletzen. Nach der an den Stärken des Klienten ausgerichteten Philosophie der SFT heißt dies, dass wir den Klienten zum Vertrauen in uns bewegen, damit er Vertrauen in sich gewinnt. Das ist ein heikler Balanceakt, bei dem wir einschätzen müssen, wann wir intervenieren und wann nicht. Diesen Prozess habe ich einmal damit verglichen, jemandem das Fahrradfahren beizubringen (Lipchik a. Vega 1984). Man gibt dem Fahrer Sicherheit, indem man dicht hinter ihm herrennt, während er versucht zu fahren, ohne zu stürzen. Dabei muss man sorgfältig abwägen, wann man den Lernenden seinem eigenen Gleichgewichtssinn überlässt und wann man ihn durch Festhalten am Sattel stabilisiert.

2.3 Das emotionale Klima

Im Idealfall entsteht durch die Beziehung zwischen Therapeut und Klient ein emotionales Klima, in dem die Therapie möglichst reibungslos verlaufen kann. Die meisten Klienten beschreiben ihre Probleme in vorwiegend gefühlsbezogenen Worten und Taten. Deshalb besteht der erste Schritt, den der lösungsfokussiert arbeitende Therapeut zur Kontaktaufnahme auf der emotionalen Ebene machen kann, darin, sich entspannt und freundlich zu geben, als ob er einen Gast empfangen würde.

Fragen, ob der Straßenverkehr dicht war, ob der Klient die Praxis gut gefunden hat und wie das Wetter wird, sind immer hilfreich. Danach lädt man den Klienten ein, über seine Einstellung zur Therapie zu sprechen, und erst dann fragt man nach persönlichen Daten oder der Krankengeschichte: »Haben Sie zum ersten Mal etwas mit Therapie zu tun?« Wenn der Klient bejaht: »Manchen Menschen bereitet das Unbehagen.« »Möchten Sie gern etwas darüber erfahren, was wir

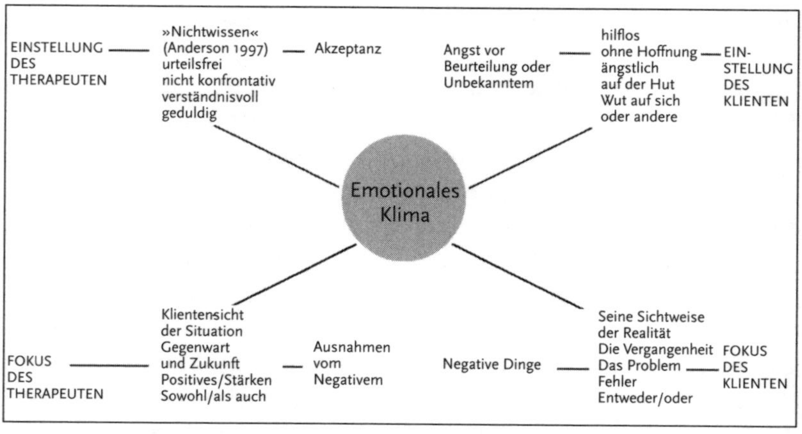

Abb. 2.1: Interaktion zwischen Therapeut und Klient

tun werden?« Wenn der Klient sichtlich ängstlich ist: »Es ist schwer, zu einer fremden Person zu gehen und mit ihr über persönliche Probleme zu reden, die einen beunruhigen. Kann ich irgendetwas tun, damit Sie sich wohler fühlen?«

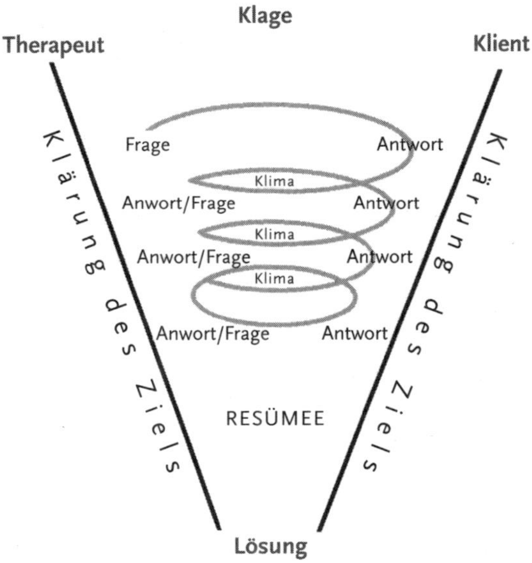

Abb. 2.2: Austausch zwischen Therapeut und Klient im Verlauf der Therapie

Ich frage Klienten immer, was sie über mich und meine Praxis wissen möchten, bevor ich sie nach Informationen über sich frage. Das kommt meistens gut an, und manche Klienten nehmen mein Angebot an, manche nicht. Damit sind die ersten Schritte zu einer emotional angenehmen Beziehung des Akzeptierens, Verstehens und gegenseitigen Achtens gemacht. Wie Erickson uns so trefflich gelehrt hat, liegt es nahe, dass man sich in Gegenwart eines netten und freundlichen Menschen entspannt.

Abbildung 2.1 und Abbildung 2.2 präsentieren die Interaktionen zwischen Therapeut und Klient, die das emotionale Klima herstellen. Beide Schemata beschreiben einen Prozess, der mit der ersten Begegnung zwischen Therapeut und Klient beginnt und bis zum Ende der therapeutischen Beziehung andauert. Auch wenn das emotionale Klima dem Klienten Sicherheit und Behaglichkeit zu geben scheint, kann man nicht davon ausgehen, dass es während der gesamten Behandlung so bleibt. Es muss kontinuierlich überwacht und aufrechterhalten werden – es sei denn, es behindert den Fortschritt.

2.4 Die Einstellung des Klienten

Klienten sind verletzbar und hilflos, wenn sie die therapeutische Beziehung aufnehmen. Doch sie wissen nicht, dass ihre Erinnerungen, Wahrnehmungen, Ängste und Erwartungen wertvolle Ressourcen sind und den Schlüssel zur Lösung ihres Problems in sich tragen. Ihre Genesung hängt davon ab, inwieweit sie über diese Informationen verfügen und/oder diese nutzen können, um ihre Bedürfnisse und Ziele abzuklären. Johns Fall, mit dem dieses Buch beginnt, ist ein Beispiel: Als John sich sicher fühlte, um über seine Schuldgefühle zu sprechen, konnte er ein neues Ziel formulieren und eigene Lösungsschritte initiieren.

Die meisten Klienten haben am Anfang der Therapie das Gefühl, dass ihnen die Kontrolle über ihr Leben fehlt. Sie sind in einer Abwärtsspirale der Hoffnungslosigkeit gefangen. Sie haben Angst vor Verurteilung und dem Unbekannten und nehmen sich vor dem Therapeuten in Acht (Abb. 2.1). Sie konzentrieren sich auf das Problem und darauf, was sie oder andere in der Vergangenheit falsch gemacht haben, und sie nehmen ihre Situation als »durchweg schlimm« oder »durchweg gut« wahr.

Klienten sind zu Beginn der Therapie oft unsicher, wie sie sich benehmen sollen. Manche erwarten, dass der Therapeut »etwas tut, damit sie sich ändern«. Derlei Zweifel können selbst denjenigen Angst machen, die Veränderung wollen. Zur Veränderung gehören auch bestehende Unzulänglichkeiten, die man nicht gerne zugibt oder zeigt. Der Therapeut muss dem Klienten zu verstehen geben, dass Veränderung oder potenzielle Veränderung Ängste auslösen kann, und während des Therapieverlaufs auf solche Angstsignale achten. Die lösungsfokussierte Art des Umgangs mit solchen Ängsten ist die, dass man sie normalisiert und dem Klienten hilft, seine Gefühle zu akzeptieren, statt sie zu bekämpfen: »Es ist normal, dass Sie (verwirrt sind, unsicher sind, sich unbehaglich fühlen, Angst haben). Das hat vielleicht einen tieferen Sinn, weil es Ihnen sagt, dass Sie innehalten und sich die Zeit nehmen sollen, sich an mögliche (oder eingetretene) Veränderungen zu gewöhnen, und dass Sie über die weiteren Schritte nachdenken sollen. Es ist immer am besten, langsam vorzugehen.«

2.5 Die Einstellung des Therapeuten

Angesichts der von Hoffnungslosigkeit und Angst geprägten Einstellung des Klienten muss der lösungsfokussiert arbeitende Therapeut, der im Unterschied zum Klienten Experte ist, aufpassen, dass er nicht kontrolliert, Einfluss ausübt und Ratschläge erteilt. Am besten begibt man sich in die Position des »Nichtwissens« (Anderson 1997). Sie ist eine Haltung der »Bescheidenheit in Bezug auf das, was man weiß. Der Therapeut ist im Grunde mehr daran interessiert zu lernen, was der Klient zu sagen hat, statt sein eigenes Wissen oder seine Gedanken zu verfolgen, mitzuteilen, zu bestätigen oder voranzubringen« (Anderson 1997, p. 136). Man sollte sich nicht dagegen wehren, den Klienten um Klärung zu bitten, auch wenn das vielleicht begriffsstutzig klingt. Unterschiede in dem, was der Klient meint, sind vielleicht winzig, aber wichtig, damit man sich wirklich auf seine Wünsche konzentrieren kann. Zeitliche Koordination ist ebenfalls ein wesentlicher Punkt. Wenn man Klienten unterbricht, um eine Frage zu stellen oder einen neuen Gedanken einzuführen, muss das sorgfältig geschehen, damit es nicht respektlos oder abweisend wirkt.

Die akzeptierende Einstellung des lösungsfokussiert arbeitenden Therapeuten, die sich durch verständnisvolles, urteilsfreies und nicht konfrontatives Auftreten auszeichnet, darf nicht so verstanden werden, dass wir die Aussagen der Klienten nie in Zweifel ziehen. Eine Therapie beginnt meistens damit, dass der Therapeut dem Klienten akzeptierend zuhört und sich nach und nach darauf konzentriert, welche Erwartungen dieser an die Therapie hat. Doch manchmal erzählen Klienten Dinge aus ihrem Leben, die zu thematisieren wir unabhängig von unserer theoretischen Ausrichtung die Pflicht haben, z. B. Kindesmissbrauch, Tötungsgedanken, suizidale Absichten. Solche Themen kann man durchaus in Einklang mit der lösungsfokussierten Philosophie ansprechen und zugleich den Schutz des emotionalen Klimas im Auge behalten. Wenn z. B. herauskommt, dass Eltern ihre Tochter körperlich misshandeln, kann man ihnen Folgendes sagen:

> »Ich weiß, dass Sie bemüht sind, gute Eltern zu sein und Ihrer Tochter ein ordentliches Verhalten beizubringen, und wie frustriert Sie sein müssen, wenn sie nicht auf Sie hört. Aber ich weiß nicht, ob Ihnen klar ist, dass Sie gegen das Gesetz verstoßen, wenn Sie sie mit einem Gürtel schlagen. Ich bin verpflichtet, das dem Jugendamt zu melden, wenn Sie es nicht selbst tun. Wenn Sie

das aus sich heraus tun, wird man es als Zeichen werten, dass Sie die Verantwortung dafür übernehmen und sich ändern möchten. Das wird für Sie von Vorteil sein, wenn das Jugendamt darüber entscheidet, wie mit Ihrer Situation umzugehen ist, und ich werde alles mir Mögliche tun, mit Ihnen andere Wege zu erkunden, damit Ihre Tochter sich in Zukunft ordentlich benimmt.«

Die Beziehung zwischen Therapeut und Klient ist meistens weniger gefährdet, wenn Klienten sich wegen Verfehlungen selbst an die zuständigen Stellen wenden und nicht der Therapeut dies tut.

In späteren Therapiephasen, wenn schon mehr Vertrauen gewachsen ist, besteht im Allgemeinen weniger Gefahr, das emotionale Klima zu beschädigen. Trotzdem müssen wir immer darauf achten, was mit unseren Klienten los ist, damit wir so reagieren können, dass ein positives emotionales Klima erhalten bleibt. Wenn wir feststellen, dass Klienten ihre Termine versäumen oder in Therapiesitzungen weniger entspannt wirken, müssen *wir* sie fragen, ob wir ihnen helfen können, und dürfen sie nicht beschuldigen. Eine Klientin gibt vielleicht zu, enttäuscht zu sein, weil in ihrem Leben keine große Veränderung geschieht oder in den Therapiegesprächen nicht das thematisiert wird, worüber sie eigentlich sprechen möchte. Solche Reaktionen fordern uns dazu auf, dass wir uns entschuldigen und die Klientin fragen, wie die Situation aus ihrer Sicht verbessert werden kann. Ein solcher Austausch kann für Klienten eine wertvolle Lektion in Selbstbehauptung und für die Therapie förderlich sein.

In einem angenehmen emotionalen Klima können Gespräche zwischen Klient und Therapeut ergiebige Informationen für Lösungen bringen. Am Anfang sind Klienten meistens vorsichtig mit dem, was sie sagen. Je mehr sie ihre Vorsicht ablegen, umso besser wird der Zugang zu Informationen. Abbildung 2.2 veranschaulicht, wie sich der Austausch zwischen Therapeut und Klient in einer einzelnen Sitzung wie auch im gesamten Therapieverlauf gestaltet. Der Therapeut fragt und generiert so eine Antwort, die für den Klienten und Therapeuten alte oder neue Informationen enthält und den Therapeuten zu seiner nächsten Frage führt. Bei diesem rekursiven Vorgehen muss der Therapeut beurteilen, wie er die Situation für den Klienten emotional angenehm machen kann, und dann entscheiden, ob er nachdenken, nicken, um Klärung bitten oder eine Technik einsetzen soll.

Ein Beispiel: Tamara will mithilfe der Therapie zu einer Entscheidung kommen, ob sie ihren Mann verlassen soll oder nicht. Dieser ist an einer Paarberatung nicht interessiert. Tamara klagt nicht nur über die Herzlosigkeit, Faulheit und Verantwortungslosigkeit ihres Mannes, sondern auch darüber, dass er ohne ihre Erlaubnis ihr gemeinsames begrenztes Einkommen ausgibt. Die Therapeutin fragt: »Wie reagieren Sie, wenn Ihr Mann ein neues elektronisches Spielzeug gekauft und Ihnen vorher nichts davon gesagt hat?« Tamara antwortet: »Ich rege mich fürchterlich auf.« Die Therapeutin nickt zustimmend, möchte aber noch mehr Informationen: »Wie ist das, wenn Sie sich aufregen?« Tamara erklärt, dass sie zutiefst enttäuscht sei, manchmal weine und ihn frage, weshalb er das tut. Jetzt hat die Therapeutin Informationen, die zeigen, dass die Klientin unter den gegebenen Umständen recht normal reagiert.

In der nächsten Sitzung sprechen Therapeutin und Klientin über das Für und Wider der momentanen und zukünftigen Beziehung zu ihrem Mann, um ihr bei ihrer Entscheidung zu helfen. Die Therapeutin zeigt sich weiterhin akzeptierend, wenn Tamara berichtet, wie sie auf das Verhalten ihres Mannes reagiert. Gegen Ende der dritten Sitzung erzählt Tamara, dass ihr Mann wieder einmal zwanghaft Geld ausgegeben habe, worauf die Therapeutin sagt: »Das muss für Sie so schwer sein!« Tamara antwortet: »Ist es, aber ich wünsche mir, ich würde nicht immer so fürchterlich ausrasten.« Diese Aussage überrascht die Therapeutin: »Was meinen Sie mit ›nicht immer so fürchterlich ausrasten‹?« Tamara gibt zu, meistens so zornig zu werden, dass sie alles zerstört und in der Wohnung herumwirft, was ihr Mann mit nach Hause bringt. Manchmal habe sie schon Dinge nach ihm geworfen und ihn getroffen. Auf meine Frage, ob sie denke, dass ihre Wutausbrüche sich auf die Beziehung auswirken, antwortet Tamara ausweichend, dass das Verhalten ihres Mannes sie verschlimmern würde, sie aber schon seit ihrer Kindheit für sie ein Problem seien.

Diese Interaktion zeigt, wie die Klientin in einem akzeptierenden emotionalen Klima weitere Informationen einbringt, die zu einem klarer abgegrenzten Lösungsweg führen.

2.6 Zweigleisig denken

Damit der Therapeut die »einzigartige Weise des Kooperierens« der Klienten verstehen und optimal würdigen kann, muss er trennen zwischen dem, wie er deren Worte und Handlungen erlebt, und dem, wie die Klienten ihre Handlungen beschreiben oder darstellen (Rober 1999). Dieser Prozess erfordert, dass man sich seine körperlichen

Reaktionen und seine Gedanken bewusst macht (Johnson 1987; Andersen 1995). Diese Bewusstheit der eigenen Reaktionen auf Klienten hat einen kumulativen Effekt: Übung macht den Meister. Laut Yvonne Dolan (1991, p. 271) bedeutet es, dass »man sich als Person und als Therapeut weiterentwickelt«.

Dieser Prozess kommt durch zweigleisiges Denken und Wahrnehmen in Gang. Auf einem Gleis beobachtet man den Klienten, auf dem anderen die eigenen Reaktionen. Auf dem »Klientengleis« nimmt man Informationen über den Klienten auf (z. B. seine Sprechweise, Weltsicht, Überzeugungen, seine Art des Interagierens mit dem Therapeuten und anderen sowie seine spezifische Verwendung von Sprache oder Metaphern) und kooperiert dementsprechend mit ihm. Auf dem »persönlichen Gleis« werden die eigenen Gedanken, Gefühle, emotionalen Reaktionen, Vermutungen und Kenntnisse des Therapeuten übermittelt. Wenn man z. B. zu einem neuen Klienten erst eine Beziehung aufbauen muss, könnte das »Klientengleis« so aussehen:

> »Dieser Mann betrachtet den Therapieraum und mich wirklich kritisch. Er hat einen so strengen Gesichtsausdruck. Kein Lächeln. Er ist wirklich sehr gepflegt. Er trägt sehr teure Kleidung. Er gibt so wenig Informationen preis wie möglich und das immer mit einem sarkastischen Unterton. Ständig benutzt er Ausdrücke wie ›mein Personal‹, ›meine Sekretärin‹, ›meine Angestellten‹.«

Das »persönliche Gleis« daneben könnte so aussehen:

> »Seine Art, den Therapieraum und mich mit diesem Gesichtsausdruck kritisch zu betrachten, kommt mir vor, als ob er mich von oben herab behandelt. Schon ein bisschen unangemessen, sich an einem Samstagvormittag so formell zu kleiden. Er will mich wissen lassen, dass er eine wichtige Position innehat. Ich fühle mich in Anwesenheit dieses Mannes unbehaglich. Es kommt mir vor, als ob er mich auf die Probe stellen will. Ich fühle mich eingeschüchtert.«

Auch wenn die auf dem »persönlichen Gleis« aufgelesenen Reaktionen und Beurteilungen noch so negativ sind, sollten wir sie nicht verdrängen. Sie sind wertvoll, weil sie uns alarmieren, sorgfältig auf unsere Reaktionen zu achten. Ohne diese Warnung ist die Möglichkeit viel geringer, feinfühlig auf Klienten zu reagieren. Eine unangemessene negative Reaktion kann beschämen oder entfremden und schadet dem emotionalen Klima. In obigem Szenario kann der Therapeut auf seine Reaktionen auf den Klienten reagieren und sich sagen:

> »Ich bin der Therapeut, der Klient fühlt sich wahrscheinlich eingeschüchtert. Mit seinem Verhalten und Auftreten versucht er vielleicht, seine Angst vor der Therapie zu bewältigen. Er denkt vielleicht, ich kritisiere ihn wegen seiner Eheprobleme. Er ist gekommen, weil seine Frau ihn um ihrer Beziehung willen darum gebeten hat, also ist er verletzt. Ich muss dafür sorgen, dass er sich wohler fühlt.«

Persönliche Reaktionen auf Klienten hält man am besten dadurch auf Distanz, dass man sich an theoretische Annahmen erinnert. In diesem Fall könnte die Annahme *Jeder Klient ist einzigartig* dem Therapeuten helfen, sich auf die Individualität des Klienten zu konzentrieren und ihm absichtlich Fragen zu seiner Arbeit und deren Bedeutung zu stellen. Dies mildert wahrscheinlich seine Angst und sein Bedürfnis nach Überheblichkeit. Auch die Annahme *Emotionen gehören zu jedem Problem und zu jeder Lösung* kann zu der Erkenntnis führen, dass der Klient sich in seiner Haut unwohl fühlt, und dem Therapeuten helfen, sich von seinen eigenen Emotionen abzulenken.

Auch dann, wenn ein Klient offenbart, er habe etwas getan bzw. werde etwas tun, was wir wirklich nicht akzeptieren können, ist zweigleisiges Denken hilfreich. In solchen Fällen kann das »persönliche Gleis« verhindern, dass man Missbilligung zeigt oder äußert, und uns gemahnen, unsere Aufgabe zu erfüllen und den Menschen zu guten Entscheidungen zu verhelfen. Die Annahme *Man kann Klienten nicht ändern; nur sie selbst können sich ändern* geleitet uns zu Fragen, mit deren Hilfe Klienten die Vorteile und Nacheile ihrer Entscheidungen gegeneinander abwägen können.

Zweigleisiges Denken ist wichtig, um sowohl die positiven als auch die negativen Reaktionen auf Klienten zu verarbeiten. Unangemessen positive Reaktionen können einem Klienten das Gefühl vermitteln, bevormundet zu werden. Wenn ein Lob oder eine positive Umdeutung dem »persönlichen Gleis« nach allzu weit hergeholt ist, sollte es bzw. sie am besten unterbleiben.

Mit zweigleisigem Denken gewinnt der Therapeut auch wichtige Informationen für das Resümee (siehe Kap. 6).

2.7 Fallbeispiel: Laura

Im folgenden Fallbeispiel werden die bereits angesprochenen Aspekte der Therapeut-Klient-Beziehung diskutiert. Dabei liegt der Schwerpunkt darauf, wie man beim Klienten und zugleich positiv gestimmt bleibt.

Laura, 45, freiberufliche Grafikerin, war zum Zeitpunkt der ersten Sitzung zehn Jahre geschieden. Sie hatte zwei Töchter, 18 und 22 Jahre alt. Die ältere lebte nicht mehr zu Hause. Seit acht Jahren hatte Laura einen Lebensgefährten, Sam. Sie setzte sich und präsentierte sofort ihre Probleme, bevor ich Kontakt zu ihr aufnehmen konnte. Ängstliche Klienten verhalten sich manchmal so, und um des emotionalen Klimas willen sollte man sich kooperativ zeigen. Fehlende Informationen können später noch nachgeschoben werden.

LAURA: Das Problem, wie ich es sehe ... also, kürzlich habe ich Bradshaws Roman *Wenn Scham krank macht* [1988/2006] gelesen und mich wirklich in einigem, was er sagt, wiedergefunden. Ich habe das Gefühl, auf eine neue Problemebene in meinem Leben gestoßen zu sein, glaube ich, und die sieht für mich nach einer guten Erklärung aus. In mir steckt ein richtig verängstigtes Kind, von dem mehr verlangt wird, als es verkraften kann ... *(beginnt zu weinen)* Ich bin richtig traurig. [Um Verständnis zu signalisieren, sagte ich, dass sie wirklich erschreckt und verängstigt wirke. Sie nickte und fuhr fort.] Seit letztem Herbst habe ich eine Depression – nicht sehr lange – nicht sehr schwer, so 24 bis 36 Stunden am Stück –, die mir Angst macht. In meinem Leben ist schon vieles verheilt. Aber so etwas habe ich nicht erwartet – sich so machtlos zu fühlen. Das ist traumatisch! Ich hatte sogar mal leichte Suizidgedanken.

Ich war von dieser dramatischen Darstellung etwas überrumpelt und musste Laura unterbrechen, um die Sache mit den Suizidgedanken abzuklären. Ich fragte sie, was sie mit »mal leichte Suizidgedanken« meine, und sie erklärte, dass es Gedanken seien wie z. B.: »Ich kann verstehen, dass man sich umbringen will, wenn es einem die ganze Zeit über so geht.« Doch sie könne sich nicht umbringen, weil sie an Reinkarnation glaube.

Trotzdem überprüfte ich Lauras Suizidrisiko, die bei der Gelegenheit sagte: »Ich kann mir nicht vorstellen, mir die Kugel zu geben oder Tabletten zu schlucken oder meinen Körper zu verstümmeln: So etwas würde ich nie tun. Ich hasse Blut und all solches Zeug. Mich interessiert eigentlich nur, ob ich mich genug von meinem Körper distanzieren könnte, um so etwas zu tun.«

Um auch hier sicher zu sein, dass ich Laura richtig verstanden hatte, fragte ich sie, was sie mit »mich genug von meinem Körper distanzieren könnte« meine. Laura hatte offenbar keine klare Vorstellung davon, wovor sie eigentlich Angst hatte. Sie erinnerte sich nicht an eine Erfahrung, die sich auch nur annähernd dissoziiert oder distanziert angefühlt hätte, nicht einmal beim Meditieren, was sie regelmäßig tat. Ich überlegte, dass es erschreckend sein muss, keine Kontrolle über sich zu haben, und befand, dass bei Laura momentan kein Risiko der Selbstgefährdung bestand.

Laura setzte die diffuse Beschreibung ihrer Gefühle fort. Sie sprach gepresst und schien aufgeregter zu werden. Ich hielt es für angebrachter, mit ihr zu klären, woran sie erkennen würde, wenn es ihr besser ginge, als auf diese Weise weiterzumachen.

LAURA: Es wird mir besser gehen, wenn ich mehr Schwung im Leben habe ... wenn ich das Gefühl habe, es macht auch Freude, nicht nur Arbeit. Es fühlt sich so schwierig und belastend an. [Auch diese Antwort war mir zu verschwommen.]

THERAPEUTIN: Welche Lebensbereiche vor allem?

LAURA: Meistens im Zusammenhang mit Kontakten und Arbeit, nicht in familiären Beziehungen oder persönlichen Beziehungen.

THERAPEUTIN: Kontakte bedeuten Freunde? [Ich wollte erst weitermachen, wenn hundertprozentig klar war, was Laura meinte.]

LAURA: Ja. Ähm, ich werde wissen, wenn es mir besser geht, wenn ich wertschätzen kann, was in meinem Leben gut läuft – was leicht ist und Freude machte – ich bleibe bei dem hängen, was schwierig ist und nicht funktioniert.

THERAPEUTIN: Was ist üblicherweise leicht und macht Freude? [Der Fokus lag auf der positiven Seite der Äußerung.]

Laura nannte ihre Beziehung zu ihrem Lebensgefährten und zu ihrer älteren Tochter. Sie sagte auch, sie habe keine materiellen Sorgen und eine gut gehende Grafikfirma, die ihr Spaß mache.

In der Hoffnung auf eine fokussiertere Fortsetzung stellte ich eine Skalierungsfrage, damit Laura das Gute in ihrem Leben gegen das Schlechte abwägen könnte, aber sie ignorierte mich und klagte weiter, dass sie umso ängstlicher werde, je erfolgreicher sie im Beruf sei.

Im nachstehenden Auszug zeigt sich der Nutzen zweigleisigen Denkens. Auf meinem »persönlichen Gleis« registrierte ich, dass Laura lieber klagen als an Lösungen arbeiten wollte und ich folglich besser daran täte, keine weiteren Fragen zu positiven Ausnahmen zu stellen. Doch auf dem »Klientengleis« hielt ich dagegen, dass ihre diffusen Klagen wahrscheinlich eher schädlich als hilfreich waren, weil sie Lauras Angst zu steigern schienen. Deshalb stellte ich eine Skalierungsfrage und hoffte, die relativierende Sichtweise würde Laura helfen.

THERAPEUTIN: Nun, wie viel Prozent Ihres Alltagslebens sind insgesamt angenehmer im Vergleich zum belastenden Anteil?

LAURA: 70 Prozent sind belastend. [Ihre Art des Kooperierens sollte negativ sein.]

THERAPEUTIN: Jeden Tag?

LAURA: Ja.

THERAPEUTIN: Arbeit und Kontakte eingeschlossen ... oder nur Kontakte? [Ich sondierte, ob sich diese Aussage mit Lauras früheren Aussagen deckte.]

LAURA: Nein ... nur meine Lebensführung – sauber machen, einkaufen gehen. [Das deckte sich nicht mit ihren früheren Aussagen, aber ich ignorierte das, weil eine Thematisierung nur vom Fokus ablenken würde.]

THERAPEUTIN: Nun, was ist in den 30 Prozent der Zeit anders, wenn die Situation nicht so belastend ist?

LAURA: *(ignoriert die Frage)* Ich habe jede Menge Optionen und weiß nicht, welche für mich richtig sind oder nicht!

Auf meinem »persönlichen Gleis« registrierte ich, dass Laura sich unbedingt negativ geben wollte und ich besser auf das emotionale Klima achten sollte. *Man kann Klienten nicht ändern; nur sie selbst können sich ändern.* Deshalb hörte ich besonders aufmerksam zu. Laura erzählte, wenn Bradshaw über die Angst vor dem Verlassenwerden spreche, assoziiere er das mit unzulänglicher Bindung in den frühen Lebensjahren, was im späteren Leben das Ziehen fester Grenzen verhindere. Dies war für sie ein Grund, sich weder für noch gegen eine ihrer vielen Möglichkeiten entscheiden zu können.

Lösungsfokussiert arbeitende Therapeuten möchten Lauras Gedankengängen an diesem Punkt aus zwei Gründen vielleicht nicht folgen: Erstens ist die Erkundung dieser Art der Kausalität theoretisch mit dem Therapiemodell nicht vereinbar. Wenn zweitens der Therapeut auf diese Art der Kausalität eingeht, um beim Klienten zu bleiben, führt das den Klienten in vergangene, negative Gefilde. Andererseits könnte fehlendes Kooperieren hier Laura das Gefühl geben, wieder einmal verlassen zu werden.

Also hörte ich mir ihre Klagen weiter an.

Beim Zuhören wurde mir mein eigenes Unbehagen bewusst. Ich überprüfte es und stellte fest, dass sich die Sitzung dem Ende näherte und Laura einzig die Möglichkeit zum Klagen daraus mitnehmen konnte. Das mag zwar auch hilfreich sein, aber Laura wirkte zunehmend aufgewühlt. Ich hielt es für therapeutisch wertvoll, wenn sie die Sitzung mit mehr Klarheit über die Richtung der Therapie verlassen würde. Ich suchte ihre Äußerungen nach einer Antwort darauf ab, musste aber zuerst sicherstellen, dass ich sie richtig verstanden hatte.

THERAPEUTIN: Nun ja, das klingt danach, dass Sie an viele Dinge denken, die Sie traurig machen und verwirren. Sie haben gesagt, dass Sie manchmal das Gefühl haben, die Kontrolle zu verlieren, und Angst haben zu versagen. Sie stehen unter einem starken Druck, Sie haben mal leichte Suizidgedanken gehabt, und vielleicht sind unzulängliche Bindung und Verlassenwerden ein Thema. Da ist viel zu bewältigen. Ich überlege gerade: Wenn ich jetzt einen Zauberstab hätte und über Nacht etwas geschehen lassen könnte, von dem Sie gerne wollen, dass es geschieht, wie wäre die Situation dann für Sie, wenn Sie morgen früh aufwachen? [Die Wunderfrage kann man auf unterschiedlichste Weise stellen. Ihr Ziel ist, den Klient zu Gedanken an eine Lösung zu bewegen.]

LAURA: Ich hätte ein Ziel, ein gutes Bild davon, wo mein Leben hinläuft.

THERAPEUTIN: Wie wird das Ziel Ihrer Meinung nach aussehen? [Die Futurform wurde absichtlich benutzt. Sie suggerierte, dass die Therapeutin Veränderung für möglich hielt.]

LAURA: Ein Gefühl der Zufriedenheit mit mir. Ein klares Bild davon, was ich tun kann und was nicht. Ich hätte ein Gefühl von Ganzheit, das mir sagt, wer ich bin und dass ich so bleiben werde. [Wieder beschrieb Laura ihr Ziel anders, aber dieses Mal wurde mir klar, dass sich ein Thema entwickelt hatte: die Suche nach Identität. Ich fragte Laura in ihren Worten nach Ausnahmen in diesem Bereich.]

THERAPEUTIN: Hat es Zeiten gegeben, in denen Sie eine solche Ganzheit gespürt haben?

Laura nannte berufliche Erfolge und Beispiele aus der Kindererziehung. Sie konnte nicht beschreiben, was ihr in solchen Situationen das Gefühl von Ganzheit gab. Ich fragte, ob es damit zu tun haben könnte, dass sie ihre Ziele erreicht hatte. Laura bejahte, besonders im Hinblick auf ihre ältere Tochter. Sie lasse sie los und entwickle gerade eine gesunde Erwachsenenbeziehung zu ihr, wie geplant. (Ich finde es angemessen, Klienten Ideen zu geben, wenn wir Lösungen explorieren. Nicht nur Fragen sind eine Möglichkeit der Interaktion mit Klienten. Ideen sind jedoch immer mit Vorsicht zu präsentieren, damit Klienten sie ohne Gefühl von Unstimmigkeit ablehnen können.)

Laura sprach über die positive Beziehung zu ihrer älteren Tochter erst, nachdem sie ihre Sorgen wegen der jüngeren Tochter, die sich möglicherweise nicht so gut entwickelt, geäußert hatte.

LAURA: Auf mir lastet der Druck, dass jetzt alle meine Erziehungsbemühungen auf dem Prüfstand stehen, das ängstigt mich in gewisser Weise.

THERAPEUTIN: Das klingt, als ob Sie das Gefühl hätten, ein Zeugnis zu bekommen, wenn sie [die Tochter] mal auszieht.

Laura lachte und nickte. Sie habe sich um diese Tochter schon immer Sorgen gemacht, weil sie der Mutter in jeder Hinsicht so sehr ähnlich sei. Laura sei im jetzigen Alter ihrer Tochter selbst »total durch den Wind« gewesen, aber niemand habe es gemerkt. Die Eltern hätten geglaubt, es ginge ihr in der Schule gut, dabei habe sie Drogen und Alkohol konsumiert, eine Abtreibung vorgenommen und sei sehr depressiv gewesen.

LAURA: Ich habe mir in diesen Jahren so sehr geschadet. Was ist, wenn meine Tochter sich genauso schadet und es mir nicht sagen kann?

Ich hatte den Eindruck, wieder an einem Scheideweg zu sein. Sollte ich bei Lauras Sorgen um ihre Tochter verweilen oder ihr weiterhin helfen, einen Fokus für die Therapie zu finden? Weil die Gesprächszeit fast vorbei war, entschied ich mich für beide Optionen.

THERAPEUTIN: Bei Ihrer älteren Tochter haben Sie also Ihr Ziel erreicht, aber jetzt machen Sie sich Sorgen, ob es auch mit der jüngeren Tochter klappen wird. Das ist verständlich, weil Sie glauben, sie ähnelt Ihnen so sehr. Ich sehe, an welchem Punkt Sie eine bessere Verbindung zu ihr haben möchten, als Sie damals zu Ihren Eltern hatten. Doch welchen Unterschied wird mein Zauberstab morgen früh noch machen?

LAURA: Ich werde Herausforderungen annehmen. Vielleicht würde ich umziehen, ein Haus bauen. Ich würde mit Freude daran denken, statt zu glauben, es ist zu viel Arbeit.

Laura erzählte auch, dass sie in den letzten zwölf Jahren, seit sie ihren Mann verließ, immer mal wieder in Therapie gewesen sei. Sie habe sich von ihm getrennt, als sie das Gefühl hatte, nicht genügend Raum für sich zu haben. Ab diesem Punkt sei sie innerlich gewachsen und, abgesehen von den gelegentlichen Höhen und Tiefen, relativ zufrieden gewesen, im Gegensatz zu den jetzigen extremen Gefühlen.

THERAPEUTIN: Wie haben Sie es damals geschafft, dass die Situation nicht so extrem geworden ist? [Man sucht immer nach früheren Ressourcen.]

LAURA: Ich hatte keine so hohen Erwartungen an mich ... Ich legte einfach los. Ich hatte auch viel Unterstützung. Ich besuchte bestimmte Gruppen, hatte mehr Freunde als jetzt. Seit ich freiberuflich arbeite, bin ich auch isolierter als damals, als ich für eine Firma arbeitete.

THERAPEUTIN: Woran werden Sie erkennen, dass Sie erreicht haben, was sie im Moment wollen?

LAURA: Wenn ich entspannter bin.

THERAPEUTIN: Woran werden Sie das merken? Was werden Sie an sich feststellen und andere an Ihnen feststellen, wenn Sie entspannter sind?

LAURA: Ich werde in meinen Entscheidungen selbstsicherer sein – nicht dumm und irrational.

THERAPEUTIN: Erzählen Sie mir über Phasen in Ihrem Leben, in denen Sie sich selbstsicher fühlten.

LAURA: Als ich beschloss, mit Sam zusammen zu sein.

THERAPEUTIN: Wie haben Sie diese Entscheidung getroffen?

LAURA: *(ihr Gesicht hellt sich spürbar auf, und sie spricht langsamer)* Ich habe in mich hineingehört, was ich körperlich und seelisch brauche, auf meinen Bauch gehört.

THERAPEUTIN: Treffen Sie meistens die richtigen Entscheidungen?

LAURA: Ja, außer in den letzten fünf Monaten.

Laura räumte ein, einen Fehler gemacht zu haben, als sie ihre jüngere Tochter zu früh gedrängt habe, die Sachen fürs College zu packen. Sie habe Stress in der letzten Minute vermeiden wollen. Als sie ihrer Tochter deswegen in den Ohren gelegen habe, sei diese wütend geworden und habe ihr gesagt, sie solle sie nicht so nervös machen, nur weil sie auszieht. Danach sei ihre Tochter an Pfeiffer'schem Drüsenfieber erkrankt und habe ihren Auszug um einen weiteren Monat verschieben müssen.

LAURA: *(mit Tränen in den Augen)* Ich hätte es besser wissen müssen.

Laura begann erneut zu klagen, vor allem über ihr Geschäft. Ich befürchtete, dass meine Versuche, sie auf etwas zu fokussieren, dem emotionalen Klima geschadet haben könnten. Um Abhilfe zu schaffen, setzte ich mich entspannt hin und hörte mit Empathie zu, wie Laura sich über die Intensität ihrer Depression Luft machte.

LAURA: Meine Gefühle sind seit neuestem »jenseits von Gut und Böse«, als ob sie mit einem schweren Verlust assoziiert wären, als ob ihr Vater gestorben wäre.

THERAPEUTIN: Glauben Sie, dass durch den Wegzug Ihres jüngsten Kindes ein schwerer Verlust entstehen kann? [Das Angebot einer Idee, die die Klientin vielleicht nicht hatte oder der sie sich nicht bewusst war, war eine Perturbation.]

LAURA: Nun ja, habe ich nicht so gesehen!

THERAPEUTIN: Es ist für Sie das Ende einer Lebensphase. Sie haben so viel Energie in die Erziehung investiert. Glauben Sie, das kann bei Ihren depressiven Stimmungen eine Rolle spielen?
LAURA: *(schweigt und denkt eine Minute lang nach)* Ja, glaube ich.

Nun musste ich entscheiden, ob ich die Richtung Verlust und Trauer einschlagen sollte oder nicht. Lauras Ausführungen waren die ganze Zeit so emotional gewesen, dass eine kognitive Perturbation vielleicht hilfreicher für sie wäre. Deshalb stellte ich eine Vorteilsfrage, die ihr eine Sowohl-als-auch-Perspektive bieten würde.

THERAPEUTIN: Mir kam gerade noch ein Gedanke ... Es ist vielleicht eine merkwürdige Frage, aber ich versichere Ihnen, dass ich verstehe, wie deprimiert Sie wegen all der Dinge sind, von denen Sie mir erzählt haben, und wie sehr Sie darunter leiden. Aber ich habe mir überlegt, ob Sie sich vorstellen könnten, dass Ihre Gefühle, anstatt freudig, entschlossen und lebensfroh zu sein, auch etwas Gutes ... etwas Positives haben könnten?
LAURA: *(schweigt längere Zeit; plötzlich)* Es ist eine Art Schutz, der mich davon abhält, zu viel Verantwortung zu übernehmen. *(Wirkt entsetzt.)* Ich weiß nicht, wo das herkam.
THERAPEUTIN: Weshalb gerade jetzt?
LAURA: Ich weiß es nicht. Nun ja, vielleicht ... ich denke mir, wenn die Kinder von zu Hause weggehen, könnte ich auch weggehen.
THERAPEUTIN: Weggehen? ... Milwaukee? Sam? [Diese Antwort überraschte mich. Ich musste erst sie verstehen, bevor ich fortfuhr.]
LAURA: Beide.
THERAPEUTIN: Hat das bei Ihnen zu inneren Konflikten geführt?

Laura erzählte, sie habe noch nie allein gelebt. Sie sei vom Elternhaus in ein Studentenwohnheim gezogen und habe dann geheiratet. Nach ihrer Scheidung musste sie für ihre Kinder sorgen.

LAURA: Ich fühle mich zum Teil so, als ob ich zum ersten Mal nicht wie eine Marionette an Schnüren hänge.
THERAPEUTIN: Das kann Angst einflößen, sich aber auch gut anfühlen!

Laura meinte, sie wolle sich wirklich nicht von Sam trennen, um aber weiter wachsen zu können, müsse sie sich emotional und finanziell unabhängiger von ihm erleben. Sie schien von ihrer Entweder-oder-

Situation überzeugt zu sein, woraufhin ich mit ihr die Sowohl-als-auch-Perspektive explorierte.

THERAPEUTIN: Können Sie sich vorstellen, unabhängiger und zugleich dem anderen Menschen zugetan zu sein? Oder muss es entweder das eine oder das andere sein?

Das wisse sie nicht, weil sie tendenziell entweder überangepasst sei oder rebelliere. Sie häufe Groll in sich an und explodiere, wenn sie richtig wütend werde – sogar bei der Arbeit.

LAURA: Es ist schon besser mit mir als früher, aber ich muss noch mehr darüber lernen, wie ich in einem System ich selbst sein kann – deshalb isoliere ich mich.

Ich spürte meine Frustration, weil Laura sich wieder in Selbstkritik erging. Mir fiel die Annahme *Die SFT ist ein langsamer Prozess* ein, woraufhin ich keine weiteren Versuche zum Lösungsgespräch machte.

THERAPEUTIN: Nun, ich sehe, es gibt vieles, worüber Sie sprechen müssen. Ich hatte keine Gelegenheit, Ihnen etwas zu sagen, als wir mit der Sitzung anfingen; aber ich werde jetzt eine kurze Pause machen, um über unser Gespräch nachzudenken, Ihnen dann meine Gedanken mitteilen und vielleicht einen Vorschlag machen.

Da ich ohne Team arbeitete, verließ ich den Therapieraum und ging in mein Büro, um nachzudenken und ein Resümee zu formulieren (siehe Kap. 7), das ich Laura nach der Pause vorlas:

THERAPEUTIN: Ich habe heute von Ihnen vernommen, dass Sie ein schwieriges Leben haben, in dem Sie immer nur das gemacht haben, was man von Ihnen erwartet hat, und es anderen recht gemacht haben. Aber in den letzten zehn Jahren haben Sie allmählich eine Balance gefunden zwischen dem, wie Sie es anderen recht machen, und dem, was für Sie richtig ist. Sie erzählten auch, viele schwierige Situationen in Ihrem Leben bewältigt zu haben, z. B. Drogen- und Alkoholmissbrauch, eine erfolglose Ehe, Kinder allein großzuziehen, und dass in Ihrem Leben schon vieles verheilt ist und Sie daran ziemlich gewachsen sind. Sie sagten, Sie befassen sich inzwischen mit Problemen, die Sie mit Ihrer starken Depression in Verbindung bringen, insbesondere mit Problemen des Verlassenwerdens. Sie berichteten auch, dass Ihre jüngere Tochter, die Ihrer Ansicht nach vieles mit Ihnen gemein hat, demnächst das Haus verlassen wird. Natürlich machen Sie sich Gedanken, ob Sie sie gut erzogen haben und ob sie glücklich ist oder unglücklich, wie Sie es in ihrem Alter waren. Mit ihrem Auszug sind Sie zum ersten Mal in Ihrem Leben kurz davor, sich sagen zu können: »Ich kann jetzt einfach mir selbst eine Freude machen. Ich bin für niemanden mehr verantwortlich.« [Laura fragen, ob ich sie hier richtig verstanden habe.]

Habe ich das richtig verstanden? *(Laura nickt.)*

Meine Antwort auf Ihre Ausführungen lautet, dass es viel Klugheit und Stärke braucht, um so stark zu werden wie Sie. Während Sie im Leben einen guten Punkt zum Verweilen erreicht haben, und dafür sollten Sie sich belohnen, ist das auch eine Phase des Verlustes und der Unsicherheit. Es ist verständlich, dass Sie traurig sind, weil eine Lebensphase zu Ende geht, und aufgeregt und ängstlich, weil eine neue Phase beginnt. Es ist überhaupt nicht unsinnig, wenn ein Mensch in solchen Zeiten sich emotional außer Kontrolle fühlt und erstarrt ist. Besonders bei Menschen wie Ihnen, die sehr viel investiert haben, um sich selbst zu verstehen und das Leben in den Griff zu bekommen. Abhängigkeit bzw. Unabhängigkeit ist keine Entweder-oder-Frage. Der wirklich unabhängige Mensch weiß, wann er um Hilfe bittet und wann er für sich selbst sorgen muss. Das scheint Ihnen klar zu sein, weil Sie den Wert der Unterstützung kennen und hierher gekommen sind, um Hilfe zu bekommen. (*Laura nickt.*) Möchten Sie dazu etwas sagen? *(Laura schüttelt den Kopf.)* Nun ja, ich überlege gerade, ob Sie wiederkommen und mit mir sprechen möchten.

Laura: Oh ja, ganz bestimmt. Sie scheinen mich zu verstehen.

Therapeutin: Vielleicht lassen Sie sich bis zum nächsten Mal Folgendes durch den Kopf gehen: »Wenn ich für den nächsten Schritt in meinem Leben bereit bin, wie kann ich das sukzessive angehen, ohne das Gefühl zu haben, ich verlasse jemanden bzw. werde von jemandem verlassen?« [Hier kehrte ich zu Lauras ursprünglichem Thema des Verlassenwerdens zurück.]

Laura: Ich weiß es zu schätzen, was Sie über Abhängigkeit und Unabhängigkeit sagten! Ich weiß, dass ich nicht gern allein bin, aber wie kann ich in einer Beziehung leben und gleichzeitig ich selbst sein?

Als Laura zehn Tage später zur nächsten Sitzung kam, schien sie wie ausgewechselt. Sie lächelte und wirkte konzentriert. Seit unserem letzten Gespräch habe sie zwar eine anstrengende Zeit erlebt, aber auch das Gefühl, die Dinge im Griff zu haben.

LAURA: Ich war ganz bei mir und vertraute darauf, dass alles in Ordnung gehen wird. Meine Aufgabe zielte auf das, was ich auch gedacht hatte, und Ihr Verständnis sagte mir, dass es auch für Sie einen Sinn ergibt ... dass wir uns auf derselben Spur befinden. Dann realisierte ich, dass ein großer Teil meiner Angst davor, verlassen zu werden, zu bewältigen ist, wenn ich ganz bei mir bin und mich nicht selbst aufgebe ... nicht so emotional werde und in der Situation drin bleibe ... innerlich ruhig bleibe.

THERAPEUTIN: Wie schaffen Sie es, sich nicht selbst aufzugeben?

LAURA: Ich erinnere mich daran, dass es ein »Ich« gibt. Es gibt jemanden in mir, der bei mir bleibt. Die Isolation, die ich in letzter Zeit empfunden habe, ist darauf zurückzuführen, dass ich so sehr Rückmeldung von anderen wollte, dass ich ihnen zu nahe rückte und mich selbst nicht mehr hören konnte. Mein früheres Selbst hat lange Zeit gut funktioniert.

Dann erzählte Laura, sie sei es leid, sich um ihre Tochter zu kümmern – sie brauche Zeit für sich selbst –, und habe sich furchtbar über die Vorstellung aufgeregt, dass die Tochter vielleicht nicht wie geplant auszieht. Doch seit der letzten Sitzung sei ihr klar geworden, dass es nur eine Frage der Zeit sei und die kurze Verzögerung beiden die Chance gebe, sich gut voneinander zu lösen. Sie berichtete auch von einem neuen Grafikprojekt, das ihr Spaß mache.

Am Ende der Sitzung wollte Laura wissen, ob sie weitere Sitzungen brauche. Ich sagte, dass Sie das selbst am besten beurteilen könne. Sie vereinbarte einen weiteren Termin in einem Monat mit der Abmachung, dass sie den Termin absagen werde, wenn sie ihn nicht brauche. Sie sagte den Termin ab. Seit damals habe ich Laura schon mehrmals zufällig getroffen und von ihr erfahren, dass es ihr gut geht.

Ich habe Lauras Fall deshalb ausgewählt, weil sie der Typ Mensch ist, der für einen lösungsfokussiert arbeitenden Therapeuten eine besondere Herausforderung darstellt. Man kämpft mit der Entscheidung, wie lange man mit der Negativität kooperieren soll und ob und wann man den Klienten zu positiven und zukunftsorientierten Aspekten führt. Die Lösung ist meistens eine Mischung und hängt von den Reaktionen des Klienten ab. Wichtig ist, dass man größeren Wert legt auf die sich entwickelnde Beziehung und das emotionale Klima als auf den Einsatz von Techniken. Dies belegt eine Studie über den Beziehungsprozess in der SFT (Beyebach et al. 1996), wonach die Versuche des Therapeuten, das Gespräch mit dem Klienten zu kontrollieren (z. B. durch ein Muster aus häufigen Fragen und Antworten), um Veränderung zu bewirken, zu einer höheren Therapieabbruchquote führen. Die Forscher folgerten, dass es Klienten langfristig gut tun kann, wenn der Therapeut ihnen manchmal einfach nur zuhört und nicht interveniert.

In obigem Fall hat die Klientin im Therapiegespräch bestimmt mein Bemühen gespürt, sie verstehen zu wollen; aber Lauras Reaktionen während der Sitzung ließen darauf schließen, dass sie daran zweifelte. Lauras Äußerungen nach dem Vorlesen des Resümees bewiesen, dass sie sich bestätigt fühlte und eine neue Perspektive gewonnen hatte. Meiner Auffassung nach gab dieses Resümee das Vertrauen, das Lauras Beziehung zu mir konsolidierte.

Im nächsten Kapitel geht es ebenfalls um Entscheidungen, die der Therapeut im Gespräch mit Klienten treffen muss, allerdings unter dem Aspekt, worauf er reagieren und was er ignorieren soll.

3. Den Klienten verstehen

Lösungsfokussiert arbeitende Therapeuten fragen oft, wie man feststellt, worauf man im Gespräch mit dem Klienten reagieren und was man ignorieren sollte. Es braucht wirklich viel Erfahrung zu merken, wenn Klienten ihre eigenen Vorstellungen von den zu besprechenden Themen haben und unsere Fragen nicht beantworten. Ihre Bedürfnisse zu ignorieren hat manchmal schlimmere Konsequenzen als das Gespräch in positive und zukunftsorientierte Richtungen zu zwingen; doch beides kann sich nachteilig auf das emotionale Klima auswirken. Das zentrale Anliegen der SFT ist jedoch, den Klienten zu einer anderen Perspektive auf seine Situation zu bewegen. Im vorliegenden Kapitel geht es um diesen Spagat und um Vorschläge, wie man damit umgeht.

3.1 Hören und zuhören

Die Entscheidung, worauf man reagiert bzw. was man ignoriert, hat etwas mit dem Unterschied zwischen »hören« und »zuhören« zu tun. Wir hören, was Klienten uns sagen. Unser Zuhören ist abhängig von unserer theoretischen Ausrichtung sowie unseren Annahmen und verweist auf unsere Aufmerksamkeit für entsprechende Fragen und Antworten (Lipchik a. de Shazer 1986; Lipchik 1988a). Da wir z. B. wissen, dass Veränderungen vor einer Therapiesitzung zu Lösungen beitragen können (Weiner-Davis, de Shazer a. Gingerich 1987), achten wir auf diesen Aspekt. Wenn ein Klient eine absolut hoffnungslose Situation beschreibt, achten wir aufgrund der Annahme *Nichts ist nur negativ* auf jedes Detail, das sich als Ausnahme oder Stärke beleuchten lässt. Wir ignorieren nicht alles, was wir hören, aber zugleich reagieren wir nur auf das, was dem Klienten potenziell nützt.

»Hören« ist eine Art Kulisse des Zuhörens und ein eher passiver Prozess. Das Gehörte erzeugt eine generelle Bewusstheit dessen, was Klienten wollen und wie sie kooperieren. Es registriert, was sie meinen, was sie vielleicht empfinden und was sie nicht sagen. Manchmal bitten wir um Klärung, was wir gehört haben, weil uns irgendetwas darauf hinweist, dass mehr Klarheit eine Lösung leichter machen könnte. Klärungen können zu einer Richtungsänderung führen, wenn der

Klient zustimmt, und diese steht dann im Fokus unseres Zuhörens. Wenn eine Lösung sich deutlich abzeichnet, tritt das Veränderung verstärkende Zuhören vielleicht in den Vordergrund.

Ein Beispiel: Wenn Zaks Eltern, die der Vertrauenslehrer von Zaks Schule an mich verwiesen hat, mich wegen des unkontrollierten aggressiven Verhaltens des Jungen konsultieren, »höre« ich vielleicht auch, dass er unter Schlafstörungen leidet, unordentlich und schlampig ist und ein gespanntes Verhältnis zu seinem jüngeren Bruder hat. Ich frage die Eltern, welches Problem sie als Erstes ansprechen möchten. Wenn sie über Zaks Beziehung zu seinem Bruder sprechen möchten, steht das im Zentrum meines Zuhörens. Ich kann nicht auf alles reagieren, was die Eltern mitteilen, weil das Gespräch sonst unfokussiert ist und die Klienten wahrscheinlich verwirrter nach Hause gehen, als sie gekommen sind.

Erfahre ich dann beim Zuhören, dass die Eltern sich über die Ursache von Zaks Verhalten zu seinem Bruder uneins sind, ignoriere ich das zunächst, denn *Ursache und Wirkung gibt es nicht* beim menschlichen Verhalten. Höre ich diese Uneinigkeit aber als ablenkendes Summen im Gespräch, achte ich auf Zeichen der Übereinstimmung zwischen den Eltern, die ein Schritt zur Lösung sein könnte. Achte ich auf Übereinstimmung zwischen den Eltern und höre, dass ihre Unstimmigkeiten über Zaks Probleme und Erziehungsfragen generell hinausreichen, dann frage ich die Eltern, ob sie über ihre allgemeinen Unstimmigkeiten oder über Zaks Verhältnis zu seinem Bruder sprechen möchten. Wenn ich diesen Punkt nicht kläre, weiß ich nicht, worauf ich reagieren bzw. was ich ignorieren soll. Der Prozess der Gesprächsfokussierung ist schon auf formalistische Weise beschrieben worden, er kann aber mit Verständnis und Empathie angereichert werden, damit ein sicheres emotionales Klima gewährleistet ist.

3.2 Bedeutung

Hören und Zuhören sind untrennbar mit Sprache verbunden in dem Sinn, dass sie »ein Phänomen in der Rekursion sprachlicher Interaktionen« (Maturana a. Varela 1987, p. 211 [dt. 1987, S. 228]) mit dem Klienten darstellen. Wir hören und achten auf die Bedeutung, die unsere Klienten ihren Lebensgeschichten zuschreiben, weil uns das hilft, ihre spezifische Weltsicht zu verstehen. Ihre Bedeutungszuschreibung ist subjektiv und mithin »kontextabhängig« (Anderson

1997, p. 206). Das Wort »Scheidung« z. B. hat für einen bekennenden Katholiken eine andere Bedeutung als für einen Agnostiker, für Kinder aus geschiedenen Ehen eine andere als für Kinder mit glücklich verheirateten Eltern, für frisch Geschiedene eine andere als für Menschen ohne Scheidungserfahrung. Einerseits verstehen unsere Klienten und wir, wie das Wort »Scheidung« in unserer Gesellschaft definiert wird; andererseits können wir nicht wissen, welche Bedeutung der Scheidungsprozess für einen bestimmten Klienten hat. Scheidung kann Versagen, Schamgefühle, Sünde oder Erleichterung bedeuten.

Narrativ arbeitende Therapeuten (White a. Epston 1990; White 1995; Freedman a. Combs 1996) verbinden mit Bedeutungsfragen das Ziel, Klienten zum Nachdenken über ihre Lebensgeschichten und Beziehungen zu bewegen und dadurch zu motivieren, sich auf andere Geschichten und Beziehungen zu konzentrieren, die für sie weniger problematisch sind.

Therapeuten, die nach dem kollaborativen Ansatz *(collaborative language systems approach)*, einem kontruktionistisches Therapiemodell mit besonderer Betonung der Klient-Therapeut-Dialogs, arbeiten (Hoffman 1990, 1998; Anderson 1997), sehen das Therapiegespräch als ein Verfahren, neue Bedeutungen zu generieren, die zu »Selbstkompetenz und Problemlösung« (Anderson 1997: 109) führen.

Im Rahmen der SFT geben Bedeutungsfragen den Klienten und uns mehr Klarheit darüber, wie der Klient das Problem wahrnimmt und woher er weiß, dass es gelöst ist. Wenn etwa eine Klientin, die mit ihrer Schwester im Clinch liegt, zur Therapie kommt, um »sich mit der Situation zu befassen«, muss man sie fragen, was sie mit »sich mit der Situation zu befassen« meint. Es könnte bedeuten, dass sie sich selbst oder aber ihre Schwester ändern möchte. Die beiden Seiten können unterschiedliche Lösungsgespräche hervorbringen. Wenn wir nicht auf Klarheit beharren, sprechen wir mit dem Klienten am Ende über verschiedene Themen.

Bedeutungsfragen führen oft zu Antworten, die Emotionen betreffen. Wenn das nicht der Fall ist und es angemessen erscheint, kann darauf eine Frage folgen, die Emotionen hervorruft. Wenn erwähnte Klientin z. B. sagt, sie will ihre Schwester dahingehend ändern, dass diese bei ihrer Mutter nicht mehr abfällig über die Klientin redet, ist das ein unrealistisches Ziel, weil man das Verhalten eines anderen Menschen nicht ändern kann. Doch die Frage, wie sich das Verhalten der Schwester emotional auf die Klientin auswirkt, kann ein Gespräch darüber initiieren, dass diese wütend ist, sich zurückgesetzt fühlt oder Angst hat. Dadurch kann das Problem so umdefiniert werden, dass eine realistische Lösung möglich ist, weil die Klientin etwas anders machen muss und nicht ihre Schwester.

Meine Beschreibung, wie man in der SFT mit dem Thema Bedeutung umgehen sollte, klingt vielleicht zielgerichtet oder strategisch. De facto hat man bei der Entscheidung, worauf man reagiert bzw. was man ignoriert (Quick 1996), auch ein Ziel und eine Strategie. Solche Entscheidungen orientieren sich an unserer theoretischen Ausrichtung und den Informationen, die wir den Antworten auf unsere theoriegeleiteten Fragen entnehmen. Von entscheidender Bedeutung ist letztlich unsere Intention. Die Entscheidungen, die wir im Hinblick auf Klienten treffen, müssen von der tiefen Überzeugung getragen sein *Man kann Klienten nicht ändern; nur sie selbst können sich ändern* und das Ziel haben, Klienten ihre eigenen Lösungen entdecken zu helfen.

Vorsätzlich nur um des Generierens neuer Bedeutung willen gestellte Bedeutungsfragen vertragen sich nicht mit dem lösungsfokussierten Denkansatz, auch wenn sie potenziell zu neuen Informationen führen. Zufällig gestellte Bedeutungsfragen können den lösungsfokussierten Prozess unscharf machen, statt ihn auf eine Lösung zu fokussieren.

3.3 Problemgespräch oder Lösungsgespräch

Hinter der SFT stand immer die Überzeugung, dass »Problemgespräche« zugunsten von »Lösungsgesprächen« ignoriert werden sollten. Am Brief Family Therapy Center wurden vor vielen Jahren die Begriffe »Lösungssprache« und »Problemsprache« (de Shazer 1994, p. 80 [dt. 2009, S. 82]) geprägt, um die von Klienten beschriebenen negativen Aspekte (problemorientiert) und positiven Aspekte (Ausnahmen, Ressourcen, neueste Veränderungen) zu charakterisieren.

Wie sich das Lösungsgespräch auf Klienten auswirkt, haben zwei Studien untersucht. Gingerich, de Shazer und Weiner-Davis (1988) stellten fest, dass es schneller Veränderungen gibt und die Therapie kürzer ist, wenn der Therapeut in der ersten Sitzung so früh wie möglich das Lösungsgespräch initiiert. Shields, Sprenkle und Constantine (1991) fanden heraus, dass Behandlungen eher fortgesetzt und zu Ende gebracht werden, wenn das Lösungsgespräch früh initiiert wird.

Die ist zwar eine hilfreiche Information, die aber nicht so gedeutet werden darf, dass der Therapeut jederzeit die Richtung vorgeben muss. Die Entscheidungen, die er in Bezug auf seine Klienten trifft, müssen auf der jeweiligen Situation beruhen, wobei die Qualität der Beziehung zwischen Therapeut und Klient stets oberste Priorität hat.

Der Klient bestimmt, ob er über Lösungen sprechen möchte – und nicht der Therapeut. Laura (siehe Kap. 2) kehrte ständig zum Problemgespräch zurück, wann immer das Lösungsgespräch angestoßen wurde, selbst nach positiven Antworten. Ihre Reaktionen ließen vermuten, dass sie über ihr Problem sprechen wollte. Doch vielleicht registrierte sie die zukunftsorientierten Ausflüge, was ihr dann die Lösung leichter machte, die sie zwischen den Sitzungen für sich fand. Wir wissen nie, wie unsere Ausführungen ankommen, selbst wenn der Klient eine Antwort gibt; es ist aber sicherer, seinen Vorgaben zu folgen, als ihn in eine Richtung zu drängen, die er nicht einschlagen will.

Marilyn LaCourt, eine der ursprünglichen Mitentwicklerinnen der SFT, hat den Begriff »Übergangsgespräch« für die Phase vorgeschlagen, in der der Therapeut Hoffnung vermittelt, Motivation einschätzt, auf kleine Veränderungen fokussiert und frühere Erfolge identifiziert. Sie vertritt die Auffassung, dass ein Problemgespräch nicht zwangsläufig negativ ist, denn es bietet die Möglichkeit, Verständnis und Empathie zu transportieren, Klagen nach Prioritäten zu ordnen und zu klären, was der Klient will (persönliche Mitteilung, 1999).

Das Gefährliche an beschreibenden Begriffen wie »Problemgespräch« und »Lösungsgespräch« ist, dass sie sehr konkret sind (entweder/oder) und den Therapeuten dazu verleiten können, dem Klienten zu sehr die Richtung vorzugeben. Solche Etikettierungen können nicht nur das emotionale Klima beeinflussen, sondern auch verhindern, dass man andere Feinheiten, die für Lösungen vielleicht wertvoll sind, hört und beachtet. Statt in Termini wie »Problemgespräch« und »Lösungsgespräch« zu denken, sollten wir die Gespräche mit Klienten als Interaktionsprozess verstehen, als ein »Sprechen über etwas«. In diesem Prozess werden Problem und Lösungsmöglichkeiten sukzessive zu einer Textur verwoben, die dem Klienten am Ende die Lösung zeigen wird. Die Bedeutung, die Menschen einer Situation zuschreiben, definiert diese als Problem bzw. als Lösung – nicht die Worte, mit denen die Situation beschrieben wird. Traurigkeit kann man als Problem sehen, wenn man sie für eine Krankheit hält, oder als Lösung betrachten, wenn sie anzeigt, dass jemand einen Verlust akzeptiert, den er bislang nicht betrauern konnte.

Aspekte unserer Gespräche mit Klienten zu etikettieren hat wenig Sinn und kann vom Fokus ablenken. Wenn wir fest entschlossen sind zu hören, was der Klient – ob mit negativen oder positiven Worten – sagt, dann werden wir merken, wenn sich eine Gelegenheit bietet, dem Klienten zu einer anderen Perspektive zu verhelfen. Ein Beispiel: Der Klient beschreibt ein Problem und benutzt plötzlich die Vergangenheitsform: »Es fällt mir fürchterlich schwer, am Morgen in die Gänge zu kommen, weil ich so schlecht schlafe und so schreckliche Träume habe. Ich brauche unheimlich lange, bis ich aus dem Bett bin. Ich schlief immer wieder ein, aber ich komme immer noch nicht so schnell aus dem Bett, wie ich sollte.« Der Klient sagt: »Ich schlief immer wieder ein.« Das ist vielleicht eine fruchtbare Saat, die ausgebracht werden sollte. Der Therapeut kann zunächst Verständnis dafür zeigen, wie unglücklich der Klient über seine Situation ist, und dann fragen: »Habe ich richtig gehört, dass es in Ihrer morgendlichen Art des Aufwachens neuerdings eine Veränderung gibt?« Wenn der Klient die Frage bejaht, kann das Gelegenheit für ein Gespräch darüber sein, was diese Veränderung bedeuten kann, wie sie zustande gekommen ist, ob der Klient sie beibehalten möchte oder sie lieber öfter oder in anderer Form sehen würde. Dieses langsame Umkreisen eines Wortes in der Vergangenheitsform – getragen von einem emotionalen Klima des Akzeptierens und Verstehens – kann dem Klienten helfen, hinsichtlich seiner Situation anders denken, handeln und fühlen zu können als vor dem Gespräch.

Die Kunst des Therapeuten besteht darin, den therapeutischen Prozess auf den einzelnen Klienten zuzuschneiden. Diese Aufgabe erfordert Intuition und Urteilskraft, die mit der Erfahrung wachsen. Unter dem Strich zählt, dass man den therapeutischen Prozess danach zuschneidet, wie man das individuelle Welterleben des Klienten hört und versteht.

3.4 Inhalt oder Prozess

Der Familientherapeut spricht mit der Familie über den Inhalt des Problems,
denkt aber über den Prozess des Gesprächs nach,
in dem sie es zu lösen versucht.
Nichols und Schwartz (1995, p. 487)

Inhalt ist das, was Klienten über ihre Situation sagen. Prozess ist die Art, wie Klienten handeln in Bezug auf das, was sie sagen. Klienten sind sich dieses Prozesses meistens nicht bewusst. Besonders krass ist es, wenn z. B. eine Familie auf leichtfüßige, scherzhafte Weise und unter Gelächter von schweren, lebensbedrohlichen Problemen berichtet.

Die Beachtung des Prozesses steht nicht mehr hoch im Kurs, seit sich Therapeuten von verhaltensfokussiertem Denken in Systemen abgewandt und erkenntnisfokussiertem Denken in Sprache zugewandt haben. Das Ziel, Verhaltensmuster zu durchbrechen, ist ersetzt worden durch das Ziel, neue Bedeutung zu generieren. Statt zu fragen »Wie reagiert die Mutter, wenn der Vater Johnny anschreit, weil dieser die Milch verschüttet hat?«, tendieren wir nun zu der Frage, was das Geschrei des Vaters wegen verschütteter Milch für die Beziehung zwischen Mutter und Vater und für deren Beziehung zu Johnny bedeutet.

Wenn man sich aber Sprache als Handeln vorstellt und Therapie mit dem Ziel verbindet, Handeln (Verhalten, Erkenntnis und Emotionen) zu verändern, ist Prozesshaftigkeit immer noch relevant. Der einzige Unterschied ist der, dass wir nicht mehr nur an beobachtbarem Verhalten interessiert sind, sondern auch an den emotionalen Aspekten des Prozesses.

Der lösungsfokussiert arbeitende Therapeut soll im Gespräch mit dem Klienten Sprache so einsetzen, dass Inhalt und Prozess beeinflusst werden, ganz ähnlich wie in der strategischen Therapie. Dieses Ziel lässt sich jedoch durch Techniken allein selten realisieren. Um es zu erreichen, muss der Therapeut sich darauf einlassen, wie Klienten sowohl von ihren Worten als auch ihren Handlungen her kooperieren.

Ich möchte bei meiner Verwendung des Prozessbegriffs klarstellen, dass er sich darauf bezieht, wie Klienten miteinander agieren und wie der Therapeut mit dem Klienten interagiert. Der therapeutische Prozess mit Klienten ist das Gespräch, in dem sie uns erzählen und zeigen, auf welche Weise sie sich in einer Sackgasse befinden; und wir sprechen mit ihnen über ihre Vergangenheit, Gegenwart und Zukunft sowie über Erfahrungen, die aus der Sackgasse herausführen. Ein solches Gespräch muss jedoch so angelegt sein, dass es zur Weltsicht und zum Interaktionsstil des Klienten passt, und kann z. B. detailorientierte, kontrollierende, kunstvolle, konkurrierende oder anpassende Züge haben. Dann erzeugt es einen neuen Prozess, der wahrscheinlich eher zu einer Lösung führt.

Die Notwendigkeit, Klientengespräche in Richtung Verhaltensbeschreibungen umzulenken, kann Stillstand bewirken. Der Prozess unserer Klienten impliziert sowohl Verhaltensweisen als auch Emotionen, auch wenn diese nicht so leicht zu beobachten sind. Das kühle, distanzierte Verhalten des Ehemannes bedeutet nicht, dass er nicht genauso verletzlich ist wie seine hysterische, klammernde Frau und dass dieser Schmerz seinen Prozess nicht genauso beeinträchtigt wie den ihren. Deshalb sollte man als Therapeut bei allen Klienten Gefühle bewusst ansprechen, denn sie sind untrennbar mit Verhalten und Erkenntnis verbunden. Man hat tatsächlich nachgewiesen, dass Emotionen die treibende Kraft des Verhaltens sind (LeDoux 1996; Panksepp 1998). Dass sie in der Paar- und Familientherapie eine zentrale Rolle spielen, muss wissenschaftlich kaum belegt werden.

Mary, eine attraktive 35-jährige Frau, kam zur Therapie, um herauszufinden, weshalb sie zu Männern keine langfristige Beziehung eingehen konnte. Sie erzählte, sie gehe zu Tanzveranstaltungen für Singles in der Hoffnung, einen netten Mann kennen zu lernen, doch schon nach dem ersten Tanz hätten die Männer kein Interesse mehr an ihr. Gelegentlich werde sie von einem Mann eingeladen, aber zu einer zweiten Einladung komme es nie. Das verstehe sie nicht, denn sie sei weder unattraktiv noch langweilig, habe einen guten Beruf und bemühe sich, angenehm zu sein.

Mary konnte in allen ihren Klagen keine Ausnahme benennen. Ein Wunder würde bedeuten, dass jemand sie interessant findet, viel Zeit mit ihr verbringt und sie schließlich heiratet. Noch nie habe jemand nach einem oder zwei Treffen längere Zeit mit ihr verbringen wollen. Sie hatte keine Vorstellung, was sie anders machen müsste, damit ein Mann sie wieder anrufen würde. Mary wusste nichts über ihren Prozess. Die Frage, was solche Zurückweisungen für sie bedeuteten, hätte sie vermutlich zu weiteren Selbstanklagen veranlasst. Ihr Problem führte Mary natürlich darauf zurück, dass sie irgendein Defizit haben müsse.

Mithilfe zirkulärer Fragen (Selvini Palazzoli et al. 1977) könnte Licht in Marys Prozess gebracht werden, sodass sie andere Optionen in Betracht ziehen könnte: »Was, glauben Sie, würden Männer zu Ihrer Reaktion sagen, wenn sie mit Ihnen flirten?«, »Wie sollen Männer Sie wahrnehmen?«, »Wie würden Sie sich fühlen, wenn Männer Sie so wahrnähmen, wie Sie es gern hätten?«, »Inwiefern würde das etwas ändern?«, »Was müssten Sie Ihrer Ansicht nach tun, damit Männer glauben, dass Sie an ihnen interessiert sind?«, »Was fällt Ihnen an Frauen auf, an denen Männer anscheinend dauerhaft interessiert sind?«

Die lösungsfokussierten Techniken waren für Mary ungeeignet, weil sie keinen Kontext boten, in dem die Klientin über ihre Situation nachdenken konnte. Mary betrachtete ihre Situation nur auf ihre eigene Weise, und deshalb war sie in einer Sackgasse. Ihre Sichtweise schloss die Perspektive der Männer aus, die sie für sich gewinnen wollte. In diesem Kontext könnte sie eine Lösung finden. Mithilfe der zirkulären Fragen sollte ihr dieser angeboten werden. Manche Klienten vermögen die Welt nur aus ihrem eigenen Blickwinkel zu sehen. Angenommen, Mary gehört nicht zu diesen, dann könnte sie durch die Erweiterung ihrer Sicht auf den Prozess darüber nachdenken, ob sie die Fähigkeit oder den Wunsch hat, mit veränderten Verhaltensweisen gegenüber Männern zu experimentieren. Sollten in dem entsprechenden Gespräch Gefühle nicht auf natürliche Weise entstehen, muss der Therapeut danach fragen. Das ergibt eine sehr reiche Informationsquelle, die man für eine Lösung anzapfen kann. Ein solcher therapeutischer Prozess verlängert aber die Behandlung nicht ohne Not, nur weil er Emotionen anspricht, sondern kann sie deshalb sogar verkürzen.

Das folgende Fallbeispiel veranschaulicht den Prozess, wie auf der Basis der verschiedenen in diesem Kapitel beschriebenen Konzepte Entscheidungen getroffen werden.

3.5 Fallbeispiel: Marie

Marie, 26, Afroamerikanerin, war von ihrem Mann getrennt und hatte zwei Kinder: ein vierjähriges Mädchen und einen zweijährigen Jungen. Mit ihr sprach ein junger Mann, der kürzlich das SFT-Ausbildungsprogramm begonnen hatte und noch nicht genau wusste, worauf er reagieren und was er ignorieren sollte. Die für die Ausbildung zuständige Supervisorin hatte empfohlen, das Problemgespräch zu vermeiden und so schnell wie möglich zum Lösungsgespräch überzugehen.[4]

THERAPEUT: *(nach kurzer Kontaktaufnahme und gemeinsamem Hinsetzen)* Was erhoffen Sie sich von unserer Hilfe?

MARIE: Oh, nun ja ... hmm ... manchmal ... man sagt, es hilft psychisch, wenn man mit Menschen reden kann, und manchmal kann man

4 **Fett gedruckte Stellen** des Dialogs signalisieren Inhaltliches, das der Therapeut hören oder beachten sollte.

nicht ... und in meinem Fall, ähm, **ich halte alles in mir unter Verschluss, wo es, ähm, mir Schmerzen bereitet, sonst niemandem, einfach nur mir selbst Schmerzen bereitet**, und sie meinten, ich soll mit jemandem reden. *(Erzählt sofort von ihrem Problem und dem Schmerz, den es ihr bereitet.)*

THERAPEUT: Wen meinen Sie mit »sie«? *(Ignoriert, was er hört, und fragt nach der überweisenden Stelle.)*

MARIE: Das Krankenhaus. Der Arzt, zu dem ich gegangen bin.

THERAPEUT: Ist er Psychiater?

MARIE: Nein, es war eine Überweisung, die sie ausstellen mussten, und sie schlugen mir vor, hierher zu gehen und über meine Probleme zu sprechen.

THERAPEUT: Hm, ich verstehe. Und waren Sie mit ihrem Vorschlag einverstanden? [Reagierte auf das, was er hörte, indem er die Klientin nach ihrem Einverständnis fragte. Das ist hilfreich, um eine Vorstellung von ihrem Motivationsgrad zu bekommen.]

MARIE: Na ja, ich dachte darüber nach und sagte mir ... in Ordnung!

(Therapeut und Marie lachen.)

THERAPEUT: Also dann! Und was, hoffen Sie, wird sich ändern, wenn Sie hierher kommen? [Ging sofort zum Lösungsgespräch über, um auf ein Ziel zu fokussieren.]

MARIE: Na ja, das kann ich im Augenblick nicht sagen. Ich weiß wirklich nicht. Es gibt bei mir einfach Dinge, die mir Sorgen machen, und **ich tue wirklich mein Bestes, damit klarzukommen, aber es sieht einfach so aus, als ob es für mich keine Antwort gibt, was ich auch immer versuche. Nichts funktioniert, wenn ich mein Leben ein bisschen besser machen möchte, als es jetzt ist, und das ist mein gutes Recht, also ich weiß wirklich nicht.**

THERAPEUT: Ist es etwas Großes, was Ihnen zu schaffen macht, oder einfach viele kleine Dinge?

Marie hatte von erfolglosen Versuchen gesprochen, ihr Leben zum Besseren zu wenden. Der Therapeut wollte das Gespräch fokussieren, indem er die Klientin bat, das Problem als klein oder groß zu kategorisieren, statt von ihr Klärung zu verlangen. Um ein gutes emotionales Klima und Klarheit herzustellen, gebraucht man – vor allem am Anfang einer Therapie – zur Rahmung einer Frage am besten die Worte des Klienten: In Maries Fall könnte man fragen: »Worauf gibt es in Ihrem Leben keine Antwort?« oder »Was versuchen Sie, was nicht funktioniert?«

MARIE: Na ja, meistens große, meistens kleine Dinge ... Ich weiß nicht, ich weiß wirklich nicht, wie ich es erklären soll.

THERAPEUT: Wie sind Sie bisher damit umgegangen? [Therapeut und Klientin waren nicht auf derselben Spur. Er suchte nach Ausnahmen, wie sie ihr Leben meistert, und sie hatte noch nicht einmal ihr Problem artikuliert.]

MARIE: Na ja, meistens ist es so, dass ich, statt mal rauszugehen, eben nicht rausgehe. Ich bunkere mich ein, und die meiste Zeit bin ich einfach nur allein, und, um ehrlich zu sein, ich mag eigentlich gar niemand um mich haben.

THERAPEUT: Hmm. Nun, was haben Sie gemacht, um bisher klarzukommen?

MARIE: Na ja, ich sitze gern zu Hause und schreibe, oder ich lese ein Buch oder so etwas, und dann, manchmal hilft es einfach, nur die Zeit zu vertreiben, und das wär's dann. In den meisten Fällen weiß ich keine Antwort darauf.

THERAPEUT: Aus welchem Grund, glauben Sie, hat der Arzt Sie hierher geschickt? [Versuchte herauszufinden, weshalb der Arzt die Klientin überwiesen hatte, statt ihre Bedürfnisse zu verstehen.]

MARIE: **Er wollte nicht mit mir reden.**

THERAPEUT: Oh, ja!

MARIE: Mmm ... Es ist rätselhaft, weil ich sagte, also warum schlägt er vor, ich soll zu so einer Therapiesitzung gehen. Moment mal, **bin ich verrückt oder was**? Darauf sagte er nein, nein, es ist nur so, dass so etwas manchmal helfen kann. Ich dachte, **vielleicht bin ich an dem Punkt, dass ich demnächst ausraste, ähm, oder so etwas**, aber dann wäre es am besten, weil, ähm, **ich habe Schmerzen gehabt, wie wenn ich ganz arg aufgeregt bin, und dann tut mir der ganze Körper weh, oder ich bekomme Spannungskopfschmerzen** manchmal, als ob einem jemand auf den Kopf hämmert, und dann nachts, wenn ich schlafen gehe, ich gehe erst zwischen vier und fünf morgens schlafen, dann stehe ich wieder auf.

THERAPEUT: Um wie viel Uhr stehen Sie auf?

Marie berichtete, sie befürchte aufgrund der Haltung des Arztes und ihrer körperlichen Symptome, ein tief sitzendes Problem zu haben, und der Therapeut fragte, um wie viel Uhr sie aufstehe. Seine Reaktion könnte Marie in ihrer Vorstellung bestärken, dass etwas mit ihr wirklich nicht stimme, weil dieser Experte sie nicht verstand. Und weil

Marie sagte, dass der überweisende Arzt nicht mit ihr reden wollte, müsste der Therapeut sich besonders um eine andere Haltung bemühen, sich auf die Klientin einlassen und direkt werden.

MARIE: Ich meine, ich gönne mir wirklich nicht viel Erholung. **Ich vermute, es muss etwas sein, was mir wirklich Sorgen macht, was ich einfach nicht wissen will, aber dann wiederum, ähm, ist es so, dass man es wirklich wissen will.**

THERAPEUT: Nun, was muss in Ihrem Kopf geschehen, damit Sie Ihre Sitzung oder Ihre Sitzungen hier beenden und sich sagen können, Junge, das hat geholfen! Was wird bei Ihnen zu Hause geschehen müssen? [Versuchte, ein Ziel zu definieren. Die Formulierung der zweiten Frage »Was wird ... **zu Hause** geschehen müssen?« schränkte Maries Antwortoptionen ein. Das Problem wurde noch nicht ausreichend definiert, um sicher auf das Zuhause fokussieren zu können.]

MARIE: Na ja, das ist eine weitere zähe Geschichte. Ich weiß wirklich nicht. **[1] Wie ich schon sagte, es sind paar Dinge passiert, die, ähm, nicht passieren sollten, und dann gibt es Leute, die sollten oder sollten nicht in meinem Leben sein, aber dann gehen die ständig wieder ein und aus ... [2] und dann ist da meine Mutter. Es ist halt sehr schwierig, [3] man will einfach mit seinen Kindern weggehen und niemandem erzählen, wo man ist. Aber wenn man dann die Gelegenheit dazu hat, [4] glaubt irgendjemand, man ist anders oder verschroben, nur weil man nicht trinkt oder etwas nicht tut, was sie tun.**

THERAPEUT: Hm, nun, ich stelle Ihnen eine andere Frage. Wenn Sie heute Abend schlafen gingen, hört sich an, wie wenn Sie das nicht sehr oft tun, aber wenn Sie heute Abend schlafen gingen und morgen früh aufwachen, und die Probleme wären weg, sie wären gelöst, was wird dann anders sein?

Die vorangegangene Antwort der Klientin thematisierte vier Punkte: (1) Menschen gehen in Maries Leben ein und aus, sollten das aber nicht tun. (2) Ihre Mutter ist ein Problem. (3) Die Klientin will mit ihren Kindern weggehen. (4) Manche Leute halten sie für »verschroben«, wenn sie sich nicht wie diese verhält. Hier müsste der Klientin vermittelt werden, dass der Therapeut sie gehört hat und ihre Verwirrung und Bedrängnis versteht, z. B.: »Sie scheinen sich um viele Dinge Sorgen zu machen. Erzählen Sie mir doch mehr darüber. Womit wollen Sie beginnen?«, »Das klingt, als ob ihre Leute sie kritisieren, wenn Sie eine Entscheidung treffen.«

Mithilfe der Wunderfrage wollte der Therapeut vielleicht eine Vorstellung davon bekommen, was Marie will. Die Wunderfrage kann eine Möglichkeit sein, Klienten ihre Wünsche klären zu helfen.

MARIE: Na ja, hauptsächlich würde ich versuchen, ähm, **eine bessere Mutter zu sein.**

THERAPEUT: Gut.

MARIE: *(fährt fort)* ... und **wenn Sie Unabhängigkeit gewöhnt sind und sind dann wieder von jemandem abhängig, das kann wehtun.**

THERAPEUT: Sind Sie gewöhnt, unabhängig oder abhängig zu sein? [Dies wäre eine gute Stelle gewesen, die Klientin nach der Bedeutung dieser Worte zu fragen.]

MARIE: Na ja, manchmal so ... manchmal so.

THERAPEUT: Wenn heute Nacht ein Wunder geschähe und Sie morgen aufwachen und Ihre Probleme wären weg, was wären Sie?

MARIE: Na ja, wie ich schon sagte, es ist verwirrend. Ich habe mich schon öfters hingehockt und nachgedacht, ob sich dieses ändern muss oder jenes ...

THERAPEUT: Ob sich was ändern muss? [Reagierte gut auf das, was er gehört hatte, und überprüfte, ob er darauf stärker achten sollte.]

MARIE: Gut. **Ich verkehre mit niemandem, und wenn ich einfach aus meiner jetzigen Umgebung heraus könnte, ähm, würde es mir vielleicht besser gehen, dann wieder kann ich wirklich nicht sagen, ob es so wäre, aber ich würde mich entspannter fühlen ... wäre nicht unter so großem Druck.**

THERAPEUT: Ah ja, sagen Sie, wenn dieses Wunder geschehen würde, glauben Sie, Sie wären dann weniger allein, Sie wären dann mehr unter Menschen, hätten mehr Kontakt?

Marie beschrieb ihr Problem schließlich doch noch klarer. Vielleicht wäre es an diesem Punkt effizienter gewesen, die Wunderfrage offener zu stellen: »Wenn dieses Wunder geschehen würde, was wird dann anders sein?«

MARIE: Hm ... Ich weiß nicht ... Ich kann einfach nicht, na ja, **ich konnte noch nie Menschen um mich haben, die, ähm, immer wollen, dass man so ist, wie sie es wollen ... Ich schätze, ich kann nur ich**

sein, und Sie können nur Sie sein, also wer das nicht akzeptieren kann, okay.

Die Supervisorin meldete sich über die Wechselsprechanlage, um den Therapeuten daran zu erinnern, dass er nach den körperlichen Symptomen fragen sollte, die der Grund der Überweisung waren.

THERAPEUT: Nun, scheint, dass Sie seit einiger Zeit Kopfweh und Schmerzen haben und dass Menschen in Ihrem Leben ein- und ausgehen. Wie ist es, wenn Sie kein Kopfweh haben und mit sich zufrieden sind? Was geschieht dann? [Reagierte nicht auf das, was er gehört hatte, und setzte das Lösungsgespräch fort. Die Suche nach Ausnahmen bei so vielen Klagen, die der Klient noch nicht sortiert hat, ist meistens unproduktiv.]

MARIE: Na ja, da gibt es nicht so viel. Ich meine, ich bin fast immer in einem Trancezustand. Man will nichts reden, und es ist, wie wenn man wirklich nicht weiß, was man mit jemandem reden soll. **Na ja, es ist nicht so, dass ich nicht mit meinen Kindern klarkomme, ich komme gut mit ihnen klar.**

THERAPEUT: Tatsächlich? Prima! Ich kenne viele Mütter, die sagen, sie haben ständig Probleme mit ihren Kindern. [Bestätigte eine Stärke, was in jeder Situation eine gute, stützende Reaktion ist.]

MARIE: Es sind nicht die Kinder, **wissen Sie, ich sage mir, wenn ich Kinder bekommen sollte, würde ich damit lieber warten, bis ich die Schule fertig habe, um das zu tun, was ich tun möchte**, und dann ist es passiert …

THERAPEUT: Was ist passiert? [Gute Klärung]

MARIE: Ich meine, ich wurde schwanger, und, ähm, es kommt ein Kind nach dem anderen.

THERAPEUT: Dann schaffen Sie das also momentan gut mit ihnen. [Ignorierte eine weitere negative Richtung und versuchte, bei den Stärken zu bleiben.]

MARIE: Ja.

THERAPEUT: Wie schaffen Sie es, diesen Teil Ihres Lebens so reibungslos am Laufen zu halten?

Daraufhin beschrieb Marie ihre Bemühungen, eine gute Mutter zu sein und ihre Kinder so zu erziehen, dass sie stark und klug werden. Dann formulierte sie ihr Problem klarer.

MARIE: Ja, **das Problem ist zum größten Teil meine Familie. Ich bin mir nicht sicher, wer genau ... meine Mutter, meine Brüder, meine Freunde, mein Mann, mein früherer Freund. Er scheint aus dem Nichts aufzutauchen, das regt mich so auf. Ich versuche herauszufinden, wo, wo kommst du her, was willst du? Und mein Mann, er traut mir nicht so ganz zu, dass ich ich selbst bin, und ich mag diese Typen nicht, die tatsächlich glauben, eine Frau ist wirklich dumm;** denn der Typ, mit dem ich früher zusammen war, der frühere Freund, den ich erwähnt habe, ich war zehn Jahre mit ihm zusammen, und es war wie, plötzlich, als ich den Vater meiner Kinder heiratete, es war, als ob er mir drohte, ich solle nicht heiraten, und ich sagte, okay, nach all diesen Jahren wolltest du mich nicht heiraten, also weshalb willst du jetzt in mein Leben?

THERAPEUT: Demnach haben Sie jetzt einen Freund, der kommt und geht, und das ist verwirrend?

MARIE: **Ja, das ist verwirrend, und Eddie, mein Mann, soweit ich weiß, könnte der sonst was machen. Er war schon mal verheiratet, und, also, für mich ist es das erste Mal, dass ich verheiratet bin, also weshalb mich unter Druck setzen, nur weil die erste Frau nicht das machte, was man von ihr erwartet hat, also lasst mich damit in Ruhe.**

Der Therapeut und Marie waren nun auf derselben Spur. Positive Verstärkung in Bezug auf Maries Beziehung zu ihren Kindern und das Gefühl, verstanden zu werden, könnten Marie die Sicherheit gegeben haben, um offener oder weniger ängstlich zu sein, was zu klareren Gedanken führte. Marie erzählte, sie habe keine Hoffnung auf Versöhnung, lehne aber aus religiösen Gründen die Scheidung ab. Die beiden Männer seien die einzigen in ihrem Leben gewesen, sie habe aber das Gefühl, jeder hindere sie daran, das zu tun, was sie wirklich wolle. Sie wollte wieder zur Schule und »einen guten Beruf haben, damit ich langfristig meinen Kindern helfen kann«. Als sie diese Träume ihrer Mutter erzählt habe, habe diese sie entmutigt und gesagt, sie solle warten. Marie habe sich über weitere Bildungschancen informiert, aber niemand wolle ihr bei der Kinderbetreuung helfen, und ihr Mann habe gesagt, dass eine gute Mutter zu Hause bei den Kindern bleibe. Einstweilen benutzte Marie die Bücherei, um sich eigenständig weiterzubilden, und sie schaute auch die Bücher in unserer Praxis durch.

THERAPEUT: Sie sind wirklich motiviert.

MARIE: Aber es ist einfach so, wie ich schon sagte. **Man macht alle diese Dinge, aber man weiß, da muss es etwas geben, was einem wirklich, wirklich Sorgen macht.** Warum tauchen diese Leute bei mir auf und erzählen mir, wenn du vielleicht ein kleines bisschen abnehmen würdest, dann wärst du in Ordnung. Ich bin wie, ha, ha, weshalb nimmst du denn nicht ab! Und dann, wenn du nett bist zu ihnen, erzählen sie dir ... du glaubst, du bist so ... oder so, dass. Es ist einfach zu viel, zu viel!

THERAPEUT: Was machen Sie dann, damit so was zum einen Ohr herein- und zum anderen wieder hinausgeht?

In diesem Gesprächsabschnitt waren Therapeut und Klientin gut miteinander verbunden. Der Therapeut setzte Stärken voraus, um sie zu bekräftigen.

Marie sagte, sie versuche, ihre Sorgen zu verdrängen, aber nachts quälten sie sie mehr, und deshalb könne sie am Ende nur eine Stunde schlafen. Der Therapeut fragte, ob mehr Schlaf den Druck der anderen Probleme reduzieren würde.

MARIE: Na ja, ich wünschte, es wäre so, aber **dann wäre wahrscheinlich etwas anderes**, wissen Sie.

THERAPEUT: Wie meinen Sie das? [Gutes Beispiel dafür, dass der Therapeut der Klientin zugehört hatte und sie zu verstehen versuchte.]

MARIE: Nun, **ich wohne im Haus meiner Mutter, und alles, was ich mache, muss ich von ihr kontrollieren lassen.** Und es ist so, man tut dieses nicht, man tut jenes nicht ohne ihre Erlaubnis, und ich würde mich viel wohler fühlen, wenn ich allein leben würde.

THERAPEUT: Was wäre nötig, damit Sie das tun könnten?

Marie erklärte, dass sie kein finanzielles Polster habe und niemanden um Hilfe bitten möchte. Ihr einziges Einkommen war die Sozialhilfe, weil ihr Mann nicht regelmäßig Unterhalt für die Kinder zahlte.

An diesem Punkt wäre es hilfreich gewesen, sich mitfühlend zu äußern und vielleicht Maries körperliche und seelische Belastung zu normalisieren. Stattdessen ging der Therapeut von der Annahme *Eine kleine Veränderung kann zu größeren Veränderungen führen* aus und nahm Maries positive Aussagen als Ausgangsbasis.

THERAPEUT: Also, ähm, mir scheint, Sie haben wirklich gute Pläne dafür, was Sie mit Ihrem Leben anfangen wollen: eine Ausbildung, zwischendurch Selbststudium, Erziehung Ihrer Kinder. Ich überlege gerade, dass das ja wirklich große Dinge sind und welches der erste kleine Schritt sein wird, den Sie machen müssen, um diese größeren Dinge zu erreichen.

MARIE: Na ja, **ich sollte mich wahrscheinlich hinsetzen und eine Übersicht machen und mir sagen, nun, ich denke, ich müsste mich mal nach Babysittern umschauen, wissen Sie.** Ich möchte niemanden, der grob und gemein zu meinen Kindern ist und ihnen etwas antut. Wenn ich also diesen Schritt mache, dann, glaube ich, werde ich auch den nächsten machen …

THERAPEUT: Wie wird der nächste kleine Schritt aussehen? [Hier hätte man stärker auf das Thema Babysitter eingehen sollen, bis die Klientin den Schritt für möglich hält.]

MARIE: Na ja, der nächste wäre der, **zur Schule zu gehen, mich anzumelden und vermutlich einige Prüfungen zu machen.**

Marie schilderte, mit welchen Ängsten das verbunden sei, weil sie sich Gedanken mache, ob sie die Prüfungen bestehe und weitere Prüfungen abzulegen habe und wie sie das mit der Kinderbetreuung organisiere.

THERAPEUT: Nun, nehmen wir mal die kommende Woche, was wäre für Sie ein kleines Zeichen, dass Sie beginnen, zumindest Kurs nehmen auf Dinge, die Sie machen möchten?

Marie sagte, als Erstes müsste sie eine Weile ganz für sich allein sein, was aber wegen fehlender Kinderbetreuung unmöglich sei. Sie erzählte, sie habe letztes Jahr den Führerschein gemacht und ihr Bruder leihe ihr manchmal sein Auto, damit sie mit den Kindern einen Ausflug machen könne, wenn er ihre Niedergeschlagenheit bemerke. Der Therapeut beglückwünschte Marie zu ihrer Leistung und ihrem Erfolg beim Autofahren und fragte sie, welche weiteren Ziele auf ihrer Liste stünden.

MARIE: Ich habe viele Dinge auf der Liste, aber Sie sehen, **ich gehe wirklich nicht so weit und mache irgendetwas, weil es immer jemand gibt, ähm, der einen niedermacht.** Eines habe ich gelernt, dass man manchmal einfach alles hinter sich lassen müsste, und dann **noch etwas anderes, ich habe Angst, wenn ich aus dem Haus meiner Mutter ausziehen würde, dass mein Mann wirklich, wirklich ausrasten würde. Ein Grund, weshalb ich heute hier bin, ist auch der, weil das Leben im Haus meiner Mutter und das alles, das ist das Haus, in dem ich aufgewachsen bin, da kann ich nicht ich selbst sein. Es ist einfach wegen meiner früheren Erfahrungen, noch eine kalte Dusche kann ich nicht vertragen, ich denke mir, ich muss etwas für mich persönlich tun, und ich will nicht sagen, was es genau ist, aber es macht mich richtig krank, dass, wenn ich mal ausgehen und jemanden treffen möchte, was ich ernsthaft bezweifle, dann könnte ich das gar nicht tun, weil so viele Leute denken, wie kann ich das nur tun, und mir das dann auf gar nicht nette Art sagen.**

THERAPEUT: Sie haben noch keinen Mann gefunden, der Ihren Vorstellungen entspricht. [Hatte die Worte der Klientin gehört und versuchte, Verständnis zu vermitteln.]

MARIE: Das stimmt. **Es ist immer das alte Lied, ähm, das Übliche und dieser ganze Mist, was man tun muss, nur weil man verheiratet ist, du musst das tun, weil du meine Frau bist. In der Zeit, als ich mit ihm zusammen war, war immer nur ich es, nie er.**

THERAPEUT: Nun, ich möchte Ihnen eine weitere Frage stellen, bevor ich mich mit dem Team bespreche. Wenn Sie in der kommenden Woche nur einen kleinen Schritt in die Richtung gehen werden, in die Sie gehen wollen, wie würde der aussehen?

MARIE: Also, der nächste Schritt ist kegeln zu gehen.

THERAPEUT: Kegeln zu gehen?

MARIE: Ich gehe gern kegeln. Ich würde wahrscheinlich kegeln gehen. [Schien sich vorstellen zu können, wie eine kleine Veränderung einen Unterschied machen konnte.]

THERAPEUT: Wenn Sie also nächste Woche kegeln gehen würden, wäre das ein Zeichen, dass Sie in die richtige Richtung gehen?

MARIE: Ja, oder ausgehen. Ich gehe aus.

Der Therapeut entschuldigte sich, um zum Team zu gehen, das aus zwei weiteren Studenten und der Supervisorin bestand. Die Supervisorin hatte die Studenten gebeten, alles Lobenswerte an Marie aufzulisten und sich eine Hausaufgabe für sie auszudenken.

Hier ist das Resümee, das der Therapeut nach der Pause Marie vorlas:

THERAPEUT: Nun, wir sind wirklich beeindruckt von den Zielen, die Sie sich gesetzt haben. Sie sind offensichtlich sehr motiviert, Ihre Ziele zu erreichen, und haben eine klare Übersicht, wie Sie dahin gelangen und was erforderlich ist, damit Sie das Gewünschte erreichen. Mir fällt auch auf, dass Sie ein gutes Verhältnis zu Ihren Kindern haben. Sie haben viel Geduld mit ihnen und lieben sie sehr. Das zeigt sich ganz deutlich. Mir fiel außerdem auf, dass Sie einen starken inneren Antrieb haben, um Verbesserungen in Ihrem Leben vorzunehmen. In die Bücherei zu gehen und sich weiterzubilden. Und den Führerschein zu machen! Ich meine, Sie hatten sich das als Ziel gesetzt und haben jede Menge Antrieb, es auch zu erreichen. Es ist erstaunlich, wenn man all die Schwierigkeiten und Unsicherheiten in Ihrem momentanen Leben bedenkt, dass Sie so vieles zustande bringen können, und das mit nur einer Stunde Schlaf.

MARIE: Nun ja, ich weiß nicht, was es ist!

THERAPEUT: *(fährt fort)* Sie wissen es vielleicht nicht zu schätzen, aber wir sind überzeugt, dass Sie auf der richtigen Spur sind, das zu erreichen, was Sie erreichen wollen. Und jetzt möchte ich Sie mit einer Hausaufgabe entlassen.

MARIE: In Ordnung!

THERAPEUT: Wir hätten gerne, dass Sie in der kommenden Woche alles aufschreiben und darüber Buch führen, was Sie tun werden, das Sie weiter voranbringt in die Richtung, in die Sie gehen wollen.

MARIE: In Ordnung, kein Problem.

Ein Transkript oder eine Videoaufzeichnung zu analysieren und zu beschreiben, was man in der Situation anders gemacht hätte, ist natürlich einfach. Im Transkript fehlt ein Großteil der nonverbalen Kommunikation, die einen Prozess beeinflussen kann.

Mit Marie ein Therapiegespräch zu führen wäre wegen ihrer fragmentierten Darstellung ihrer Probleme selbst für einen erfahrenen Therapeuten schwierig gewesen. Ihr Fall ist jedoch repräsentativ für Klienten, die etwas durcheinander sind und uns verwirren oder sich so ausdrücken, dass man sie nur schwer versteht. Die ausschließliche Fokussierung auf das Inhaltliche des Gesprächs schien die Sache noch verwirrender zu machen. Hätten Therapeut und Supervisorin den Prozess bedacht, hätten sie sich nicht in den Prozess hineinziehen lassen und all die Personen angeschaut, die in Maries Leben auftauchen und Marie nicht verstehen. In solchen Fällen sollte man die »lösungsfokussierte Schiene« auf Eis legen und dem Klienten einfach nur aufmerksam zuhören, um ihn besser verstehen zu können.

Dieser Fall zeigt, dass man mit Techniken allein nicht kraftvoll arbeiten kann. Sie müssen entsprechend der Einschätzung davon verwendet werden, worauf man reagieren und was man ignorieren soll. Es mag unfair erscheinen, die Arbeit eines Studenten und der für die Ausbildung zuständigen Supervisorin zu Demonstrationszwecken heranzuziehen; aber hier wird gezeigt, wie der Technik Vorrang vor dem Hören und Zuhören gegeben wird, was nicht ungewöhnlich ist und eine Art, SFT zu praktizieren, perpetuiert, die keine gute Therapie ist.

Marie setzte die Therapie nicht fort. Das überrascht nicht, denn sie fand nicht die Antwort, nach der sie gesucht hatte. Sie war wahrscheinlich vor allem deshalb gekommen, um die Bestätigung zu erhalten, dass sie nicht verrückt war. Ein weiterer Vorteil wäre gewesen, einen verständnisvollen Menschen zu finden, dem sie sich hätte anvertrauen können. Dass sie auf dem Weg war, eine allmähliche Veränderung anzusteuern, manifestierte sich in ihrer Äußerung, eine Möglichkeit nutzen und kegeln gehen zu wollen. Das Resümee am Ende der Sitzung enthielt positive Aspekte, während es Maries Probleme und Sorgen vernachlässigte. Um Verständnis zu signalisieren, sollte der Therapeut sowohl die positiven als auch die negativen Dinge anführen. Ein allzu positives Resümee kann der Klient als mangelndes Verständnis oder als Bevormundung auffassen.

Im nächsten Kapitel geht es ebenfalls um die Rolle, die Emotionen im lösungsfokussierten Therapieprozess spielen.

4. Emotionen in der lösungsfokussierten Therapie

Ich erinnere mich, wie mein erster klinischer Supervisor vor vielen Jahren immer wieder sagte: »Bleiben Sie bei den Gefühlen.« Als ich dann meine familientherapeutische Ausbildung machte, sagte ein anderer Supervisor immer wieder: »Halten Sie sich von den Gefühlen fern.« Heute sage ich den Ausbildungsteilnehmern: »Ignorieren Sie die Gefühle nicht.«

Inwieweit die Emotion in der Psychotherapie betont oder vernachlässigt wird, hängt von der theoretischen Orientierung des Therapeuten ab. Mein erster Supervisor wollte mir beibringen, wie ich dem Klienten seine verdrängten Gefühle bewusst mache, damit er Erkenntnisse entwickeln kann. Mein Supervisor in Familientherapie wies mich an, auf Interaktionsmuster zu achten, die durchbrochen werden müssen. Heute trage ich den Ausbildungsteilnehmern auf, die Gefühle nicht zu ignorieren, weil diese wie Gedanken und Verhaltensweisen wichtige Ressourcen für Lösungen sind.

Es gibt keine einheitliche Definition von Gefühlen, Affekt und Emotion, nur das generelle Einvernehmen, dass »Affekt« sich auf eine reflexartige, vom autonomen Nervensystem kontrollierte Reaktion bezieht, während Gefühle bewusst machen, was man empfindet. Bewusstsein ist offenkundig eine kognitive Funktion, und die Gegenüberstellung von Bewusstsein und Gefühlen erinnert an vergangene akademische Debatten darüber, ob Emotionen vor und unabhängig von kognitiven Prozessen entstehen können oder ob allen emotionalen Reaktionen fundamentale kognitive Prozesse vorausgehen (Lazarus 1982; Mandler 1984; Zajonc 1984; Ekman 1992). Jüngere Ergebnisse der Neurowissenschaft (Damasio 1994, 1999; LeDoux 1996), die man mit bildgebenden Verfahren gewonnen hat, welche Hirnfunktionen beobachtbar machen, haben diesen Streit zumindest vorläufig beendet. Diese neurowissenschaftlichen Untersuchungen haben belegt, dass Kognition und Emotion separate, aber interagierende Hirnfunktionen sind, die durch separate, aber interagierende Hirnsysteme vermittelt werden (LeDoux 1996, S. 69). Wenn also Emotionen »eine biologische Dynamik« (Maturana a. Varela 1987, p. 247 [dt. 1987, S. 264]) haben, die das Handeln bestimmt, kann man sie so verstehen, dass sie Affekt, Gefühle, Kognition und Verhalten beinhalten.

Auf der Grundlage dieser Informationen vermag man sich vorzustellen, wie eine – in Zeitlupe analysierte – emotionale Reaktion auf eine Überraschungsparty ablaufen könnte: Ich betrete einen Raum und erschrecke über das Geschrei der Menschen dort. Diese merken, dass sich meine Körperhaltung verändert, mein Gesicht rot und sein Ausdruck anders wird, bevor ich mir dessen bewusst bin. (Menschen wirken oft wie einen Moment lang erstarrt, wenn sie erschrecken oder überrascht sind.) Ein Gefühl entsteht, wenn man sich einer Empfindung bewusst wird. Was die Empfindung bedeutet und wie man darauf reagiert, ist Emotion. Sie hängt von vielen Variablen ab, die in Bezug auf genetische und soziale Entwicklung und den Kontext der spezifischen Situation einzigartig sind. Man koordiniert emotionales Erleben sprachlich, indem man sich fragt: »Was ist geschehen?«, »Was bedeutet das, was gerade geschehen ist?«, »Bedeutet es für alle Menschen in diesem Raum dasselbe?«, »Wie reagiert man richtig?« Mit anderen Worten: Rationalisieren und »Emotionalisieren« finden gleichzeitig statt und sind Sprache. Man freut sich vielleicht wirklich darüber, überrascht worden zu sein, oder ist verärgert, weil man auf die Überraschung nicht gefasst war. Ist die emotionale Reaktion echte Freude, drückt man das je nach dem eigenen affektiven Stil mehr oder weniger überschwänglich aus. Ärgert man sich, wird man das zu verstecken versuchen, indem man so tut, als ob man sich freue; denn Missbilligung kommt nicht gut an, wenn andere sich bemüht haben, einem eine Freude zu machen. Doch der Affekt kann sich durch subtile nonverbale Signale verraten – vor allem gegenüber Menschen, die einen gut kennen.

Emotionen entstehen im sozialen Kontext. Sie sind entscheidend für die körperliche und seelische Gesundheit. Untersuchungen mit jungen Affen und Kindern haben gezeigt, dass die physische und emotionale Entwicklung verkümmert, wenn die normale Hege, z. B. der Körperkontakt, fehlt (Spitz 1951; Harlow a. Harlow 1962).

Systemische Therapieansätze, das Modell der Kurzzeittherapie des Mental Research Institute und die SFT haben dieser Tatsache durchaus Rechnung getragen. Wie bei anderen familientherapeutischen Modellen wusste man, dass ein emotionaler Bezug oder Kontakt zum Klienten wichtig ist, damit die erste Verbindung zu ihm am Anfang der Therapie hergestellt wird (Minuchin 1974; Haley 1976; Walter a. Peller 1992; Cade a. O'Hanlon 1993). Emotionen galten aber nicht nur als etwas Praxisrelevantes. Man hielt sie auch für hinderlich, weil die Beobachtung von Verhaltensmustern im Vordergrund stand, die den Vorteil hat, »konkret und einfach zu sein und Voraussetzungen und Induktionen auf ein Mindestmaß zu beschränken« (Fisch, Weakland a. Segal 1982, p. 11 [dt. 1991, S. 26]). Verhaltensmuster wurden durch eine kognitive »Nachricht von einem Unterschied« (Bateson 1979) durchbrochen, um Klienten eine andere Perspektive ihres Problems anzubieten, z. B. mithilfe positiver Umdeutungen negativer Problembeschreibungen oder durch paradoxe Interventionen. Irgendwann berücksichtigte das SFT-Modell neben anderen Klientenbeschreibungen, die man für den Entwurf von Interventionen für wichtig hielt, dann auch Gefühlszustände und physiologische Reaktionen der Klienten (de Shazer 1985). Doch unter dem Einfluss der linguistischen Philosophie auf die SFT wurden Emotionen, Verhalten und Erkenntnis zur »Sprache« verschmolzen und unter praxisbezogenen Aspekten nicht weiter diskutiert. Das ist zwar von der Theorie her solide, für eine gute Praxis aber zu verschwommen. Dazu, und vor allem im Hinblick auf Emotionen, lege ich im Folgenden meine Gedanken dar.

4.1 Emotionen oder Verhalten

In lösungsfokussierter Therapie wird der Klient üblicherweise dazu motiviert, seine Ziele vom Verhalten her zu beschreiben, damit er seinen Fortschritt besser verfolgen kann, obwohl die meisten Klienten ihre Klagen vom Gefühl her beschreiben. Der Therapeut muss weder auf der Verhaltens- noch auf der Emotionsebene reagieren. Wir können mit dem Klienten kooperieren und seine gefühlsbezogenen Worte im Gespräch benutzen, ohne den Vorteil der eher konkreten Zeichen des Fortschritts opfern zu müssen (Turnell a. Lipchik 1999).

Eine Klientin, Ramona, klagte: »Ich fühle mich so niedergeschmettert, dass ich mich nicht rühren kann.« Ein lösungsfokussiert arbeitender Therapeut würde für gewöhnlich fragen: »Was tun Sie bzw. tun Sie nicht, aus dem Sie schließen, dass Sie sich niedergeschmettert fühlen?« Ramona antwortet vielleicht: »Ich gehe nicht zur Arbeit« oder »Ich ziehe mich nicht an.« Hier nimmt der Therapeut Ramonas Gefühle als Anlass, über Handlungen nachzudenken, und nicht als etwas, das selbst Aufmerksamkeit verdient.

Meiner Auffassung nach sollte man Klienten zugestehen, dass sie ihre Klagen weitgehend in Aussagen über ihre Gefühle präsentieren.

Ihre Gefühle nimmt man mit empathievollen Überlegungen Nachdenken auf, z. B.: »Das kann sehr entmutigend sein!« oder »Was für ein schreckliches Gefühl!« Dann werden die Gefühle des Klienten erforscht mit Fragen wie etwa: »Welche anderen Gefühle haben Sie in diesem Zusammenhang?« oder »Was bedeutet das für Sie, wenn Sie so niedergeschmettert sind?« Mithilfe solcher Fragen kann der Klient seine Klagen klären. Das eröffnet ihm vielleicht neue Lösungswege. Wenn Ramona am Ende z. B. geklärt hat, dass sie Angst vor dem Gefühl hat, niedergeschmettert zu sein, kann man fragen: »Was hat Ihnen früher am besten geholfen, Angst zu bewältigen?« Antworten auf diese Frage werden meistens in Verhaltenstermini gefasst (»ich habe Freunde angerufen« oder »ich habe den Fernseher eingeschaltet«), ohne dass der Therapeut hilft. Eine weitere Frageoption ist: »Wovor haben Sie Angst?« Lautet die Antwort: »Ich bin unfähig, unreif, psychisch krank oder wie meine Mutter«, kann man fragen: »Was wird Sie davon überzeugen, dass Ihre Angst unberechtigt ist?« Diese Frage bringt wahrscheinlich ebenfalls eine verhaltensbezogene Antwort hervor; falls nicht, kann der Therapeut am Ende der Sitzung immer noch nach kleinen Anzeichen der Verhaltensänderung fragen.

Was würde geschehen, wenn der Therapeut Ramona eine Skalierungsfrage zu ihrer Angst stellt (Kowalski a. Kral 1989)? Nachdem die Klientin eine Zahl zwischen 1 und 10 genannt hat und damit den Grad ihrer Angst wegen ihres Niedergeschmettertseins anzeigt, wird sie auf die Frage, woher sie weiß, dass ihre Angst etwas abgenommen hat, höchstwahrscheinlich in Verhaltenstermini antworten (»Ich werde weniger an den Fingernägeln kauen« oder »Ich werde mir die Haare bürsten«).

Es kann Klienten besonders nützen, wenn man mit ihnen in ihrer eigenen Sprache spricht, auch wenn diese sich auf der Emotionsebene bewegt, statt zu riskieren, dass sie sich nicht verstanden fühlen.

4.2 Emotionen für Lösungen nutzbar machen

Lösungsfokussiert arbeitende Therapeuten denken für gewöhnlich darüber nach, was sie den Klienten fragen, nicht aber darüber, was der Klient fühlt oder was sie in Bezug auf den Klienten denken und fühlen. Wenn man auch diese Aspekte in sein Bewusstsein aufnimmt, kann das dem Klienten die Suche nach einer Lösung erleichtern.

Manchmal sind Klienten so überdreht, dass sie ihre Gefühle nicht beschreiben können. Diese müssen wir ihnen klären helfen, bevor sie Ziele formulieren und Lösungen finden. Doch Vorsicht: Bei diesem Prozess muss man langsam vorgehen und einfühlsam auf die verbalen und nonverbalen Reaktionen der Klienten eingehen. Die Unfähigkeit des Klienten, sich seine Gefühle bewusst zu machen, hatte vielleicht lange Zeit eine positive Funktion, war vielleicht eine Art Selbstschutz vor Gefühlen, die ihm unerträglich waren. Ein plötzliches Hochziehen des Vorhangs kann eher störend als hilfreich sein.

4.3 Fallbeispiel: Betty

Betty, 42, war sehr aufgeregt und brauchte Hilfe, um ihre Gefühle zu klären. Sie hatte sich wegen episodischer, unkontrollierbarer Weinkrämpfe für eine Therapie entschieden. Die Anfälle hätten in den letzten vier Monaten allmählich zugenommen. Betty konnte sie weder mit Ereignissen am Arbeitsplatz noch in ihrem Leben in Verbindung bringen. Sie war nie verheiratet, lebte allein mit zwei Katzen und hatte zu jener Zeit keinen Freund, aber mehrere enge Freundinnen, mit denen sie ausging.

Betty arbeitete seit fünfeinhalb Jahre in der Buchhaltung einer Schnellrestaurantkette und war seither dreimal befördert worden. Vor einem halben Jahr war sie ins mittlere Management aufgestiegen und hatte die Aufgabe, Mitarbeiter zu supervidieren und auszubilden. Betty freute sich über ihre neue Position und wollte Kontrolle über ihre Emotionen gewinnen, damit sie sich noch weiter hocharbeiten konnte.

Die Klientin wartete nicht ab, bis ich Kontakt zu ihr aufgenommen oder Fragen gestellt hatte, sondern platzte sofort mit ihren Symptomen heraus und stellte Vermutungen über deren Ursachen an. Ich hörte eine ganze Weile zu und äußerte empathische Gedanken. Dann stellte ich Betty die Wunderfrage, um sie zum Nachdenken anzuregen, was sie von der Therapie erwarte, aber sie antwortete nicht darauf. Sie hinterfragte weiter ihre Symptome, obwohl sie die neue berufliche Herausforderung schätzte und sich nicht überarbeitet fühlte. Ich reflektierte meine Gedanken (zweigleisiges Denken), dass die Sitzung schon zu lange negativ gefärbt war und es der Klientin nach der Sitzung schlechter gehen würde, wenn ich nicht intervenierte. Also fragte ich sie, woran sie erkennen würde, dass das Problem gelöst wäre. »Ich glaube, darauf gibt es keine Antwort ... vielleicht muss ich kündigen ... oder lernen, mir nicht alles so zu Herzen zu nehmen.«

Ich fragte, was sie mit »so zu Herzen nehmen« meine, woraufhin sie ihr Gefühl der Zurückweisung beschrieb, wenn von ihr ausgebildete Mitarbeiter das Unternehmen wegen höher bezahlter Jobs in anderen Firmen verließen.

THERAPEUTIN: Oh je, das muss hart sein.
BETTY: Ja, das bedeutet, dass ich mehr Leute ausbilden muss und immer wieder von neuem anfange.
THERAPEUTIN: Demnach ist bei Ihnen immer alles im Fluss?
BETTY: Ja, aber ich kann auch verstehen, wenn sie weggehen.

Betty berichtete von ihrem beruflichen Werdegang. Seit ihrem 15. Lebensjahr habe sie gearbeitet und noch in der High School mit Teilzeitjobs angefangen. Sie habe immer ausgezeichnete Arbeitszeugnisse gehabt und wolle jetzt ihre Emotionen in den Griff bekommen, damit sie ihre guten Referenzen fortsetzen kann.

THERAPEUTIN: Gut, gab es früher schon einmal Zeiten, in denen Sie sich emotional nicht im Griff hatten?
BETTY: Zum Teil, was ich für normal halte.
THERAPEUTIN: Ja.
BETTY: Ich habe vor langer Zeit beide Eltern verloren, meinen Vater durch einen Autounfall und meine Mutter durch eine Krebskrankheit, und an Feiertagen wie Weihnachten … ich bin nicht verheiratet und habe keine Kinder … es ist schwer.
THERAPEUTIN: Natürlich, das ist bestimmt ein Grund, traurig zu sein.
BETTY: Das denke ich auch … aber diese Episoden dauern jetzt schon paar Monate, über Weihnachten hinaus.
THERAPEUTIN: Nun, ist irgendetwas bei der Arbeit, das Sie traurig macht oder Ihnen das Gefühl von Verlust gibt?
BETTY: Meinen Sie damit, ob ich das Gefühl habe, meinen Job zu verlieren?
THERAPEUTIN: Nein, Sie sagten, Sie sind manchmal sehr traurig an Weihnachten, weil Sie Ihre Eltern verloren haben. Gibt es irgendetwas bei der Arbeit, das Ihnen ein Gefühl von Verlust gibt? Vielleicht Menschen zu verlieren, die Sie ausgebildet haben?
BETTY: *(überrascht)* Sehr einfühlsam. Das könnte durchaus der Fall sein!
THERAPEUTIN: Aber was meinen Sie?
BETTY: Ich weiß nicht! *(beginnt zu weinen)* Ich weiß überhaupt nichts!

Alles, was ich weiß, ist, dass mir im Moment alles zu viel vorkommt.

THERAPEUTIN: Das muss für jemanden, der so effizient und gewissenhaft ist wie Sie, schwer sein.

BETTY: Es ist schrecklich. Ich will einfach, dass das aufhört. Ich erzählte meiner Freundin, dass ich vielleicht kündigen sollte, und sie sagte, dass ich vielleicht ein Problem mit Veränderung habe. Aber ich glaube, ich suche momentan nach Veränderung und versuche nicht, sie zu vermeiden.

THERAPEUTIN: Berufliche Veränderung?

BETTY: Ja, weil ich so nicht weitermachen kann. Das ist alles, was mir einfällt.

THERAPEUTIN: Und wenn Sie darüber nachdenken, welche Gedanken kommen Ihnen dann?

Betty beschrieb die in der Firma herrschende Politik, die sie an ihrem Job nerve. Sie äußerte sich enttäuscht über ihren Vorgesetzten, dem sie seit drei Jahren unterstellt war. Vor zwei Jahren habe sie sich über ihn beschwert, weil sich seine lasche Arbeitshaltung auf ihre Arbeit negativ ausgewirkt hatte. Danach sei er zwar gewissenhafter gewesen, aber seit etwa einem halben Jahr werde er wieder nachlässig. Zur größeren Verantwortung in ihrer neuen Position komme die mangelnde Unterstützung durch ihren Vorgesetzten als große, unnötige Belastung hinzu, vor allem wenn sich ihr unterstellte Mitarbeiter beklagen.

BETTY: Jetzt bin ich in einer höheren Position, und manchmal erwähne ich ihm gegenüber etwas ... und er hört mir auch zu, wenn ich etwas sage ... wenn ich ihn dann aber auf etwas hinweise, das zum Nutzen der ganzen Abteilung beachtet werden sollte, ist sein Lieblingskommentar der: »Na ja, ich muss den richtigen Zeitpunkt finden, um das zu besprechen.« Also ich glaube nicht, dass man auf den richtigen Zeitpunkt warten kann, um Probleme mit einem Mitarbeiter zu besprechen. Was passiert, wenn er über Wochen oder Monate nicht den richtigen Zeitpunkt findet? Genau das passiert eben meistens. Man muss sich sofort um die Sache kümmern! *(An diesem Punkt rötet sich ihr Gesicht, und ihre Stimme klingt sehr wütend.)*

THERAPEUTIN: Also, mir ist nicht ganz klar, aber ist es das, was Ihnen Stress macht?

Betty: Nein.

Bettys Gedanken schienen von ihren Gefühlen losgelöst zu sein. Ich entschied mich für eine emotionale »Perturbation«, eine Deutung.

Therapeutin: Nun ja, viele Menschen in Ihrer Position könnten sehr wütend sein.

Betty: *(denkt nach)* Hmm ... Vielleicht! Wenn ich mich mit meinen Freundinnen darüber unterhalte, merke ich, dass ich viel über meinen Vorgesetzten spreche. Im Grunde glaube ich, dass ich mich aufrege, weil ich mit seiner Art zu arbeiten nicht einverstanden bin.

Therapeutin: Also hat Ihr Stress mehr damit zu tun, wie er seine Arbeit macht?

Betty: Ich glaube ja, und das wundert mich ... ich hatte keine Ahnung ...

Therapeutin: Also, wenn ich einen Zauberstab hätte und die Situation so machen würde, wie Sie sie gern hätten, wie wird die dann aussehen?

Betty: Ich würde gern sehen .... ich hätte nicht das Gefühl, er erledigt seine Arbeit nicht. Er würde sich ändern.

Therapeutin: Glauben Sie, Sie sollten imstande sein, dies zu bewirken?

Betty: Ich weiß, ich kann das wirklich nicht, aber ... es würde mir besser gehen.

Betty erzählte daraufhin, wie ihr Vorgesetzter ihr empfahl, sie solle die Augen zumachen, wenn Mitarbeiter zu spät kommen oder die Mittagspause überziehen, damit sie von der Belegschaft keine schlechte Beurteilung erhält. Betty war über diese Einstellung erbost, weil die Produktivität der Abteilung darunter leide, für die sie ja schließlich verantwortlich seien.

Therapeutin: Und was haben Sie dagegen unternommen?

Betty: Ich rede mit ihm, aber er schiebt es immer wieder hinaus, etwas zu unternehmen. Wenn ich ihm sage, dass wir mit der Arbeit im Verzug sind, sagt er, ich soll mir keine Sorgen machen.

Therapeutin: Nun, manche Leute in dieser Situation wären wirklich wütend.

Betty: *(schaut auf den Boden und errötet)* Uhm ... nuu ... wütend?

THERAPEUTIN: Glauben Sie nicht, dass man in einer solchen Situation wütend sein darf? ... ist das nicht eine normale Reaktion?

BETTY: Wirklich? Oh je, jetzt kommen mir die Tränen. *(Sie weint.)* Ich glaube, was mich am meisten stört, ist, dass ich eben so reagiere.

THERAPEUTIN: Glauben Sie nicht, dass ein Mensch das Recht hat, manchmal wütend zu sein?

BETTY: Oh. Das ist eine solche Erleichterung.

THERAPEUTIN: Sie sind es wahrscheinlich nicht gewohnt, solche Gefühle zu haben.

BETTY: Nicht wirklich.

THERAPEUTIN: Also, wenn Sie akzeptieren würden, dass es gerechtfertigt ist, wütend zu sein, wie könnten Sie mit diesem Problem umgehen, damit Sie nicht mehr so wütend werden müssen?

Betty kaute an den Fingernägeln und schaute sich ängstlich um, während sie über eine Antwort nachdachte. Ich fragte sie nach Beispielen, wie sie früher Probleme mit ihrem Vorgesetzten bewältigt habe, ohne ihn zu übergehen. Sie erwähnte ein paar Beispiele, aber das Gespräch rief Erinnerungen an frühere Ängste wegen Beschwerden und Konfrontationen in ihr wach. Vorsichtig tastend fragte ich Betty, ob sie über diese Ängste reden wolle. Sie bejahte, und ich sagte ihr, dass sie jederzeit damit aufhören könne. Sie erzählte, dass sie nach dem frühen Tod ihrer Eltern von Verwandten zu Verwandten ziehen musste, bis sie volljährig war. Weil sie sich nirgendwo zu Hause fühlte, glaubte sie, sich niemals beklagen oder um etwas bitten zu dürfen, wie unglücklich sie auch war.

Als Betty eine Woche später wieder zur Sitzung kam, berichtete sie, die ganze Woche über ihre Emotionen im Griff gehabt zu haben. Zwei Wochen später teilte sie mit, sie fühle sich wieder wie früher. Sie habe mit ihrem Vorgesetzten gesprochen, dass die Produktivität gesteigert werden müsse, und dieser habe mit einigen Mitarbeitern das Thema Pünktlichkeit erörtert. Das dürfe sie mit seiner Erlaubnis nun auch tun. Betty dankte mir und sagte, dass sie ihr Ziel erreicht habe. Sie erklärte, noch andere Probleme zu haben, über die sie sprechen müsste, wolle dies aber zu diesem Zeitpunkt nicht tun.

Manchen mag vielleicht stören, dass die Therapie dieser Klientin beendet wurde, obwohl sie von weiteren Sitzungen sicherlich profitieren würde. Doch lösungsfokussiert arbeitende Therapeuten lassen sich von der Annahme leiten: *Man kann Klienten nicht ändern; nur sie selbst können sich ändern.* Für Fälle wie die von Betty sollte diese Annahme umformuliert werden: *Therapeuten sollten Klienten nicht zu ändern versuchen; Klienten müssen entscheiden, wann und ob sie für Veränderung bereit sind.* Außerdem *kann eine kleine Veränderung zu größeren Veränderungen führen.* Wenn Betty in Zukunft ein anderes Problem hat, helfen ihr vielleicht unsere Gespräche, ihre eigene Lösung zu finden; wenn nicht, kehrt sie vielleicht zurück, um Hilfe zu bekommen. Wenn Klienten den Punkt erreichen, an dem sie ihre Erwartungen an die Therapie eingelöst sehen, ist der Vertrag mit dem lösungsfokussiert arbeitenden Therapeuten erfüllt. Weitere Sitzungen sind vielleicht empfehlenswert, aber die letzte Entscheidung fällt der Klient. Eine Ausnahme wäre natürlich dann gegeben, wenn der Klient oder andere Personen in Gefahr sind oder eine ethisch nicht vertretbare Situation vorliegt.

Betty erwartete eine Lösung für ihre Emotionen, die sie nicht im Griff hatte, indem sie nach einer kognitiven Antwort suchte. Das entsprach ihrem Wesen, weil sie vor langer Zeit gelernt hatte, ihre Gefühle zu unterdrücken. Als die Kooperation mit ihr auf dieser Ebene für sie nichts änderte, brachte ich sie vorsichtig auf den Gedanken (Perturbation), dass ihr Problem die Wut sein könnte. Dieser Gedanke klang in ihr nach und half ihr, eine Lösung zu finden.

Therapie ist auch dann ein Kooperationsprozess, wenn der Klient sich nur so weit ändern kann, wie er zu einem bestimmten Zeitpunkt imstande oder bereit ist. Ein Vorschlag auf der emotionalen Ebene: »Glauben Sie, Sie sind wütend?« ist genauso gültig wie ein Vorschlag auf der kognitiv-verhaltensbezogenen Ebene: »Glauben Sie, es würde helfen, wenn Sie ein Übungsprogramm machen würden?«

4.4 Fallbeispiel: Neil

Neil lebte zusammen mit seinen beiden Kindern, einem siebenjährigen Jungen und einem neunjährigen Mädchen, an deren Betreuung sich auch seine frühere Frau beteiligte. Seinen Lebensunterhalt bestritt er aus dem Einkommen als Werbefotograf. Er wollte eine Therapie machen, weil seine Freundin ihm gesagt hatte, sie halte ihn für depressiv. Schon eine ganze Weile fühlte er sich niedergeschlagen, hatte dem aber keine Bedeutung beigemessen. Er gab zu, dass er sich neuerdings immer wieder wie erstarrt fühle und sogar Suizidgedanken habe. Die

Einschätzung des Suizidrisikos ergab, dass er überlegt hatte, Tabletten zu schlucken oder sich in der Badewanne die Pulsadern zu öffnen, sich aber seinen Kindern gegenüber stark in der Pflicht fühlte und ihnen nicht die Erinnerung an einen Vater zumuten wollte, der sich das Leben genommen hat.

In der ersten Sitzung redete er fast nur davon, wie deprimiert er darüber sei, er könnte depressiv sein und sich nicht helfen. Als Neils entspanntere Körperhaltung, verstärktes Nicken und häufiger Blickkontakt signalisierten, dass er mein Verständnis für seine quälende Gefühlslage verstanden hatte, fragte ich ihn, woran er erkennen würde, dass er nicht mehr zur Therapie kommen müsse. Er erwiderte, er hätte mehr Energie und Freude an seiner Beziehung und Arbeit, konnte aber nicht sagen, ob es schon Zeiten gab, in denen so etwas – wenn auch eingeschränkt – schon mal vorkommt. Ich hörte weiter, wie Neil sein Leiden beschrieb und darüber reflektierte. Er erzählte, er habe gerade ein großes Projekt abgelehnt, weil ihm dazu die Energie fehle. (In dieser Negativität sehe ich etwas Positives.)

THERAPEUTIN: Das muss eine schwere Entscheidung gewesen sein, klingt aber vernünftig.

NEIL: Ich musste es tun. Es war die schwerste Entscheidung, weil ich dieses Projekt so gern gehabt hätte, aber ich wollte den Chef der Agentur auch nicht enttäuschen. Ich habe früher schon mal für ihn gearbeitet, und er ist ein toller Typ. Als er mir die Unterlagen schickte, war ich so begeistert und dachte daran, den Auftrag anzunehmen ... und so etwas hatte ich früher schon mal gemacht ... ich war einfach so hin und weg, mir wurde fast schwindlig.

THERAPEUTIN: Aber Sie hatten ein gutes Gespür, sich zu schonen! Sie kennen Ihre Grenzen.

NEIL: Na ja, so dachte ich darüber eigentlich nicht. Ich hasste es, das zu tun.

THERAPEUTIN: War das etwas anderes für Sie?

NEIL: Na ja, vielleicht ... ich nehme mich meistens so hart ran, wie ich kann.

THERAPEUTIN: Klingt nach kluger Entscheidung.

NEIL: Ich habe mich hinterher so erleichtert gefühlt.

THERAPEUTIN: Denke ich mir. Haben Sie in letzter Zeit noch weitere ähnlich gute Entscheidungen getroffen? Oder sich vernünftigerweise geschont?

Neil konnte keine weiteren Beispiele dafür nennen. Er erzählte von seinen Kindern und dass sie seine Hauptmotivation im Leben seien, von ihren gemeinsamen Wochenenden und dass es ihnen Spaß mache, Brettspiele zu spielen, eigene Spiele zu erfinden und kleine Theaterstücke aufzuführen.

Plötzlich hielt Neil inne und dachte einige Momente lang nach. Seine Stimmung veränderte sich, und er sagte:

NEIL: Mir ist gerade etwas eingefallen. Kürzlich war eine Situation, in der ich mich etwas besser fühlte und mich schonte. Es war am Samstagnachmittag. Die Kinder waren bei ihrer Mutter ... ich war allein ... ich beschloss, mich zu entspannen und die Hausarbeit liegen zu lassen. Ich setzte mich einfach hin und schaute fern und machte mir um nichts Gedanken, was ich noch erledigen musste. Ich war sogar eine Weile eingenickt.

Von diesem Moment an bewegte sich das Gespräch auf eine Lösung zu. Natürlich kann man nicht wissen, was genau die Erinnerung an die Ausnahme wachgerufen hatte. Vielleicht war es so, dass Neil unabhängig sein wollte und wütend auf sich war, weil er sich nicht helfen konnte, und dann veränderte sich aufgrund meiner positiv gefärbten Gedanken über sein Verhalten seine Selbstwahrnehmung. Das kann man als kognitive Umdeutung betrachten. Wahrscheinlich ist jedoch, dass der Kontext, in dem die Umdeutung stattfindet, also das emotionale Klima, eine Rolle dabei spielt, wie der Klient die Umdeutung annimmt. Es dauerte eine ganze Weile, bis Neil auf unsere Interaktion reagierte, und ich musste abschätzen, ob er für ein Lösungsgespräch bereit war. Kiser, Piercy und Lipchik (1993) haben darauf hingewiesen, dass der Übergang vom Problemgespräch zum Lösungsgespräch nicht automatisch aus den Fragen oder Reflexionen des Therapeuten resultiert; denn die Verlagerung von »affektiver Kongruenz« (sich schlecht fühlen und über negative Erfahrungen sprechen) zu »affektiver Inkongruenz« (sich schlecht fühlen und auf positivere Emotionen fokussieren) (Bower 1981) braucht oftmals Zeit, Geduld und klinisches Geschick. Ich möchte noch hinzufügen, dass das emotionale Klima stimmen muss.

Wenn Klienten nicht aufhören, über ihr Problem zu sprechen, kann man ihnen erfahrungsgemäß eine Brücke zu einer Lösungsperspektive bauen, indem man ihnen zugesteht, ihren Gefühlen Luft zu machen, oder diese manchmal auch intensiviert. Man hat sogar konkrete physiologische Belege gefunden, dass Gedanken leicht Emotionen auslösen können, es aber schwieriger ist, Emotionen abzustellen (LeDoux 1998, S. 303; Panksepp 1998, p. 301).

In weiteren sechs Sitzungen konnte Neil für sich klären, dass er eine schreckliche Wut auf sich gehabt hatte und hilflos gewesen war, weil er nicht alle Wünsche und Bedürfnisse seiner Freundin erfüllen konnte. Mit zunehmender Würdigung seines eigenen Wertes erkannte er, dass er für die Beziehung nicht allein verantwortlich war, woraufhin er und seine Freundin eine Paartherapie machten.

4.5 Eigene Emotionen für die Lösungssuche des Klienten nutzbar machen

Manche Klienten sind sich ihrer Gefühle bewusst und wollen auch darüber sprechen, haben aber Angst davor oder sind unfähig dazu. Dieses Hemmnis hindert sie daran, eine Lösung zu finden. Therapeuten können zwar keine Gedanken lesen, aber wir sollten für die nonverbale Kommunikation des Klienten als Gradmesser seiner Emotionen so sensibel wie möglich sein. Um Signale unausgesprochener Gefühle wirklich gut empfangen zu können, müssen wir unsere eigenen Gedanken und Gefühle überwachen. Intuition mag in solchen Situationen hilfreich sein, sollte aber im inneren Zwiegespräch reflektiert werden, bevor man sie dem Klienten zugänglich macht.

4.6 Fallbeispiel: Sandra und ihre Töchter

Sandra, 43, geschieden, wünschte baldmöglichst ein Therapiegespräch zusammen mit ihren Töchtern Rita, 16, und Rhoda, 14. Sie berichtete, dass Rita in einer Woche in eine andere Stadt zu ihrem Vater ziehen werde, sie mit Rita reden wolle und dafür Hilfe brauche.

Mit der Familie kam eine bedrückende und gespannte Atmosphäre in den Raum. Die Schwestern sahen verängstigt aus und flüsterten. Sie sagten, sie wüssten nicht, weshalb ihre Mutter sie hierher gebracht habe. Sandra hatte ein angenehmes Äußeres, aber ihr Gesicht wirkte wie eine Maske; sie sprach mit monotoner Stimme und bewegte dabei keine Miene. Der Grund ihres Kommens sei der, dass sie Rita letzte Woche von der Polizei habe suchen lassen; früher habe Rita immer angerufen, wenn sie sich verspätete. Als die Polizisten Rita nach Hause brachten, soll sie voller Hass gewesen sein und vor neugierigen Nachbarn geschrien haben, sie wolle von zu Hause weg, weil Sandra eine Lesbe sei. Tags darauf habe Rita ihre Mutter gebeten, alles zu arrangieren, damit sie zu ihrem Vater in eine andere Stadt ziehen könne. Die Vorbereitungen für den Auszug seien nun abgeschlossen.

Auf meine Frage, worüber die Familie in der Sitzung sprechen wolle, herrschte Stille. Sandra zeigte sich über Ritas Verhalten verletzt und enttäuscht und erzählte, dass die Familie bisher noch nie Probleme gehabt habe. Sie verstehe, wenn Rita die sexuelle Orientierung ihrer Mutter nicht passe und bei ihrem Vater leben wolle, lehne aber Ritas Art des Umgangs mit der Situation ab. Rita verteidigte ihr Verhalten. Rhoda verhielt sich neutral und sagte wenig.

Ich hatte den Eindruck, dass Sandra die Mädchen dabei haben wollte, um Rita von ihrem Auszug abzuhalten oder um sich mit ihr vorher noch zu versöhnen. Diese Gedanken behielt ich für mich, weil die Familie ihre Ziele selbst klären sollte.

Die Sitzung wurde immer bedrückender durch das Problemgespräch über Spannungen, die in den letzten Monaten wegen Ritas Missmut gegen Sandras Partnerin zugenommen hätten. Da ich die Familie wieder auf den Zweck ihrer Anwesenheit konzentrieren wollte, griff ich auf eine Ressource zurück: Sandras Feststellung, die Familie habe bisher noch nie Probleme gehabt.

THERAPEUTIN: Also, ich verstehe das so, dass das Verhältnis zwischen Ihnen, Sandra, und Rita immer gut war, bis auf die letzten Monate, aber Sie haben darüber miteinander nicht gesprochen. Da haben sich anscheinend viel Schmerz und Wut angesammelt. Aber ich überlege gerade, ob Sie mir etwas auf die Sprünge helfen können – damit ich Ihre Familie etwas besser verstehe. Können Sie mir ein wenig darüber erzählen, was Sie an Ihrer Familie gut finden – etwas, auf das Sie stolz sind, vielleicht.

SANDRA: Rhoda, worauf bist du stolz?

RHODA: *(zuckt mit den Achseln und braucht lange, bis sie antwortet)* Ich weiß es jetzt nicht.

THERAPEUTIN: Rita, wie ist das bei dir? Wenn du jetzt zurückblickst, an welche schönen Dinge im Leben mit deiner Mutter und Rhoda wirst du dich erinnern?

RITA: An Weihnachten und als wir alle zusammen nach Florida fuhren.

THERAPEUTIN: Auch etwas im Alltag?

RITA: Umarmungen – ich mag es, wenn meine Mama mich in den Arm nimmt. Ich kann meinen Papa nicht so umarmen, wie ich meine Mama umarme. Ich kann sie die ganze Zeit in den Arm nehmen – und ich weiß, sie mag das auch. Ich möchte nicht vergleichen, aber mit meinem Papa kann ich das nicht machen. Es ist schön. Ich mag es auch, wenn sie etwas für mich kocht.

THERAPEUTIN: Gibt es auch schöne Dinge mit deiner Schwester?

RITA: Es wird mir fehlen, in ihr Zimmer zu gehen und mit ihr Musik zu hören und Klamotten zu tauschen.

THERAPEUTIN: Du hast dir darüber schon eine Menge Gedanken gemacht. Das kann ich dir sagen! *(Rita nickt zustimmend)* Haben Sie das gewusst, Sandra?

SANDRA: Nein.

THERAPEUTIN: Welche schönen Dinge werden Ihnen fehlen?

SANDRA: Mir wird fehlen, dass ich zwei Kinder habe ... *(zögert einen Augenblick)* Wir gingen oft zusammen kegeln und sind im Kirchenchor. Ich ging gern zu Elternabenden und habe mir immer gern die guten Berichte der Lehrer über Rita angehört ... Wir haben gerade einen großen Fernseher bekommen und sehen gern fern, und jetzt werden nur noch Rhoda und ich da sein.

Als Sandra sagte: »Mir wird fehlen, dass ich zwei Kinder habe«, spürte ich eine schockähnliche physische Reaktion. Mir kam es vor, als ob Sandra Ritas Auszug wie einen Todesfall erlebte und glaubte, ihre Tochter niemals wiederzusehen. Ich hatte ein inneres Zwiegespräch und überlegte, ob ich meine Reaktion mitteilen sollte. Welchen Nachteil könnte das haben? Sandra könnte sich missverstanden fühlen. Der Vorteil? Es könnte ein starker Beleg dafür sein, dass ich Sandras tiefe Verzweiflung verstehe. Rita könnte den Schmerz ihrer Mutter klarer erkennen. Die Vorteile des Risikos schienen größer zu sein als die Gefahr. Weil dies möglicherweise das einzige gemeinsame Gespräch war, beschloss ich zu sprechen.

THERAPEUTIN: Sie sagten, sie würden keine zwei Kinder mehr haben. Die Art, wie Sie das sagten, war wie ... wie ... Natürlich werden Sie keine zwei Kinder mehr zu Hause haben, aber es klang so endgültig. Sie werden weiterhin zwei Töchter haben, und nur eine wird nicht mehr zu Hause wohnen ... Die Art, wie Sie das sagten, es, es klang fast so, als ob Sie über einen Todesfall und nicht über einen Wegzug redeten.

SANDRA: *(seufzt tief)* Ich glaube, es fühlt sich für mich genau so an, seit Rita mir erzählte, wie sie wirklich denkt – es fühlt sich an wie ein Todesfall – es fühlt sich nicht so an, als ob sie mal besuchsweise weg ist oder nur für ein oder zwei Jahre weggeht. Es war ganz anders, als mein Sohn zu Hause auszog.

THERAPEUTIN: Inwiefern war das anders?

SANDRA: Die Umstände waren anders. Er schloss die High School ab und ging danach aufs College. Wir hatten unsere Schwierigkeiten, hatten uns aber wieder versöhnt. Ich habe nicht das Gefühl, dass Rita sich versöhnen will ... nur weggehen und vergessen. Und das kommt mir so endgültig vor.

THERAPEUTIN: Stimmt der Eindruck, den deine Mutter hat? Wolltest du die Beziehung zu ihr in Zukunft abbrechen?

RITA: Nein.

THERAPEUTIN: Warum glaubst du, dass sie das denkt?

RITA: Wahrscheinlich deshalb, weil wir schon lange nicht mehr miteinander geredet haben. Sie weiß einfach nicht, wie es mir geht.

THERAPEUTIN: Wie stellst du dir vor, mit deiner Mama und Rhoda nach deinem Wegzug in Verbindung zu bleiben?

Daraufhin erzählte Rita, dass sie hoffe, mit ihrer Mutter und Schwester telefonisch und brieflich in Kontakt zu bleiben und die beiden in den Ferien zu besuchen. Sie entschuldigte sich bei ihrer Mutter, dass sie vor Polizei und Nachbarn so taktlos war. Mutter und Tochter gingen versöhnt nach Hause. Später rief Sandra an, um mir zu danken und zu berichten, sie habe Ritas Umzug zu ihrem Vater als eine gute Entscheidung akzeptiert und nicht mehr das Gefühl, dass ihre Beziehung zerbrochen sei.

4.7 Emotionen und das Resümee

Das im Gespräch und in der Pause aufgebaute so genannte »Yes Set«[5] (Erickson, Rossi a. Rossi 1976; Erickson a. Rossi 1979) sowie das am Anfang der Interventionsbotschaft gegebene Lob galten als hypno-

5 Eine von M. Erickson vorgestellte Technik, bei der das Gespräch zwischen Therapeut und Klient bewusst so strukturiert wird, dass der Klient die Fragen mit Ja beantworten muss. [Anm. d. Übers.]

tische Suggestionen, die zu einem Zustand der Entspannung führen (siehe Kap. 6). Emotionen wurden in Verbindung mit diesem Prozess nie erwähnt. Doch Verständnis und positive Aspekte, die das Resümee den Klienten vermittelt, entlasten emotional sehr; denn Klienten vermuten meistens, dass der Therapeut schlimmere Dinge sagt, als sie erwarten. Die so erreichte Entspannung ist erforderlich, um Einsicht zu gewinnen und die zur Lösung notwendigen verhaltensbezogenen Entscheidungen (Damasio 1994) zu treffen.

4.8 Fazit

Wenn man in der SFT die Emotion auf die gleiche Stufe stellt wie Kognition und Verhalten, wirkt das wie ein radikaler Schritt. Wenn wir aber akzeptieren, dass Sprache und Emotion zusammengehören, wie können wir dann die Emotion aus unserer therapeutischen Praxis ausschließen?

Emotionen können Lösungen befördern, weil sie Kontakt zum Klienten und Verständnis aufbauen (King 1998). Primäremotionen sind eine universelle Art der Kommunikation. Sie entstehen ohne bewusste Kontrolle und unabhängig von Sprache. Kinder brauchen keine Worte, um Überraschung, Verletzung oder Hunger mitzuteilen. Im Therapieraum besteht eine unausgesprochene emotionale Verbindung zwischen Klient und Therapeut, die sich nicht auf die Therapeuten hinter dem Spiegel überträgt. Wir sprechen mit dem Klienten zwar meistens auf der Ebene von Emotionen, die durch körperliche und seelische Reifung und Sozialisierung verfeinert sind; aber Lösungen können leichter fallen, wenn man seine Aufmerksamkeit auf das lenkt, was Steve Gilligan (1997) als »einen unzerstörbaren ›zarten, weichen Punkt‹ ... im Kern eines jeden Menschen« bezeichnet. So etwas ist in einem emotionalen Klima möglich, das Sicherheit gibt (Sullivan 1956). Wir können auch mit unseren eigenen Intuitionen und Gefühlen dazu beitragen, dass der Klient sich seine Gefühle bewusst macht, um sie zu nutzen, und Einsichten gewinnt, um Lösungen zu finden.

Natürlich gibt es auch das Gegenteil. Wenn ein Klient nur aus Emotionen besteht, muss man ihm helfen, Zugang zu seiner Einsichtsfähigkeit zu erlangen. Klienten, deren Verhalten außer Kontrolle ist, brauchen Hilfe, damit sie fühlen und denken können. Ohne Emotion ist das menschliche Leben unproduktiv, und deshalb muss die Emotion bei Lösungen zum Besseren hin berücksichtigt werden.

5. Der Prozess der Zielklärung

Vor Jahren pflegte ich Klienten in der ersten Sitzung zu fragen: »Woher werden Sie wissen, dass Ihr Besuch bei mir hilfreich gewesen ist?« oder »Wenn Sie nächste Woche wiederkommen und mir berichten würden, dass Sie eine kleine Veränderung zum Besseren bemerkt haben, wie sähe diese aus?« Mit solchen Fragen fokussierte ich die Klienten auf Ziele. Ihre Antworten gaben ihnen und mir Auskunft darüber, in welche Richtung sie gehen wollten. Außerdem war ich überzeugt, dass diese Fragen den Klienten vom Problemgespräch ablenken würden. Die Antworten darauf waren unterschiedlich. Doch nur in seltenen Fällen führten sie rasch zu Lösungen.

Vor etwa zehn Jahren stellte ich diese Art des einführenden Fragens ein, weil ich in einem meiner Workshops Folgendes lernte: Die Teilnehmer stellten sich in kleinen Gruppen gegenseitig Fragen, und ein Teilnehmer berichtete hinterher, er habe sich geärgert, als sein »Therapeut« ihm die erste der obigen zwei Fragen stellte. Er habe seine Lebensgeschichte erzählen wollen, und die Frage habe ihn davon abgehalten. Die anschließende Diskussion machte mir bewusst, dass diese zukunftsorientierten Eröffnungsfragen einer Therapie den Rahmen geben, indem sie dem Klienten Wahlmöglichkeiten nehmen. Das ist keine gute Art der SFT. Es sollte nicht darum gehen, wann Ziele definiert werden, sondern darum, dass diese möglichst nah an dem sind, was der Klient von der Therapie erwartet.

Im Gegensatz zu der allgemeinen Auffassung, dass – wenn überhaupt möglich – in der ersten Sitzung konkrete Ziele auf der Verhaltensebene definiert werden sollten (de Shazer 1985, 1991a; O'Hanlon a. Weiner-Davis 1989; Berg a. Miller 1992; Walter a. Peller 1992; Durrant 1995), wird die Zielklärung in diesem Kapitel als fortlaufender Prozess diskutiert. Die präsentierten Ideen sind im Hinblick auf freiwillige Klienten sinnvoll. (Kapitel 10 befasst sich mit unfreiwilligen Klienten.)

5.1 Ziele oder Lösungen

Aus der Annahme *Lösungen haben nicht unbedingt etwas mit dem Problem zu tun* folgt, dass Probleme auch nicht unbedingt mit Zielen zusammenhängen. Wenn Klienten zur Therapie kommen, haben sie meistens ein

Ziel im Kopf, aber dieses Ziel muss nicht die Lösung sein. Die Lösung ist das, was der Klient zu einem bestimmten Zeitpunkt in seiner Situation als weniger problematisch oder unproblematisch wahrnimmt.

Klienten begreifen Ziele meistens in der Form »entweder/oder«, d. h., das Problem ist »insgesamt schlimm« und die Lösung »insgesamt gut«. Aussagen wie: »Ich werde nie wieder zornig sein« oder »Wir werden immer eine glückliche Familie sein« sind häufige, aber unrealistische Erwartungen. Solch singuläre Gedanken sind auch schlechte Voraussetzungen für eine gute psychische Gesundheit und anscheinend schwer erreichbar, wo es doch nur eine kleine Veränderung braucht, einen Unterschied zwischen zwei Grauschattierungen, um eine Lösung zu finden.

Lösungen sind das Endprodukt eines Entdeckungsprozesses und vielleicht weit von dem entfernt, was der Klient zu Beginn der Therapie für sein Ziel hielt. Diesem Denkansatz zufolge betrachtet man Zielklärung besser als kontinuierliches Beobachten des Klienten und als gemeinsames Neubewerten daraufhin, was er mit seiner Therapie erreichen will. Walter und Peller (1996, p. 18) haben diesen Vorgang als Prozess beschrieben, in dem sich Bedeutung herausbildet, und ihn als »Zielfindung« bezeichnet.

5.2 Die Aufgabe der Zielklärung

Die Auffassung, am Ende der ersten Therapiesitzung müsse ein Ziel definiert sein, wird unterstützt von Managed-Care-Agenturen, die handfeste Belege dafür fordern, dass Therapeuten in der Zeit, für die sie bezahlt werden, konstruktiv arbeiten. Sie ist auch im Rahmen der Qualitätssicherung und Forschung hilfreich. Klienten definieren zu helfen, was sie von ihrer Therapie erwarten, ist tatsächlich ein entscheidender Aspekt, zumal bei einem so pragmatischen und fokussierten Ansatz wie dem der SFT. Diese Aufgabe darf man allerdings nicht zu wörtlich nehmen, weil sonst vielleicht der Therapeut das Ziel vorgibt, statt dass der Klient seine Bedürfnisse äußert. Hektik bei der Definition von Zielen kann Therapeuten und Klienten unter einen unzumutbaren Druck setzen und in schlecht definierten Zielen münden, die das Gespräch in eine Sackgasse führen. Außerdem kann das dem emotionalen Klima der Therapeut-Klient-Beziehung schaden.

Der Begriff Zielklärung suggeriert Geradlinigkeit, Präzision und kognitiven Prozess und impliziert Struktur, einem Protokoll vergleichbar. Manche Klienten können am Anfang der Therapie ein klares Verhaltensziel definieren, das sie auch beibehalten. Viele Klienten sind emotional so überwältigt, dass sie lediglich ein paar »Klagen« (de Shazer 1985, p. 31 f. [dt. 2010, S. 45 f.]) formulieren können. Klagen sind meistens vager oder allgemeiner gehalten als das, was letztlich als Problem definiert wird. Sehr häufig werden Klagen während des therapeutischen Prozesses neu definiert, bis sich der Klient über das Problem klar ist. Eine klare Problemvorstellung beleuchtet meistens das Ziel oder die Lösung.

5.3 Zielklärung: Der Prozess

Es braucht Zeit und Geduld, um Klienten verstehen zu helfen, was sie von der Therapie erwarten. Daran erinnert die Annahme *Die SFT ist ein langsamer Prozess*. Mit ihrer Hilfe kann man eine flexible Haltung bewahren und das hören, was der Klient sagt, ohne beim Zuhören bestimmte Absichten zu verfolgen; Dinge klären und nach Bedeutungen fragen muss man nur, wenn es notwendig ist.

Ein Szenario als Beispiel: Sie brauchen für den Arbeitsalltag oder einen besonderen Anlass ein neues Kleidungsstück. Sie erwägen Ihre Optionen und treffen eine Wahl bezüglich Stil und Farbe. Als Frau denkt man vielleicht an ein rotes Kleid. Man geht ins Geschäft und sucht nach einem Stück, das dieser Beschreibung entspricht. Gleich das erste Kleid passt, und man kauft es. Das ist möglich, aber – speziell bei Frauen – unwahrscheinlich. Meistens probiert man mehrere Kleidungsstücke an, die den Vorstellungen entsprechen könnten, und mit Glück findet man das Richtige. Öfter aber entdeckt man beim Durchschauen des Kleidungsangebots eine andere Farbe oder einen anderen Stil als ursprünglich angestrebt. Die Frau, die ein rotes Kleid wollte, entscheidet sich vielleicht für einen schwarzen Hosenanzug, den sie kleidsamer und vielseitiger verwendbar findet. Das Einkaufserlebnis bietet Optionen, die vorgegebene Erwartungen nicht erfüllen können.

Dieser Vorgang hat Ähnlichkeit mit dem Prozess, den Klienten durchlaufen. Ihre Zielvorstellungen ändern sich vielleicht, wenn sie diese aus unterschiedlichen Perspektiven durchdenken können. Die Interaktion mit dem Therapeuten sollte die Möglichkeit dazu geben.

Zielklärung ist ein Prozess, der in der ersten Sitzung beginnt und bis zum Ende der Therapie andauert. Er verlangt kontinuierliche

Beobachtung der Klienten, um sicherzustellen, dass wir uns auf derselben Spur befinden wie sie (Walter a. Peller 1994). Manche Fragen bieten sich – unabhängig von der Therapiephase – für diesen Prozess automatisch an:

1. »Welches Problem liegt Ihrer Ansicht nach (momentan) vor?«
2. »Woran werden Sie erkennen, dass das Problem gelöst ist?«
3. »Woran werden Sie erkennen, dass Sie nicht mehr hierher kommen müssen? Welche Anzeichen werden es sein?«
4. »Was wird in Ihrem Verhalten, Denken und Fühlen anders sein müssen, damit das geschehen kann?«
5. »Was werden Sie bei anderen Beteiligten bemerken, das anders ist?«
6. »Welche Geschehnisse wünschen Sie sich in Ihrer wildesten Fantasie?« (Jede Version der Wunderfrage dient der Klärung von Zielen.)

Wenn der Klient weiß, in welche Richtung er gehen will, helfen Skalierungsfragen, den Fortschritt auf dem Weg zur Lösung zu überwachen.

Klienten bei der Zielklärung zu helfen ist nach der Philosophie der SFT deshalb so wichtig, weil sie keine Lösung erkennen können, solange ihnen nicht klar ist, was sie wirklich wollen. Nur die Klienten können wissen, wann die Zeit dafür gekommen ist; denn *Jeder Klient ist einzigartig* und *Man kann Klienten nicht ändern; nur sie selbst können sich ändern.*

Ein Beispiel: Ein Paar nennt am Anfang der Sitzung als Ziel ein aktiveres Liebesleben. Eine auf diesem Ziel aufbauende Lösung, ohne dass man der sexuellen Beziehung der beiden einen Kontext gibt, kann funktionieren, wenn das Paar zu mehr Intimität bereit ist. Vor dem Hintergrund der Annahme *Die SFT ist ein langsamer Prozess* sollte man sich jedoch die Zeit nehmen, um zuerst den Kontext ihrer sexuellen Beziehung zu explorieren. Diese Exploration ergibt vielleicht weitere Informationen, z. B. fehlendes Vertrauen in die Liebe des anderen. Wenn die Klienten ihr Ziel revidieren und auf Vertrauenszuwachs hinarbeiten würden, wäre die Chance einer erfolgreichen Lösung größer, als wenn sie ein aktiveres Liebesleben anstreben; denn kleine Schritte zum Vertrauen sind weitaus weniger riskant als Schritte zu mehr Intimität. Mehr Vertrauen führt wahrscheinlich ganz von selbst zu einem aktiveren Liebesleben. Der scheinbare Umweg zur Lösung kann paradoxerweise rascher dort hinführen. Die Aufgabe des lösungsfokussiert arbeitenden Therapeuten ist die, den Prozess der Selbstwahrnehmung des Klienten zu erleichtern, damit die Perturbationen mit größter Wahrscheinlichkeit zu passenden Lösungen für ihn werden.

5.4 Ziele und Emotionen

Da Emotionen untrennbar mit Sprache verbunden sind, sollten sie bei der Klärung von Zielen berücksichtigt werden. Jonathan beispielsweise nannte als Grund, weshalb er zur Therapie kam: »Ich möchte entschlussfreudiger sein.« Diesen Grund klärte er auf der Verhaltensebene: »Ich werde meine Meinung und Einstellung nicht ändern, nur weil jemand diese anzweifelt, sondern nach meinen Entschlüssen handeln.« Die Therapeutin reflektierte über die emotionale Seite dieser Beschreibung: »Das heißt, dass Sie keine Angst davor haben, Entscheidungen zu treffen?« Jonathans Gesicht hellte sich auf. »Ja, genau das.« Wissend, Jonathan wollte es allen recht machen, musste die Therapeutin aufpassen, dass er auf ihre emotionsbezogene Reflexion nicht deshalb positiv reagierte, nur weil sie von ihr kam. Sie musste Jonathan bitten zu entscheiden, wie er dieses Ziel umschreiben würde. Ging es darum, entschlussfreudig zu sein, oder darum, keine Angst zu haben? Beide Ziele hingen offenbar miteinander zusammen, aber Jonathan musste für sich klären, welche Beschreibung auf ihn am besten passte. In diesem Fall war die Bitte um Klärung nicht nur eine gute Übung für Jonathans Entschlusskraft, sondern sie erhöhte auch die Wahrscheinlichkeit, einen gangbaren Weg zur Lösung zu finden.

»Ziele zu klären« statt »Ziele neu zu definieren« kann auch dann einen günstigen Einfluss auf Klienten haben, wenn sie keinen Fortschritt sehen. Es erzeugt viel weniger Misstöne, wenn man Klienten mitteilt, dass sich ihre Erwartungen an die Therapie geändert hätten, und sie fragt: »Was passt jetzt besser zu Ihnen?« oder »Worauf würden Sie sich jetzt lieber konzentrieren?«, statt indirekt mitzuteilen, dass Veränderung geschehen muss. Den Zwang zur Veränderung kann der Klient so deuten, dass er vielleicht ein falsches Ziel gesetzt hat. Das Gefühl, einen Fehler gemacht zu haben, kann Schamgefühle verursachen, die sich störend auf das emotionale Klima auswirken.

Manche Klienten fürchten sich vor Veränderung, obwohl sie um der Veränderung willen in die Praxis gekommen sind. Diese Angst zeigt sich meistens daran, dass es keinen Fortschritt gibt, dass der Klient keinen Fortschritt sieht, obwohl es Veränderung gibt, oder dass er einen Rückschlag erlebt. Klienten, die Veränderung ambivalent gegenüberstehen, manifestieren dies tendenziell so, dass sie direkt oder indirekt negative Gefühle über sich, den Therapeuten oder die Therapie äußern. Angesichts eines solchen emotionalen Zustands des Klienten ist es viel sicherer, seine gegenwärtige Geisteshaltung zu seinen Erwartungen an die Therapie zu explorieren als Ziele neu definieren zu wollen. Auch eine sanfte Sondierung – etwa »Ich überlege gerade, ob es hilfreich wäre, wenn wir uns mal die von Ihnen definierten Ziele anschauen« – lohnt das Risiko nicht, im Klienten Schamgefühle zu erzeugen. Wenn im laufenden Gespräch Ziele geklärt werden, gibt das dem Klienten mehr Sicherheit.

5.5 Fallbeispiel: Marilyn

An der folgenden Behandlung, die fünf Sitzungen in einem Zeitraum von drei Monaten umfasste, lässt sich mein Anliegen veranschaulichen, die Klärung von Zielen als Prozess zu begreifen und nicht als festgelegte Aufgabe zu sehen. Sie veranschaulicht ferner die therapeutischen Optionen, die bisher diskutiert worden sind.[6]

Erste Sitzung

Marilyn, 30, weiße Hautfarbe, war verheiratet und hatte ein 19 Monate altes Kind. Sie arbeitete als Teilzeitbeschäftigte in einer Bank. Sie war eine hübsche Frau, die etwas untersetzt, aber noch nicht übergewichtig war. Vor fünf Jahren, kurz nach ihrer Heirat, hatte Marilyn sich in sechs Therapiegesprächen mit der Beziehung zu ihrem Vater befasst. Dieser war ein liebevoller, aber kontrollierender Mann, dem es schwer fiel, sein einziges Kind mit dem neuen Mann zu teilen, und der unzumutbar viel Zeit und Aufmerksamkeit von den beiden verlangte. Marilyns Lösung bestand damals darin, sich eher dafür zu entscheiden, *wie* sie ihrem Vater Aufmerksamkeit schenkt, als ihm ihre Aufmerksamkeit ganz zu entziehen.

6 Eine Version dieses Falles, allerdings mit einem anderen Schwerpunkt, findet sich in Lipchik (1993). Copyright 1993 The Guilford Press. Nachdruck mit Erlaubnis.

Marilyns Ziel für ihre jetzigen Therapiegespräche bestand darin, »ein Essproblem zu lösen«. Im Rückblick auf die letzten fünf Jahre berichtete die Klientin, sie sei stolz darauf, dass sich die Situation mit ihrem Vater so gut entwickelt habe. Sie habe aufgehört, ihn ändern zu wollen, und akzeptiere ihn, wie er ist. »Er macht immer noch Bemerkungen, die ich einfach nicht zur Kenntnis nehme«, sagte sie.

Ihr momentanes Problem beschrieb Marilyn ängstlich und bedrückt:

MARYLIN: Ich habe schon mein ganzes Leben lang Gewichtsprobleme und verliere immer mehr die Kontrolle, ähm, und wenn ich immer mehr zunehme, habe ich einfach das Gefühl, es gibt einen Grund, weshalb ich nicht kontrollieren kann, dass ... meine Essgewohnheiten.

THERAPEUTIN: Gab es Zeiten, in denen Sie das konnten?

MARYLIN: Als ich noch bei Weight Watchers war. In jener Zeit nahm ich 30 Pfund ab, aber allmählich bin ich zu den alten Gewohnheiten zurückgekehrt ... und ... ähm ... ich weiß nicht ... mein Ziel ist es jetzt nicht, wieder so viel abzunehmen wie damals. Ähm, bei Weight Watchers muss man alles wiegen und abmessen. Ob ich zwei Teelöffel Margarine nehme oder nur einen ist nicht mein Problem. Das ist es nicht, was ich möchte. *Das Problem ist, dass ich alles in mich hineinschlinge.* [Das war Marilyns erste Aussage darüber, was sie wollte.]

THERAPEUTIN: Ja ... ja ... wie oft schlingen Sie alles in sich hinein?

MARYLIN: Jeden Tag.

THERAPEUTIN: Was heißt das genau?

MARYLIN: Es heißt, dass ich die Schränke und den Kühlschrank durchforste und alles esse, was ich finde. Wenn ich dort nichts finde, gehe ich in den Keller, wo wir unsere Vorräte haben, und suche nach Crackern oder so was.

THERAPEUTIN: [Hier fragte ich Marilyn, was dieses Verhalten für sie heißt, um ihre Selbstwahrnehmung zu schärfen.] Wie erklären Sie sich das?

MARYLIN: Das geht schon so lange. Seit der Mittelstufe oder frühen Oberstufe.

THERAPEUTIN: Oh, tatsächlich. Und jeden Tag?

MARYLIN: Hin und wieder, wenn ich eine Diät mache ... eine Zeit lang ... hört es auf, aber im Allgemeinen ja. Ich versuche dahinterzukommen, und es ist einfach ... ich weiß nicht ... es kommt nicht unbedingt dann, wenn ich deprimiert bin. Ich kann es nicht mit der einen oder anderen Emotion in Verbindung bringen. Ich kann es einfach nicht erklären.

THERAPEUTIN: Es ist jetzt wahrscheinlich schon eine Gewohnheit. [Ich griff ein Wort auf, das Marilyn mehrere Male benutzt hatte.]

MARYLIN: Ja, und es ist so irrational. Und wenn ich dann so esse, denke ich: »Das ist lächerlich«, und das deprimiert mich dann.

THERAPEUTIN: Dann tun Sie das also nur dann nicht, wenn Sie sich für eine Diät entscheiden?

MARYLIN: Ja. Als ich bei Weight Watchers war, das war die längste Zeit, vermutlich vier Monate, aber dann kehre ich langsam wieder zur alten Gewohnheit zurück. Aber jetzt ist es schlimmer denn je.

THERAPEUTIN: Wie sieht Jim die Sache? [Erweiterung von Marilyns Sichtweise.]

MARYLIN: Er ... ähm, ich weine und sage, ich muss Kontrolle über mich gewinnen ... und wenn ich zu Weight Watchers gehe, hält er das für eine gute Idee, aber dann ist er die ganze Zeit der Ansicht, dass ich diese Art des Essens sowieso nicht lange durchhalte. Ich mag all dieses fette Zeug. Ich bleibe nie an der Sache dran.

Marilyn erzählte, sie suche nach Essbarem, sobald ihr Mann zur Arbeit gegangen sei, und esse dann eine ganze Stunde lang. Ob sie glaube, es habe etwas mit seinem Weggehen zu tun? Sie glaubte nicht. Was sie esse? Sie mochte Wurst wie etwa Mortadella und Leberwurst, Cracker aller Art, Schnellgerichte und Erdnussbutter, die sie aus dem Becher esse wie Eiskrem. Kürzlich habe sie nach dem normalen Abendessen sogar noch die kalten Essensreste aus dem Kühlschrank gegessen.

Marilyn berichtete, immer in der Küche vor dem Fernseher zu essen. Wenn sie beschäftigt sei, esse sie weniger, aber oft sei sie »zu faul«, um etwas zu tun, und bleibe dann einfach vor dem Fernseher sitzen. Wenn sie feststelle, sie sei faul, ärgere sie sich über sich selbst und fange an zu essen. An Wochenenden sei es besser, obwohl sie auch dann in sich hineinschlinge, wenn ihr Mann gerade mal aus dem Haus sei. »Ich esse so nicht vor anderen, auch nicht vor Jim«, sagte sie. Die Konzentration auf »beschäftigt sein« führte nicht weiter.

In meinem zweigleisig angelegten inneren Zwiegespräch registrierte ich Marilyns Prozess. Sie redete davon, Veränderung zu wollen, wies aber alle Möglichkeiten dazu zurück. Die alte Routine des »Ja, aber!«. Sie kam immer wieder auf ihre Wut auf sich selbst zurück. Meiner Auffassung nach entwickelte sich das Gespräch allzu negativ, weshalb ich Marilyn eine Wunderfrage stellte, um sie auf eine andere Zukunft zu fokussieren.

MARYLIN: Wenn ein Wunder geschähe, würde ich wahrscheinlich ein paar Pommes essen ... Schnellgerichte, Popcorn ... ich würde bestimmt keine Essensreste essen. Das ist, als ob man noch ein Abendessen isst. Ich hätte etwas mehr Kontrolle.
THERAPEUTIN: Wie viel Prozent der Zeit sind Sie Ihrer Ansicht nach außer Kontrolle?
MARYLIN: 90 Prozent.
THERAPEUTIN: Wie viel Kontrolle müssen Sie Ihrer Ansicht nach gewinnen, um sich wohlzufühlen?
MARYLIN: Mindestens 75 bis 80 Prozent unter Kontrolle.
THERAPEUTIN: Gut ... und ... na ja, das geschieht nicht auf der Stelle. Von 90 Prozent außer Kontrolle hin zu 75 Prozent unter Kontrolle ... großer Sprung. Woran werden Sie fünf Prozent Veränderung erkennen? Wie wird das für Sie sein?
MARYLIN: Entweder früher aufhören und ein oder zwei Tage haben, an denen ich nicht ... sagen wir fünf Tage, zehnmal in sich hineinschlingen, ein- oder zweimal oder fünf Prozent der Mahlzeiten auslassen ... etwas um den Dreh.
THERAPEUTIN: Was, glauben Sie, fällt Ihnen leichter? Früher aufhören oder eine Mahlzeit auslassen? [Das erweiterte den Übergang vom Entweder/oder zum Sowohl/als auch und nahm emotional etwas Druck wegen des Kampfes zwischen den beiden Optionen weg.]
MARYLIN: Wahrscheinlich eine Mahlzeit auslassen oder zumindest reduzieren auf eine Kleinigkeit, statt in sich hineinzuschlingen ... mir etwas zugestehen, mir aber nicht zugestehen, außer Kontrolle zu geraten.
THERAPEUTIN: Wenn Sie also eine Zeit wählen und das, was Sie essen wollen, wenn das geschieht, was müssen Sie Ihrer Ansicht nach tun, um dran zu bleiben und sich nicht enttäuscht zu fühlen?
MARYLIN: Wahrscheinlich mich beschäftigen.
THERAPEUTIN: Womit zum Beispiel?

Wir erkundeten noch einmal Marilyns Idee, »sich zu beschäftigen« anstatt zu essen, aber sie lenkte davon ab, indem sie sich wieder selbst tadelte: Ihre Kolleginnen und Kollegen seien alle schlank und ernährungsbewusst, und sie befürchte, dass alle sie für einen unkontrollierten Menschen halten.

Marilyn war offenkundig nicht bereit, an einer Lösung zu arbeiten. Andererseits wollte ich verhindern, dass sie sich weiterhin selbst tadelte, und stellte deshalb eine Vorteilsfrage, statt noch einmal die Wunderfrage aufzugreifen. Die Vorteilsfrage hat den Zweck, Gedanken des Sowohl/als auch anzuregen, weil der Klient dabei über das Positive im Negativen nachdenken muss.

THERAPEUTIN: Ich weiß, diese Frage klingt für Sie vielleicht seltsam. Sie müssen wissen, dass ich Ihren Stress und Ihre Sorgen vernommen habe, aber was wäre Ihrer Ansicht nach ein Vorteil, dieses Problem zu haben?

MARYLIN: Das ist eine gute Frage. Na ja, ich merke, dass ich nicht zu Leuten hingehe, die ich kenne, zum Beispiel im Restaurant. Vielleicht benutze ich es als Entschuldigung dafür. Ich weiß nicht.

THERAPEUTIN: Weshalb wollen Sie das vermeiden?

MARYLIN: Weil ich mir fett vorkomme.

THERAPEUTIN: Sonst noch etwas?

MARYLIN: Ich kann so viel essen, wie ich will, und muss nicht darüber nachdenken – das spart viel Energie.

THERAPEUTIN: Wie können Sie diese Vorteile haben, ohne das Problem zu haben, weswegen Sie hier sind?

MARYLIN: Mhm ... wenn ich aufhöre, mit mir zu kämpfen, schätze ich.

THERAPEUTIN: Mit sich zu kämpfen?

MARYLIN: Oh, ähm, mir zu sagen, dass ich nicht so viel essen sollte, es aber gleichzeitig will.

THERAPEUTIN: Geschieht genau das, wenn Sie in sich hineinschlingen?

MARYLIN: *Ja, das ist genau das Problem, dass ich wütend auf mich bin, weil ich essen will.* [Sie definierte ihr Problem erneut.]

Ich hatte vernommen, dass Marilyn ihr Problem auf unterschiedlichste Weise präsentierte: als Essstörung, In-sich-Hineinschlingen, schlechte Angewohnheit, Kontrollverlust und Wut auf sich selbst. All das schien darauf hinauszulaufen, dass sie umso wütender auf sich wurde, je weniger Kontrolle sie hatte. Weil ihre Lösung, die sie damals für ihr Verhältnis zu ihrem Vater gefunden hatte, in Kontrollgewinn bestand, griff ich auf diese Ressource zurück.

THERAPEUTIN: Was genau hat damals für Sie etwas geändert, als Sie nach Ihrer Heirat wegen Ihres Vaters zu mir kamen?

MARYLIN: Ich erinnere mich ... oh je ... Sie fragten mich, welche Möglichkeiten es gibt, mit meinem Vater umzugehen, und ich hatte nie darüber nachgedacht, welche Möglichkeiten ich habe. Eine war, keinen Kontakt zu meinen Eltern zu haben. Das wollte ich nicht. Sie haben mich zum Nachdenken darüber angeregt, wie ich das angehen wollte, und mir einfach Fragen gestellt, die mich auf Ideen gebracht haben.

THERAPEUTIN: Welche Möglichkeiten haben Sie jetzt?

MARYLIN: Entweder die Dinge zu akzeptieren, wie sie sind, oder sie in den Griff zu bekommen.

THERAPEUTIN: Welche Möglichkeiten gibt es zwischen diesen beiden? [sowohl als auch]

Marilyn meinte, es sei schon ein Anfang, wenn sie die Erdnussbutter nicht mehr aus dem Glas oder die Eiskrem nicht mehr aus dem Becher essen würde. Sie betonte aber noch einmal, dass sie den Genuss des Essens nicht aufgeben und auch kein strenges Diätprogramm haben wolle.

Bei der Formulierung des Resümees und der Aufgabe für die Klientin überlegte ich, dass Marilyns Kampf zwischen Kontrolle und Abhängigkeit thematisiert werden müsste. Deshalb arbeitete ich sowohl meine Vorstellung von ihren Kontrollproblemen als auch konkrete Vorgänge, die zum Nachdenken anregen, in das Resümee ein.

THERAPEUTIN: [Resümee] Ich habe heute von Ihnen gehört, dass Sie sich mit einer Gewohnheit befassen möchten, die Sie seit Ihrer Zeit in der High School haben ... dass Sie mit sich darum kämpfen, was und wie viel Sie essen wollen, und dass Ihnen das nicht nur insofern etwas ausmacht, wie es Ihr Selbstbild beeinträchtigt, sondern auch in der Hinsicht, was andere Leute über Sie denken könnten. Momentan hätten Sie gern persönliche Aufmerksamkeit, um dieses Problem in den Griff zu bekommen, und kein Gruppenprogramm, und Sie wollen keine Essgewohnheiten, die sehr strukturiert sind und die Sie später nicht aufrechterhalten können. Ihr Mann scheint Sie in Ihrem Kampf nicht mehr unterstützen zu wollen, sondern will Sie davon überzeugen, sich so akzeptieren, wie Sie sind, und wie er das auch tut.

Ich habe auch von Ihnen gehört, dass Sie das Verhältnis zu Ihrem Vater in den letzten fünf Jahren gut in den Griff bekommen haben und dass das Nachdenken über Möglichkeiten Ihnen dabei geholfen hat. Meine Antwort lautet, dass Ihre jetzige Entscheidung sehr sinnvoll ist, denn Sie sind eine Frau, die eine einmal getroffene Entscheidung auch umsetzt. Wenn Sie das dieses Mal tun, muss es einen guten Grund dafür geben. Sie verstehen sehr gut, was bei Ihnen funktioniert und was nicht, und weil das Nachdenken über Möglichkeiten schon zuvor funktioniert hat, kann das jetzt wieder funktionieren.

MARYLIN: Vielleicht bin ich unrealistisch, wenn ich möchte, dass es genau so geschieht.

THERAPEUTIN: Kann sein. Es braucht vielleicht eine Weile, bis Sie herausgefunden haben, wie Sie die Wut auf sich selbst zügeln können, und das für Sie richtige Maß an Kontrolle gefunden haben. Ich bin nicht sicher, aber vielleicht hilft es, wenn Sie sich überlegen, was für einen Snack Sie zu welcher Tageszeit einnehmen wollen und wie Sie sich beschäftigen können. Vielleicht wollen Sie sich schon am Morgen für irgendeinen Snack entscheiden und sich den Rest des Tages mit etwas beschäftigen und sehen, ob Sie das mögen oder nicht.

MARYLIN: Gut. Das werde ich tun. Ich will einfach mein Gewicht, das ich vor der Schwangerschaft hatte, und mich selbst im Griff haben. [Ich hörte, dass Marilyn ein weiteres mögliches Ziel erwähnte: das Abnehmen, was dem widersprach, was sie zuvor gesagt hatte.]

Zweite Sitzung (2 Wochen später)

THERAPEUTIN: Nun, was ist passiert, von dem Sie gern hätten, das es weiterhin passiert?

MARYLIN: Es war schwer, sehr schwer. Manchmal frage ich mich, ob das überhaupt möglich ist. Ich probierte in der ersten Woche alle Möglichkeiten peinlich genau aus, schrieb alles auf, plante, schrieb auf. In der zweiten Woche dann machte ich es nur noch in Gedanken ... und war nicht so erfolgreich.

THERAPEUTIN: Erzählen Sie mir von der ersten Woche und darüber, was funktionierte.

Ich befragte Marilyn detailliert nach den erfolgreichen Verhaltensweisen und erfuhr, dass sie aufgehört hatte, Erdnussbutter und Eiskrem zu essen, und die fetthaltigen Cracker durch Knäckebrot ersetzte. Sie schloss sich meiner Begeisterung über diese Veränderungen nicht an und beurteilte ihren Erfolg so: »Nun ja, an manchen Tagen funktionierte es und an manchen Tagen nicht.« Ich fragte: »Aber heißt das, dass Sie in den letzten zwei Wochen insgesamt weniger gegessen haben als zuvor?« Sie antwortete: »Oh ja, natürlich, insgesamt viel weniger, aber ich weiß auch, dass ich es kompensiere, wenn ich von dem einen weniger esse, esse ich vom anderen dann umso mehr.« Marilyns Reaktion auf eine sichtbare Veränderung zum Besseren signalisierte, dass sie tatsächlich nicht bereit war für eine Lösung. Ich musste sie beobachten und versuchen, sie auf andere Weise zu motivieren.

THERAPEUTIN: Ich glaube, ich weiß im Moment nicht genau, welchen Schwerpunkt Sie jetzt am hilfreichsten finden.

MARYLIN: Vielleicht einen Tag nach dem anderen in Angriff nehmen. Ein paar Tage habe ich überhaupt nichts zwischendurch gegessen. [Wenn ich ihre Einstellung nicht in Zweifel zog, wurden ihre Aussagen von selbst positiver.]

THERAPEUTIN: Was haben Sie stattdessen gemacht?

MARYLIN: Nun ja, Aschermittwoch war der eine Tage; da hatte ich einen Grund.

THERAPEUTIN: Was haben Sie stattdessen gemacht?

MARYLIN: Ah, ich habe alles schriftlich festgehalten, und ich habe mich stattdessen im Haus beschäftigt. *(wütend)* Wenn ich es an einem oder zwei Tagen schaffe, weshalb kann ich es denn nicht immer schaffen?

THERAPEUTIN: Sie scheinen auf sich wütend zu sein.

MARYLIN: Bin ich. *Das ganze Problem ist ein Kontrollproblem.* Ich weiß, auch andere Leute haben das Problem, aber schauen Sie sich alle meine Freunde an. Sie müssen nicht einmal darüber nachdenken. Warum können sie und ich nicht?

Mir wurde bewusst, dass mich Marilyns Einstellung etwas frustrierte, und ich erinnerte mich: *Man kann Klienten nicht ändern; nur sie selbst können sich ändern.* Also akzeptierte ich Marilyns Einstellung und dachte über ihre Gefühle nach, als sie ihre wachsende Wut auf sich beschrieb. Diese ließ schließlich etwas nach, und die Sitzung endete mit Marilyns Feststellung, sie müsse lernen, sich zu akzeptieren.

THERAPEUTIN: [Resümee] Ich habe heute von Ihnen gehört, Sie hätten erkannt, dass das Ziel Ihrer Therapie darin besteht, wegen Ihrer

Essgewohnheiten nicht mehr auf sich wütend zu sein ... und Ihr Verhalten und das zu akzeptieren, was andere Ihrer Ansicht nach darüber oder zumindest über Ihre Kontrolle beim Essen sagen. Sie kamen mit den Erwartungen, sofort die Kontrolle zu haben. Sie sagten, Ihr Mann finde Sie in Ordnung so und dass Sie sich so akzeptieren sollten, wie er Sie akzeptiert, aber Sie glauben, wenn Sie sich akzeptieren, nehmen Sie immer mehr zu. Meine Antwort lautet, dass Sie anscheinend auf der richtigen Spur sind, wenn Sie auf Selbstakzeptanz hinarbeiten. Je mehr Sie mit sich kämpfen, umso weniger Energie haben Sie vielleicht, um Möglichkeiten zu finden, die zu Ihnen passen. Was halten Sie davon, wenn Sie die Art Ihres Kampfes mit sich verändern? Beispielsweise stellen Sie an einem Tag sicher, dass Sie den ganzen Tag lang kämpfen, und am nächsten Tag kämpfen Sie überhaupt nicht und akzeptieren sich.

MARYLIN: Ich weiß nicht, wie ich einen Tag lang damit aufhören kann.

THERAPEUTIN: Aber Sie haben mir gesagt, das Sie das manchmal schon gemacht haben.

MARYLIN: Ich glaube nicht, dass ich mit dem inneren Streit aufhören könnte.

THERAPEUTIN: Wie haben Sie das früher gemacht?

MARYLIN: Na ja, mit Begründungen ... wie die Fastenzeit oder die Kosten für Weight Watchers. Aber ich könnte es versuchen. Was soll ich tun?

THERAPEUTIN: Wenn Sie an dem Tag, an dem Sie nicht kämpfen sollen, den Kampf in sich spüren, sagen Sie sich, dass Sie ihn auf morgen verschieben müssen, weil Sie heute alles tun können, was Ihnen Freude macht. Am anderen Tag erlauben Sie sich, bei jeder Gelegenheit mit sich zu kämpfen, denn am nächsten Tag werden Sie das nicht können.

MARYLIN: In Ordnung, ich werde es versuchen. Also, worauf ich hinarbeite, ist ... Ich weiß nicht, ob dieser Teil von mir abschalten würde.

THERAPEUTIN: Würden Sie ihn abschalten oder ihn vertrösten?

MARYLIN: Ich glaube, es wäre für mich besser, wenn ich in kleinen Schritten vorgehen würde. Ich glaube, ich würde mir zugestehen, am Nachmittag mit mir zu kämpfen und die kampflose Zeit auf das Ende des Tages zu legen, wenn ich müde bin, wenn ich weniger Energie habe, um diesen Kampf fortzusetzen. [Klienten sollten Vorschläge immer modifizieren dürfen. Sie gehen dann eher auf ihre Weise vor.]

THERAPEUTIN: Alles, von dem Sie glauben, dass es bei Ihnen funktioniert, ist in Ordnung. Ich warne Sie nur davor, zu viel zu früh zu erwarten.

Dritte Sitzung (2 Wochen später)

Marilyn berichtete, dass sie nicht mehr so sehr in sich hineinschlinge, momentan aber zunehme und jetzt darauf hinarbeite, wieder abzunehmen. Ich staunte über diese Veränderung, sagte aber um des emotionalen Klimas willen nichts dazu. Im Verlauf des Gesprächs wurde mir klar, dass Marilyn sich selbst mehr akzeptierte und weniger auf ihr Essverhalten fokussiert war. Ihrer Meinung nach waren die Veränderungen allerdings der Tatsache geschuldet, dass ihr Mann öfter zu Hause sei und sie generell mehr zu tun habe. Sie räumte ein, allmählich mehr Kontrolle zu haben, dass dies aber noch nicht ausreiche. Als Marilyn klagte, sie könne von ihrem Lebensmuster her Veränderungen nicht verstetigen und Kontrolle nie aufrechterhalten, erinnerte ich sie an eine wichtige Ausnahme: das Verhältnis zu ihrem Vater.

Im Resümee verglich ich ihren Kampf mit dem Vater mit ihrem gegenwärtigen Kampf und baute die Aufgabe für sie auf ihrer früheren Lösung auf. Marilyn hatte das frühere Problem dadurch gelöst, dass sie sich an ihrem Bedürfnis orientierte und nicht an der Kritik des Vaters. Ich schlug einen ähnlichen Prozess vor: Wann immer sie sich zu kritisieren anfange, solle sie sich fragen, ob ihr Vater oder andere so über sie denken würden oder ob sie sich selbst so sehen wolle.

Vierte Sitzung (3 Wochen später)

Marilyn stellte zunächst fest, dass sie in den letzten drei Wochen etwas weniger wütend auf sich gewesen sei. Sie berichtete, sie habe 50 Prozent der Zeit Wut auf sich gehabt, was aber »noch nicht gut genug« sei. Sie habe meinen Vorschlag am Ende der letzten Sitzung befolgt und den Eindruck gewonnen, ein rebellisches Kind in sich zu haben. Dieses Kind verleite sie zum Essen, weil es in der Vergangenheit nie seinen eigenen Weg gehen durfte. »Es ist, als ob das Kind sagt: ›Das willst du wirklich tun, und niemand hindert dich daran.‹« Diese weitere Klärung des Problems veranlasste mich zu der Frage, wie Marilyn, die kompetente Erwachsene, mit diesem rebellischen Kind umzugehen gedenke.

MARYLIN: *Vielleicht sollte ich mich einfach darauf konzentrieren, mich zu akzeptieren.*

THERAPEUTIN: Wie können Sie freudvoll essen und sich zugleich akzeptieren? [sowohl/als auch]

MARYLIN: Ich werde nicht mehr so schlecht über mich denken, und ich glaube, dieses Denken kommt durch das Essproblem ans Licht.

THERAPEUTIN: Ist das das Symptom dafür, dass Sie schlecht über sich denken?

MARYLIN: *Es ist mein schlimmster Fehler, es ist das, weshalb ich besonders wütend auf mich bin.* [Sie definierte das Problem erneut.]

THERAPEUTIN: In Ordnung! Wenn es also das ist, was Sie hier erreichen wollen, woran werden Sie erkennen, dass Sie sich mehr akzeptieren?

MARYLIN: Dass ich nicht mehr schlecht über mich denke und nicht mehr den Satz höre: »Du hast dich nicht im Griff.«

THERAPEUTIN: Wie haben Sie gelernt, sich in anderen Situationen zu akzeptieren?

MARYLIN: Ich weiß nicht. Es gibt nicht viele Bereiche, in denen ich mich nicht akzeptiere.

THERAPEUTIN: Wie war es als Tochter?

MARYLIN: Ich wusste, dass ich keine schlechte Tochter war; es war nicht mein Problem. Aber in der jetzigen Situation bin ich es allein.

THERAPEUTIN: Wenn Sie sich nun als jemanden vorstellen, der sich sowohl akzeptiert als auch selbstkritisch ist, wie Sie in Bezug auf Ihren Vater waren – auf welch andere Weise könnten Sie dann auf sich reagieren?

MARYLIN: Ich lasse ihm seine Meinung und mache das, was ich möchte.

THERAPEUTIN: Wie könnte man das nun darauf übertragen, dass Sie gegenüber Ihren Essgewohnheiten kritisch sind?

MARYLIN: Ich schätze, ich muss diesem Teil den Mund verbieten.

THERAPEUTIN: Das entspricht nicht dem, wie Sie mit Ihrem Vater umgehen.

MARYLIN: Ich ignoriere ihn.

THERAPEUTIN: Könnten Sie das auch mit Ihrer Selbstkritik tun?

MARYLIN: Ja, ich glaube, das habe ich sogar getan, ohne es zu realisieren, wenn es mir besser geht. Ich sage mir, genau das mache ich jetzt.

THERAPEUTIN: Nur jeweils in der Woche, nachdem sie hier sind, oder auch danach?

MARYLIN: Es geht die ganze Zeit schon besser, obwohl es wirklich viel besser geht, unmittelbar nachdem ich hier bin.

THERAPEUTIN: Würden Sie sagen, dass der prozentuale Anteil, seit wir miteinander arbeiten, an diesem Verhalten gestiegen ist? Um wie viel mehr akzeptieren Sie sich jetzt gegenüber früher?

MARYLIN: 30 bis 40 Prozent mehr.

THERAPEUTIN: Am Anfang sagten Sie, es seien nur zehn Prozent von Ihnen in Ordnung, und jetzt sind es 30 bis 40 Prozent mehr. Das ist eine Verbesserung auf insgesamt 50 Prozent.

MARYLIN: Also, mein Ziel ist doch ein anderes. Als ich zu Ihnen kam, ging es mir ums Abnehmen, aber jetzt nicht mehr. Meine Kleider passten mir nicht mehr, also ging ich neue Kleider kaufen. Das ist ein Zeichen, dass ich mich akzeptiere.

THERAPEUTIN: Es ist wunderbar, dass Sie dieses Gefühl haben. Großartig!

MARYLIN: Ich weiß, ich könnte in drei Wochen zehn Pfund abnehmen, wenn ich wollte, aber ich will einfach nicht. Also dachte ich schließlich, na ja ... ich werde mir Kleider kaufen, in denen ich gut aussehe ... aber dann frage ich mich wieder, ob ich mich einfach nur drum herumdrücke?

THERAPEUTIN: Was antworten Sie darauf?

MARYLIN: Dass ich jetzt eben nun einmal so bin. Wenn ich mich akzeptieren kann, wie ich jetzt bin, vielleicht wiege ich in einem Jahr weniger ... oder etwas anderes wird geschehen ... ich würde gern schwanger werden. Ich möchte nicht mehr darüber nachdenken, ob es entweder total gut oder schlecht ist.

THERAPEUTIN: Wie hat sich diese Bilanz für Sie jetzt im Moment verändert?

MARYLIN: Meine Einstellung zum Essen hat sich dahingehend geändert, dass ich meine Essgewohnheiten viel stärker akzeptiere, aber meine Art zu essen ist dieselbe ... na ja fast ... manchmal besser, manchmal schlechter.

THERAPEUTIN: Können Sie sich vorstellen, zu anderen Zeiten andere Entscheidungen zu treffen?

MARYLIN: Hm, genau da bin ich in der Sackgasse.

THERAPEUTIN: [Resümee] Ich habe von Ihnen gehört, dass Sie Fortschritte machen, diese aber nicht schnell genug Ergebnisse für Sie bringen. Ich habe von Ihnen auch gehört, Sie seien sich jetzt im Klaren darüber, dass Ihr Hauptziel ist, sich unabhängig von Ihren Essgewohnheiten selbst zu akzeptieren. Meine Antwort lautet, dass Sie auf der richtigen Spur sind, der einzige Weg zur Selbstakzeptanz aber der ist, sich eine Zeit lang nicht zu verändern zu versuchen und geschehen zu lassen, was geschieht – innezuhalten und zu sehen, wie die Dinge laufen, wenn Sie einfach aufhören, sich ändern zu wollen ... vielleicht einen Monat lang oder so. Natürlich werden die selbstkritischen Gedanken manchmal kommen. Manche Menschen gehen damit so um, dass sie sich zehn Minuten am Tag ausschließlich den kritischen Gedanken widmen, die Ihnen sonst in der übrigen Zeit des Tages kommen. Manche Menschen schreiben in dieser Zeit ihre kritischen Gedanken auf einen Zettel, den sie anschließend zerreißen und wegwerfen. Ich weiß, dass Sie nicht gern etwas aufschreiben. Vielleicht fällt Ihnen dafür eine andere Möglichkeit ein. Schauen Sie, was passiert!

Fünfte Sitzung (5 Wochen später)

Marilyn berichtete, dass sie sich rundum besser fühle, weil sie sich akzeptiere und »die guten wie die schlechten Dinge anschaut«. Beim Essen habe sie sich stärker im Griff. Die größte Veränderung sei, dass sie nicht mehr so sehr mit sich kämpfe. »Es ist eine solche Erleichterung«, sagte sie, »genauso wie damals, als ich aufhörte, mit meinem Vater zu kämpfen.« Auf meine Frage, wie sich diese neue Entwicklung auf ihren Alltag auswirke, antwortete sie, sie halte sie davon ab, depressiv zu werden.

THERAPEUTIN: Besteht eine gewisse Ähnlichkeit zwischen dem Gefühl, die Beziehung zum Vater nicht im Griff zu haben, und dem Gefühl, beim Essen keine Kontrolle zu haben?

MARYLIN: Ich denke schon. Ich glaubte wirklich, dass ich selbst keine Macht habe und er alle Macht der Welt. Als ich dann Kontrolle gewonnen hatte, fühlte ich mich erleichtert.

THERAPEUTIN: Ihr Verhalten hat sich geändert?

MARYLIN: Ja, und dieses Festgefahrensein.

THERAPEUTIN: Dann sind Sie also zu der gleichen Einsicht gelangt, was das Essen und den Kampf mit sich angeht, und dass Sie auf sich wütend sind, weil Sie keine Kontrolle haben.

MARYLIN: Ja, ich kämpfe nicht mehr viel mit mir.

THERAPEUTIN: Wirklich?

MARYLIN: Ja.

THERAPEUTIN: In zwei Jahren ... in drei Jahren ... wie wird sich diese Veränderung, die Sie jetzt vorgenommen haben, auf Ihr zukünftiges Essverhalten auswirken?

MARYLIN: Ich werde hoffentlich nicht mehr mit mir kämpfen oder darüber nachdenken. Ich glaube, wenn ich mir die Freiheit gebe, das zu essen, was ich will, werde ich deshalb keine größeren Mengen essen. Deshalb kann ich mir nicht vorstellen – es sei denn, ich habe ein Stoffwechselproblem –, dass ich noch viel mehr an Gewicht zulege als das, was ich jetzt habe, und ich werde mich damit wohl fühlen.

Am Ende der Sitzung bat ich Marilyn, den Grad ihrer Selbstakzeptanz bezüglich Essgewohnheiten einzuschätzen, worauf sie sagte, dass das Essen nur ein Teil des Gesamtbildes sei und sie dabei insgesamt 80 bis 85 Prozent Kontrolle habe; in der ersten Therapiesitzung waren es 25 Prozent gewesen. Auf die Frage, ob sie zuversichtlich sei, diese Veränderungen aufrechterhalten zu können, sagte sie: »Ich bin nicht sicher. Es ist so neu.«

THERAPEUTIN: Und Sie werden daran arbeiten und sich immer wieder darin bestärken müssen. Eine Formel, dies in Zukunft zu schaffen ... Sie wissen, es ist normal, dass Selbstakzeptanz und Selbstvertrauen hoch- und runtergehen ... 85 Prozent sind jetzt großartig, aber es wird Zeit brauchen, daraus eine Gewohnheit zu machen ... Also, ich dachte, dass Sie nicht enttäuscht sind, wenn Sie nicht auf mindestens 85 Prozent Selbstakzeptanz kommen ... wenn Sie das Gefühl haben, es geht zu langsam, denken Sie daran, was Sie tun müssen, um die Balance zwischen Selbstakzeptanz und Selbstkritik zu finden; lassen Sie es nicht zu, dass Sie zwischen dem total Negativen und dem total Positiven hin- und hergerissen werden.

Marilyn und ich kamen überein, dass sie ihr Ziel erreicht hatte und weitere Sitzungen nicht mehr notwendig waren.

Im Resümee wurden Marilyns Ziel, ihre Leistungen und die Art ihrer neuen Perspektive auf das Problem noch einmal rückblickend betrachtet.

Signifikant an diesem Fall ist, wie der Prozess sich veränderte, als Marilyn kontinuierlich das Inhaltliche abklärte. In fünf Sitzungen verschob sie ihr Ziel von »Heilung einer Essstörung« und die Wut auf sich selbst hin zu Selbstakzeptanz. Die Verbindung auf der Prozessebene half ihr, die Gedanken auf der Inhaltsebene zu klären.

5.6 Entscheidungsfindung als Ziel

Wenn ein Klient mithilfe einer Therapie zu einer Entscheidung zwischen zwei oder mehreren Alternativen gelangen möchte, geben wir ihm in einem Prozess der Problemlösung Orientierung. Wir müssen ihm aufmerksam zuhören, damit wir ihm helfen können, über Optionen nachzudenken. Ein Teil der Arbeit, z. B das Abwägen des Für und Wider oder das Setzen von Prioritäten, kann man ihm als Hausaufgabe vorschlagen. Diesen Vorschlag kann man dahingehend modifizieren, dass man Klienten bittet, die kurz- und langfristigen Vor- und Nachteile ihrer Optionen aufzulisten.

Ein Beispiel: Ein Mann kommt zur Therapie, weil er nicht weiß, ob er seine Frau, die eine kurze Affäre hatte und diese bereut, verlassen oder ihr vergeben soll.

1. Der kurzfristige Vorteil: Es kratzt seinen Stolz nicht an, und er kann sie verletzen, wie sie ihn verletzt hat.
2. Der langfristige Vorteil: Er muss sich keine Sorgen mehr machen, ob er ihr noch vertrauen kann.
3. Der kurzfristige Nachteil: Sein gesamtes Leben erfährt einen Bruch, und er verliert einen Menschen, für den er immer noch viel empfindet.
4. Der langfristige Nachteil: Er verpasst vielleicht eine Gelegenheit, in der Ehe jetzt etwas zu ändern, was sie in Zukunft angenehmer machen könnte.

Der Klient hat das Ziel, eine wie auch immer geartete Entscheidung zu treffen. Wenn der Klient sein Ziel erreicht hat und die Therapie fortsetzen möchte, muss ein neues Problem definiert werden – auf der Grundlage der Frage, wie der Klient wissen wird, dass die Therapie ihm geholfen hat.

Entscheidet sich der Klient in obigem Beispiel, seine Frau zu verlassen, kann das nächste Problem bzw. können die nächsten Probleme danach definiert werden, wie er mit dem Alleinsein zurechtkommt, wie er mit dem Verlust umgeht, wie die Kinder gemeinsam erzogen werden können. Entscheidet sich besagter Klient hingegen, seiner Frau zu vergeben, und versucht er, die Ehe angenehmer zu gestalten, wollen er und seine Frau vielleicht eine Paartherapie machen, sodass sie das Problem und die Ziele gemeinsam definieren müssen. Wenn die Frau eine Therapie ablehnt und der Mann seine Therapie fortsetzen möchte, muss er ein Problem definieren, z. B. wie er Vertrauen entwickeln und/oder seiner Frau vergeben kann. Vielleicht möchte der Klient keine weiteren Therapiegespräche, weil er sie nicht braucht. Er hat das Ziel seiner Therapie – die Entscheidung – erreicht, und der Vertrag mit dem Therapeuten ist erfüllt. Wenn der Klient sich mit dieser Lösung zufrieden gibt, muss sich auch der Therapeut damit zufrieden geben. Es würde nicht der lösungsfokussierten Philosophie entsprechen, die Therapie fortzusetzen, um dem Klienten beim Übergang in sein neues Leben zu helfen, wenn er dies nicht als Bedürfnis identifiziert.

Manche Klienten, die wegen einer Entscheidung therapeutische Hilfe suchen, wollen unbedingt möglichst schnell zu einem Entschluss kommen. Dringlichkeit verschärft den einer Entscheidung innewohnenden Entweder-oder-Aspekt. An diesem Punkt ist es die bessere Option, die notwendigen Informationen zu gewinnen und zu überprüfen. Infolgedessen sollten wir versuchen, das Tempo des Klienten zu verlangsamen, oder ihm helfen, die Entscheidung gegebenenfalls eine Weile aufzuschieben. Um eine Verlangsamung zu erreichen, kann man z. B. darauf hinweisen, dass mehr Zeit erforderlich ist, um mit der Situation vertraut zu werden, oder dass die Entscheidung besser zurückgestellt wird, damit am Ende wirklich die richtige getroffen werden kann.

Ich erinnere mich an eine Klientin, die zur Therapie kam, weil sie nicht wusste, ob sie ihren Freund verlassen sollte oder nicht. Auf einer 10-Punkte-Skala siedelte sie ihn zwar bei der 7 an, beschrieb ihn aber als einen Mann, der seine Kinder aus erster Ehe ihren Bedürfnissen vorzog. Sie hatte Angst vor einer Entscheidung, weil sie erschöpft davon war herauszufinden, was zu tun sei. Ich fragte sie, ob sie bereit sei, die Entscheidung noch ein paar Wochen hinauszuzögern, damit wir ihre Situation gründlicher explorieren könnten. Sie schien sich zu entspannen und erleichtert zu sein. Da sie nicht auf der Stelle eine Entscheidung treffen musste, schlug ich ihr vor, beim nächsten Treffen mit ihrem Freund alles zu registrieren, was sie an seiner Gesellschaft schätzte. In der darauffolgenden Sitzung berichtete sie, sich in der vergangenen Woche entspannter gefühlt zu haben. Zwei Wochen später teilte sie mit, ihr Freund gehe plötzlich mehr auf ihre Wünsche ein und würde sie gern öfter sehen. Die nächste Sitzung sagte die Klientin ab mit der Begründung, die Dinge liefen so gut, und sie habe beschlossen, die Beziehung fortzusetzen.

Wenn ein Klient wegen einer Entscheidung unsicher ist, kann man ihn auch fragen: »Was müssen Sie jetzt tun (oder entscheiden), damit Sie mit sich zufrieden sein können, wenn Sie später einmal daran denken (oder zurückschauen)?« Diese Frage ist oft viel effizienter als eine Wunderfrage, weil manche Menschen sich eine bessere Zukunft nicht vorstellen können; aber jeder Mensch kann sich an schlechte Entscheidungen in seinem Leben erinnern und weiß, wie er sich danach gefühlt hat.

5.7 Der Klient will das Verhalten eines anderen Menschen ändern

Damit Lösungen erfolgreich sein können, muss der Klient Verantwortung für sein Verhalten übernehmen. Manche Klienten sind jedoch davon überzeugt, dass ihr Problem verschwinden würde, wenn ein anderer Mensch sein Verhalten ändert. Typisches Beispiel dafür sind Eltern, die vom Therapeuten erwarten, dass er ihr Kind oder den anderen Elternteil »repariert«.

Auch in solchen Fällen ist zuallererst die Kooperation mit den Klienten gefordert.

Marjorie kam zur Therapie, um über ihre Unzufriedenheit in ihrer 15-jährigen Ehe mit Fred zu sprechen, den sie in Sachen Geld als selbstsüchtig, unehrlich und verantwortungslos beschrieb. Beide waren berufstätig und hatten ein ungefähr gleiches Einkommen. Aber während Marjorie sich viele Dinge versagte, die sie gern kaufen würde, schwelgte Fred im Erwerb von elektronischen Spielzeugen, was ihr gemeinsames Budget sprengte. Die Klientin habe versucht, das Problem in den Griff zu bekommen, indem sie darauf bestand, dass Fred sein Einkommen ihr anvertraute und sie um Geld bat, wenn er etwas kaufen wollte. Diese Lösung schien eine Weile zu funktionieren, aber Marjorie hatte nun den Eindruck, Fred kooperiere immer weniger und sabotiere ihre Pläne. Er kümmere sich auch nicht mehr um seine Aufgaben, z. B. darum, das Auto zum Kundendienst zu bringen und den Rasen zu mähen. Kürzlich habe sie eine Geburtstagsfeier für ihre Eltern ausgerichtet, bei der Fred zu viel getrunken und sie vor allen schlecht gemacht habe. Sie habe Fred gebeten, mit zur Therapie zu kommen, doch er habe sich geweigert.

Auch Klienten müssen verstehen: *Man kann Menschen nicht ändern; nur sie selbst können sich ändern.* Auf die Frage der Therapeutin, woher Marjorie wissen würde, wenn sie nicht mehr zur Therapie kommen müsse, antwortete sie, dass Freds Verhalten sich geändert hätte. Ob die Klientin bereit sei, bei sich etwas zu ändern, damit dies geschehen könne? Die Antwort war: »Absolut nichts.« Marjorie sagte, es gebe nichts, was ein Therapeut vorschlagen könne und sie nicht schon versucht habe. Sie habe Fred höflich gebeten, ihr Budget nicht zu überschreiten; sie habe Wutausbrüche gehabt; sie habe Freds Mutter gebeten, mit ihm über ihre Situation zu sprechen; sie habe mit ihm geredet, als er in sanfter, romantischer Stimmung war; sie habe sich ihm sexuell verweigert. Nichts habe irgendetwas bewirkt. Sie brauche professionelle Hilfe. Die Therapeutin motivierte die Klientin zunächst, das Problem neu zu definieren und selbst etwas anders zu machen. Sie fragte Marjorie, ob Fred in seinem Leben schon jemals in seiner Beziehung zu ihr oder zu anderen Menschen etwas verändert habe. Marjorie dachte eine Weile nach und sagte dann, er komme jetzt nicht mehr zu spät zur Arbeit, weil ihm die Kündigung drohte. Ob Marjorie denke, Fred werde sich ändern, wenn er glaubt, sie würde ihn verlassen? Darauf antwortete Marjorie unverzüglich, dass sie Fred nie verlassen würde. Es sei gegen ihre religiöse Überzeugung, und selbst wenn es nicht so wäre, wolle sie ihr gemeinsam erworbenes Vermögen durch eine Scheidung nicht geteilt sehen.

Welche Optionen hat der Therapeut, wenn er mit einer solchen Situation konfrontiert ist? Am besten ist es, ehrlich zu sein und dem Klienten zu sagen, dass wir Menschen nicht ändern können. Wir können realistischerweise nur die Erkundung von Möglichkeiten anbieten und z. B. fragen, wie man besser mit der Situation umgeht. Marjorie war mit dieser Antwort nicht zufrieden und beendete die Therapie. Das bedeutet aber nicht, dass die therapeutische Haltung nicht die Funktion einer Intervention hat. Manche Klienten verändern aus eigenem Antrieb etwas, wenn der Therapeut sich selbst als ratlos erklärt.

5.8 Fazit

Oberflächlich betrachtet, scheint sich das Gespräch über die »Klärung von Zielen« nur minimal zu unterscheiden vom Gespräch über die

»Definition von Zielen«. Was ist so anders, wenn man Fragen stellt, die Teil eines Prozesses sind, gegenüber Fragen, die Teil einer Aufgabe sind? Der Unterschied liegt vor allem in den Implikationen, die sich ihrerseits auf die Interaktion zwischen Therapeut und Klient auswirkt. Wenn man von der »Prozesshaftigkeit« statt von der »Aufgabe« her denkt, lässt das auf einen Fluss schließen, der den Geist des Therapeuten für andere Möglichkeiten offenhält. Dieser reißt uns mit und macht uns neugierig darauf, wo sich der Klient gerade befindet, statt uns darauf festzulegen, dass er sich an einem zuvor bestimmten Ort befindet. Die Ansicht, das Ziel »steht fest«, kann einschränken und in eine Sackgasse führen.

An jeder Biegung der SFT müssen wir unsere Klienten anschauen, um entscheiden zu können, welche Ziele sie mit der Therapie verfolgen. Sie sind nicht nur die Einzigen, die genau wissen, woran sie erkennen werden, dass sie keine Therapie mehr brauchen, sondern auch die Einzigen, die ihre Fähigkeit und Bereitschaft einsetzen, um diesen Punkt zu erreichen. Deshalb ist es zu unserem Nutzen, wenn wir während des gesamten Prozesses geduldig, flexibel und neugierig bleiben (Cecchin 1987).

Die Frage, was Klienten wollen und ob sie bereit sind, ihr Ziel anzusteuern, spielt bei der Formulierung des Resümees und der Aufgaben, wie sie in Kapitel 7 diskutiert werden, eine große Rolle.

6. Das Team hinter dem Spiegel und die Beratungspause

»Beobachtungsteams werden meistens im Rahmen struktureller, am Mailänder Modell orientierter und strategischer Therapien eingesetzt« (Nichols a. Schwartz 1995, p. 521). Die wohl beste Beschreibung ihrer Aufgabe kommt vom Mailänder Team selbst:

> Für genauso wichtig halten wir die ständige Supervision der behandelnden Therapeuten durch ihre beiden Kollegen im Beobachtungszimmer. Diese sind, was den Verlauf der Sitzungen betrifft, »Außenstehende« und werden daher nicht so leicht in das Spiel hineingezogen; sie vermögen die Phänomene aus der Distanz, gewissermaßen »von oben« zu beobachten, so wie man ein Fußballspiel von den oberen Rängen der Tribüne aus besser übersieht. Fehler, Gefahren und Strategie der Gegner sind für die Zuschauer wesentlich leichter erkennbar als für die Spieler auf dem Spielfeld (Selvini Palazzoli 1977, S. 25 f.).

Später führte Tom Andersen (1991, 1995) eine stärker auf Kooperation ausgerichtete Variante des Teamkonzepts ein: das »Reflektierende Team«. Bei diesem Prozess beobachten Klienten die Diskussion des Teams hinter dem Spiegel und kommentieren diese anschließend.

Ursprünglich fungierten die Beobachter hinter dem Einwegspiegel im Brief Family Therapy Center als ferne Beobachter, die nie mit den Klienten direkt kommunizierten. Sie unterstützten den behandelnden Therapeuten in der Pause am Ende einer Sitzung, wenn dieser eine Botschaft an den Klienten formulierte, brachten sich selbst aber nicht in diese Botschaft ein. Man informierte die Klienten über die Anwesenheit von Beobachtern hinter dem Spiegel, aber die Beobachter wurden bewusst nicht vorgestellt. Wir dachten, mit der Aura eines Mysteriums habe es so sein Bewenden. Das änderte sich, als ein Klient einmal um Rückmeldung von den Beobachtern bat (Nunally et al. 1986) und wir am Schluss dieses Austauschs erkannten, dass der direkte Kontakt zwischen Klienten und dem Team den Prozess um eine weitere Dimension bereichert. Von da an meldeten sich die Beobachter hinter dem Spiegel über die Wechselsprechanlage beim behandelnden Therapeuten oder direkt bei den Klienten, um Fragen zu stellen oder etwas zu kommentieren. Fragen und Kommentare der

Beobachter wurden oft benutzt, um Klienten auf eine Weise herauszufordern, wie es der behandelnde Therapeut nicht hätte tun können, ohne die therapeutische Beziehung zu gefährden. Es traf sich, dass Selvini Palazzoli (1977) mit ihrer Mailänder Gruppe und eine Gruppe am New Yorker Ackerman Institute (Papp 1980) das Team auf die gleiche Weise einsetzte.

Der Therapeut im Behandlungsraum und die Beobachter hinter dem Spiegel erleben das Gespräch unterschiedlich. Die vielfältigen Eindrücke sind eine reichere Informationsquelle für eine Interventionsbotschaft und können eine Therapie außerdem verkürzen. Leider haben die meisten niedergelassenen Therapeuten in den USA heute nicht mehr die Zeit oder das Personal, um regelmäßig oder überhaupt mit einem Team arbeiten zu können. Teamarbeit findet hauptsächlich an Universitäten und Ausbildungsinstituten zu Ausbildungs- und Forschungszwecken statt.

6.1 Vorteile für den Therapeuten

Teamarbeit und eine Pause am Ende der Sitzung sind kraftvolle Methoden, um dem Klienten zu helfen. Eine solche Kooperation ist für den Therapeuten eine geistige und emotionale Stütze und kann ein Burnout-Syndrom verhindern. Doch die Pause an sich ist wertvoll, auch ohne die Mitarbeit eines Teams. Therapeuten, die grundsätzlich eine Pause einlegen, um das Resümee und eine Aufgabe für den Klienten zu formulieren, können Geschichten darüber erzählen, wie sie die Pause gelegentlich gestrichen haben, um Zeit zu sparen. Statt die Sitzung also wirklich zu unterbrechen, könnte man innehalten, rasch seine Gedanken sammeln und dem Klienten Rückmeldung sowie eine Aufgabe geben. Wenn man dann am Ende des Arbeitstages auf dem Nachhauseweg diesen Revue passieren lässt, fällt einem vielleicht plötzlich ein, dass man das Offensichtliche nicht gesehen oder dass man vergessen hat, den Klienten etwas zu sagen. Solche Situationen lassen sich glücklicherweise korrigieren, auch wenn das zusätzliche Arbeit bedeutet. Ein an den Klienten geschickter Brief mit den nachträglichen Gedanken weist auf Dauerhaftigkeit hin: Man kann einen Brief lesen und immer wieder lesen. Und er ist gut für die Beziehung zum Klienten, weil er diesem signalisiert, dass man auch dann über ihn nachdenkt, wenn er nicht anwesend ist.

Es ist schwierig, ein Resümee und eine Aufgabe zu formulieren, während man sich im Geist und emotional noch im Gespräch mit dem Klienten befindet. Ein solcher Akt erfordert, dass man überdenkt, was der Klient für sein Problem und seine Ziele hält, was er in dieser und früheren Sitzungen sonst noch gesagt hat und wie man darauf reagiert. Natürlich gelingt einem dies zuweilen, meistens aber gegen Ende der Therapie, wenn alles gut läuft und man nur noch sagen muss: »Machen Sie einfach so weiter.« Durch Teamarbeit kann diese Aufgabe effizienter erfüllt werden.

Wenn kein Team zur Verfügung steht, legt man am besten von sich aus eine Pause ein. Mit dem Wechsel vom Therapieraum zu einem anderen Ort bewegt sich der Therapeut vom »Handeln« zum »Überdenken«. Dies sind zwei unterschiedliche Erfahrungen, die zusammen genommen mehr als die Summe der Teile ergeben, mit deren Hilfe wir unsere Klienten und unsere Interaktionen mit ihnen verstehen und wissen, wie wir auf sie reagieren sollen.

6.2 Vorteile für den Klienten

Teamarbeit und Beratungspause haben auch für Klienten eindeutig einen Nutzen. Sie bieten dem Klienten »mehr als einen Kopf, der für ihn arbeitet«, und sichern die Qualität der Therapie. Ähnlich den von Erickson beschriebenen fünf Schritten der Tranceinduktion (Schmidt a. Trenkle 1985, p. 143) profitiert der Klient vom Prozess des Wartens, wenn der behandelnde Therapeut pausiert, und dem Prozess des Hörens, wenn das Team seine Mitteilung präsentiert, in folgender Hinsicht:

1. Beide Vorgänge steigern die Aufmerksamkeit für das, was der Therapeut nach seiner Rückkehr zu sagen hat.
2. Sie führen zu Entspannung, wenn die Botschaft des Therapeuten Akzeptanz und Verständnis zum Ausdruck bringt.
3. Sie verändern etwas, weil Überraschung, Erleichterung und Ablenkung von der Perspektive des Klienten auf das Problem beteiligt sind.
4. Sie bieten Kontinuität, weil die Sprache des Klienten und seine Art der Kooperation gespiegelt werden.
5. In einem tranceähnlichen Zustand sind Klienten empfänglicher für Informationen.

Klienten reagieren auf diesen Prozess meistens mit Kopfnicken oder einsichtsvollem Lächeln. Diese Reaktion wird als »Yes Set« (Erickson,

Rossi a. Rossi 1976; Erickson a. Rossi 1979; de Shazer 1982) bezeichnet und zeigt an, dass die Klienten sich in einem Zustand der Konzentration und Zustimmung befinden.

6.3 Einführung des Teams und die Pause

Für die meisten Menschen ist eine Therapie ein vertraulicher Vorgang. Sie erwarten eine Szenerie, in der sie frei über ihre Probleme sprechen und Emotionen zeigen können. Die Arbeit mit einem Team setzt voraus, dass ein Einwegspiegel oder eine Videoanlage installiert wird, um die Sitzungen beobachten zu können. Diese Ausstattung finden manche Klienten bedrohlich, und es braucht Einfühlungsvermögen und Geschick, Klienten damit vertraut zu machen. Ob Klienten sich mit dem Beobachtetwerden anfreunden, hängt entscheidend davon ab, wie das Verfahren präsentiert wird. Dies sollte nie zögerlich oder entschuldigend geschehen, sondern mit Stolz auf die Möglichkeit, dem Klienten eine besondere Betreuung bieten zu können. Wenn wir selbst von dem Verfahren überzeugt sind, lehnen Klienten es auch selten ab. Folgende Aussagen sind einzeln oder zusammen hilfreich:

- »Wir wenden dieses Verfahren an, damit wir Ihnen optimal helfen können«,
- »Sie bekommen mehr Unterstützung, weil vier Augen und Ohren immer mehr sehen und hören als zwei«,
- »Wir sind der Auffassung, dass wir Ihnen auf diese Weise schneller helfen können.«

Ausbildungsteilnehmer, die selbst nicht gern beobachtet werden, haben oft die Schwierigkeit, Klienten zur Einwilligung in die Beobachtung durch das Team zu motivieren, weil sie ihr eigenes Unbehagen auf die Klienten übertragen. Je zufriedener sich der Therapeut mit dem Verfahren zeigt, desto zufriedener sind die Klienten damit. Manchmal macht es Klienten nichts aus, beobachtet zu werden, solange die Beobachter während des Gesprächs im selben Raum sind. Obwohl dies dem Zweck eigentlich nicht dient, zeigt man sich besser damit einverstanden, weil dadurch immer noch unterschiedliche Perspektiven möglich sind und das emotionale Klima geschont wird.

Die Zustimmung zur Teambeobachtung kann man auch auf folgendem Weg erhalten:

1. Erklären Sie dem Klienten das Verfahren der Beobachtung durch das Team am Telefon, bevor er zur ersten Sitzung kommt.
2. Geben Sie ihm beim Empfang und vor Betreten des Therapieraums ein Blatt, auf dem das Verfahren der Teambeobachtung beschrieben ist. Im Therapieraum sollte die Erklärung noch einmal durchgeschaut werden.
3. Stellen Sie Klienten und Teammitglieder einander vor, und laden Sie den Klienten ein, Fragen zu stellen, wann immer er möchte.

Meiner Meinung nach sollten Klienten das Recht haben, sich für oder gegen Teambeobachtung zu entscheiden. Es hängt allerdings von den Regeln der einzelnen Praxis und des Teams ab, ob der Wunsch des Klienten respektiert oder dieser im Falle seiner Ablehnung an eine andere Stelle überwiesen wird. Unter Therapeuten, deren Klienten überwiegend aus eigenem Antrieb kommen, wird das Thema vielleicht kontroverser abgehandelt. Obwohl unfreiwillige Klienten nicht nach anderen Maßstäben behandelt werden sollten, haben sie in der Realität oft weniger Wahlmöglichkeiten. So macht die Vorgabe, er habe keine andere Wahl, den Klienten wahrscheinlich gefügiger als einen freiwilligen Klienten. Dies gilt vielleicht auch für Klienten, die in einem Krankenhaus oder einer Universitätsklinik therapiert werden, wo der Teamansatz zum Lehrprotokoll gehört. In jedem Fall sollte man Klienten dazu motivieren, über ihre ablehnende Haltung gegenüber der Teambeobachtung zu sprechen, und ihnen geduldig den Nutzen des Verfahrens erklären.

6.4 Realitäten von Teamarbeit und Pause

Viele Therapeuten arbeiten in einem Umfeld, z. B. in beengten Praxisräumen, wo die Räumlichkeiten für Pausen fehlen. Therapeuten, die einen Klienten in dessen Wohnung behandeln, empfinden es vielleicht als peinlich, diesen zu bitten, ein anderes Zimmer seiner Wohnung benutzen zu dürfen, oder ihn zu bitten, das Zimmer für eine Weile zu verlassen. In solchen Fällen ist es am besten, das Resümee und die Aufgabe aufzuschreiben und den Brief dem Klienten direkt nach der Sitzung zuzuschicken.

Zeit ist ein weiterer Faktor. Therapeuten stehen heute mehr denn je unter Druck, möglichst viele Klienten zu behandeln. Dieser Auftrag macht es ihnen oft schwer, eine Pause einzulegen. Sie brauchen zehn Minuten zwischen den Sitzungen, um sich Notizen über Fortschritte des Klienten zu machen oder ihre Erinnerung an den nächsten Klienten aufzufrischen. Sie sträuben sich, 45 bis 50 Minuten lange Sitzungen auf 35 Minuten zu verkürzen, um eine Pause einlegen und das Resümee vorlesen zu können. Therapeuten, die ihre Sitzungen ungern abkürzen, müssten dies aus meiner Sicht noch einmal gründlich überdenken. Der Nutzen, den Klienten aus sorgsam konzipierten Resümees und Aufgaben ziehen, kann die eingebüßten zehn Gesprächsminuten durchaus wettmachen.

Im Unterschied zur Teambeobachtung sollte die Pause kein Mittel der Wahl sein. Der Klient sollte darüber zu Beginn der Behandlung im Rahmen dessen, was er von der Therapie erwarten kann, auf routinemäßige, professionelle Weise informiert werden. Die meisten Klienten reagieren darauf positiv, weil die Pause ihnen signalisiert, dass ihnen große Aufmerksamkeit geschenkt wird.

Im Hinblick auf die Pause kann man z. B. Folgendes sagen:

> »Ich möchte Sie informieren, dass ich gegen Ende der Sitzung eine kurze Pause einlegen werde, um darüber nachzudenken, worüber wir gesprochen haben ... damit ich Ihnen eine Zusammenfassung geben und meine Gedanken sagen bzw. einen Vorschlag machen kann.«

6.5 Der Teamprozess

Ein Team kann aus einem oder mehreren Beobachtern bestehen. Eine Gruppe von fünf oder weniger Personen, den behandelnden Therapeuten eingeschlossen, ist am besten geeignet. Ist die Gruppe zu groß, kann zu viel Stoff für eine kurze und prägnante Botschaft produziert werden. In der lösungsfokussierten Therapie hat das Team die Aufgabe, das Gespräch zu beobachten und über eine Wechselsprechanlage oder einen anderen Kommunikationskanal daran teilzunehmen, um in der Pause hinter dem Spiegel an der Diskussion mitzuwirken und eine Botschaft für die Klienten zu formulieren.

Das Mailänder Team nahm sich so viel Zeit wie nötig, um eine Interventionsbotschaft zu formulieren (Tomm 1984, p. 255), aber in den USA müssen sich die meisten Therapeuten mit Sitzungen von 45 bis 60 Minuten begnügen. Ein guter Zeitrahmen umfasst 35 Minuten für das Gespräch, zehn Minuten Pause und die restliche Zeit dafür, die Botschaft zu präsentieren und Reaktionen von den Klienten zu beobachten. Wer sich den Luxus leisten und mehr Zeit für eine Familie nehmen kann, wird die Vorteile schätzen, nicht unter solch engen zeitlichen Vorgaben arbeiten zu müssen.

6.6 Die duale Perspektive auf den Klienten

Das persönliche Gespräch mit dem Klienten ist etwas ganz anderes, als wenn man ihn aus der Beobachterperspektive hinter dem Spiegel erlebt. Wer als behandelnder Therapeut arbeitet und die Position des Teammitglieds kennt, wird das bestätigen. Nicht selten schwinden respektlose und urteilende Gedanken, die man hinter dem Spiegel hatte, im direkten Kontakt mit dem Klienten dahin. Daraus kann man schließen, dass in der Kommunikation mit dem Klienten nonverbale Aspekte eine Verbindung – vielleicht auf emotionaler Ebene – herstellen, die der Spiegel herausfiltert. Der Blick durch den Spiegel hat den Vorteil, dass er spontanere Reaktionen erlaubt, als der behandelnde Therapeut sich erlauben kann, und gestattet auch eine distanzierte Beurteilung des Prozesses, vor allem der Interaktionen zwischen Klienten und behandelndem Therapeuten. Doch die Kombination beider Perspektiven ist ideal und für einen Therapeuten, der ohne Team arbeitet, unerreichbar.

Ein Beispiel: Therapeut und Team arbeiten mit einem Paar, das über endlose Streitereien berichtet. Der behandelnde Therapeut exploriert mit den beiden auf kooperative Weise Inhaltliches, d. h. Einzelheiten ihrer Streitereien. Sie gehen von einem Punkt zum nächsten, und irgendwann übernimmt die Frau Verantwortung für ihren Teil der Streitereien. Ihre Körpersprache signalisiert Offenheit, der Mann beschuldigt freimütig seine Frau, seine nonverbalen Signale wirken ausweichend. Das Team hinter dem Spiegel staunt über den Prozess und wendet sich über Lautsprecher mit der Bitte an die beiden, ihr Engagement für ihre Beziehung zueinander auf einer Skala von 1 bis 10 einzustufen. Die Antworten auf die Skalierungsfrage werden den Fokus des Gesprächs vom Inhalt auf das tiefer liegende Thema ihres Engagements für ihre Beziehung verlagern. So kann der Blick durch den Spiegel Inhalt und Prozess aus einer distanzierten Position einschätzen, was den therapeutischen Fortschritt befördern kann.

Um unterstützend wirken zu können, muss sich das Team seinen eigenen Prozess im Hinblick auf den Prozess der Klienten bewusst machen. Ich erinnere mich an ein Paar, das zur Therapie kam, weil es sich nicht zwischen zwei Wohnorten entscheiden konnte. Während der Pause zerfiel das Team in zwei Lager, die miteinander stritten, welche Aufgabe das Paar bekommen sollte, bis ein Teammitglied auf die Parallele zwischen dem Prozess der Klienten und dem Prozess des Teams aufmerksam machte.

Nachdem das Team erkannt hatte, dass es im Entweder-oder-Käfig des Paares gefangen war, formulierte es folgende Botschaft für das Paar:

> »Wir sehen, dass Sie beide Ihren Kopf durchsetzen wollen, aber Sie wollen es auch Ihrem Partner recht machen – das ist eine schwierige Position, in der Sie sind. Wir schlagen vor, Sie gehen nach Hause und denken darüber nach, was wichtiger ist: die Beziehung zu retten oder den eigenen Kopf durchzusetzen? Nehmen Sie es zur Kenntnis, wenn Ihre Antwort neue Lösungsideen eröffnet.«

6.7 Teamarbeit und emotionales Klima

Wenn es wichtig ist, dass sich die Beziehung zwischen Therapeut und Klienten im Kontext eines sicheren emotionalen Klimas entwickelt, folgt daraus, dass dies auch für die Beziehung unter Teammitgliedern (seien es Kollegen oder Supervisor und Ausbildungsteilnehmer) und zwischen Team und Klienten gilt (Cantwell a. Holmes 1995). Deshalb sollten die Teammitglieder hinter dem Spiegel ihre Meinungen untereinander gelten lassen und auch das Gespräch des behandelnden Therapeuten mit dem Klienten akzeptieren. Vorschläge an den behandelnden Therapeuten müssen ihm mit dem gleichen Respekt und entsprechender Sensibilität mitgeteilt werden, wie sie Klienten zuteil werden. Ein gutes emotionales Klima unter Therapeuten begünstigt die Behandlung genauso, wie diese durch Konflikte unter Teammitgliedern gefährdet wird.

Anrufe des Teams im Therapieraum sollten sorgfältig bedacht und nur bei wirklich prägnanten Dingen getätigt werden, damit das Gespräch nicht allzu sehr zerrissen wird. Unterbrechungen sind nützlich, können aber sowohl für Klienten als auch für Therapeuten störend sein. Wenn eine Person hinter dem Spiegel allein ist, ist es am besten, Fragen und Kommentare an den behandelnden Therapeuten weiterzugeben. Solche Botschaften sollten möglichst klar und kurz sein, um diesen nicht zu verwirren.

In größeren Teams beauftragt man meistens eine Person, die in der Pause mit dem behandelnden Therapeuten spricht. Die anderen Teammitglieder geben der beauftragten Person ihre Mitteilungen während oder nach der Sitzung schriftlich.

Ob der behandelnde Therapeut eine Frage, die das Team während des Gesprächs an ihn heranträgt, dem Klienten gegenüber wörtlich wiederzugeben hat oder umformulieren darf, muss vor der Sitzung besprochen werden und hängt von der Kompetenz des therapeutischen Teams ab. Meistens ist es sinnvoller, den behandelnden Therapeuten – wenn dieser sich noch in der Ausbildung befindet – zu bitten, die Frage wörtlich zu wiederholen. Anrufe unter erfahrenen Therapeuten können den Charakter einer Miniberatung haben und Fragen beinhalten wie z. B.: »Ich stelle fest, Sie beharren auf Inhaltlichem. Machen Sie das bewusst, oder wollen sie gezielt den Machtkampf der Klienten ansprechen?«

Wenn der behandelnde Therapeut sich mit dem Team hinter dem Spiegel berät, darf immer er zuerst seine Eindrücke mitteilen. Der Meinung der Person, die während des Gesprächs mit dem Klienten im emotionalen Feld war, wird meistens etwas mehr Gewicht zugesprochen als der Ansicht der Beobachter hinter dem Spiegel. Breunlin und Cade (1981, p. 456) meinen, dass

> ... der behandelnde Therapeut entscheidet, wann er genug Informationen hat und ob er die Botschaft der Teammitglieder in seiner eigenen Sprache überbringen oder wörtlich zitieren möchte. Die endgültige Entscheidung darüber, ob ein Gedanke oder eine Botschaft übermittelt werden soll, bleibt dem Therapeuten überlassen, weil dieser letztlich der Ausführende ist und das emotionale Klima der Sitzung am besten einschätzen kann.

Wenn das Team bei allen Klienten standardmäßig eingesetzt wird, ist vor der Sitzung zu entscheiden, ob der behandelnde Therapeut zu eigenständigen Entscheidungen über den Fall autorisiert ist. Darf der behandelnde Therapeut, wenn Klienten ihn zwischen den Sitzungen anrufen und ihm Fragen stellen, diese Fragen beantworten, oder muss er vorher das Team konsultieren? Die meisten Teams erlauben dem behandelnden Therapeuten, die Fragen der Klienten zu beantworten, aus praktischen Gründen und auch deshalb, weil die Zusammensetzung des Teams manchmal wechselt. Es kann auch vorkommen, dass der behandelnde Therapeut einige oder alle Teammitglieder aus therapeutischen Gründen konsultiert.

Ein Beispiel: Eine Klientin ruft an und berichtet, sie habe gerade entdeckt, dass ihr verheirateter Liebhaber eine Affäre mit einer anderen Frau hat und sie vor Wut am liebsten seine Ehefrau anrufen würde, um ihr von der Affäre mit ihr selbst und dieser anderen Frau zu berichten. Die Klientin suchte den Rat des Therapeuten, ob sie das tun soll oder nicht. Der lösungsfokussiert arbeitende Therapeut kann nicht guten Gewissens eine direkte Antwort geben, wie sehr ihm eine geplante Aktion vielleicht auch gegen den Strich geht. Er muss der Klientin alle Aspekte ihres Vorhabens explorieren helfen, die moralische Seite eingeschlossen, aber die Klientin muss die Konsequenzen der Entscheidung tragen. In diesem Fall würde der Therapeut mit seiner Auskunft, er werde sich mit dem Team beraten, der Klientin noch Zeit geben, ihre Aktion zu überdenken, und sich selbst Raum schaffen, um eine wohl durchdachte Botschaft zu formulieren. Er kann z. B. konfrontativ vorgehen, ohne die Therapeut-Klient-Beziehung zu gefährden, und sagen: »Die Hälfte des Teams meint, dass Ihre Wut und Ihr Wunsch nach Rache verständlich sind, Sie aber sicher sein sollten, hinterher nichts bedauern zu müssen. Die andere Hälfte des Teams meint, dass ›ein Unrecht das andere nicht aufhebt‹.« Bei Entscheidungen, wie man mit Anrufen von Klienten zwischen den Sitzungen umgeht, sollte man generell ein Auge darauf haben, dass das emotionale Klima im Therapieraum nicht beschädigt wird.

Kapitel 7 widmet sich dem, was ich als »Resümee« und »Vorschlag« bezeichne.

7. Resümee und Vorschlag

Resümee und Vorschlag hängen zwar eng miteinander zusammen, ihre Formulierungen können jedoch auf unterschiedlichen Informationen über den Klienten beruhen. Deshalb werden beide Arten von Mitteilung in separaten Abschnitten behandelt.

7.1 Resümee

Was ich Resümee nenne, wird im Allgemeinen als Interventionsbotschaft bezeichnet. Die Umbenennung in Resümee war durch die Verlagerung von der Problemfokussierung auf die Lösungsfokussierung theoretisch motiviert. Das Ziel, problemerhaltende Verhaltensmuster zu durchbrechen, änderte sich und besteht nun darin, unproblematische Verhaltensmuster, Gedanken und Gefühle zu verstärken, was den therapeutischen Prozess kooperativer und weniger strategisch macht. Die »Interventionsbotschaft« war für gewöhnlich so aufgebaut, dass Lob, ein Hinweis und eine Hausaufgabe (de Shazer 1982, p. 42 ff. [dt. 1997, S. 99 ff.]) verteilt wurden. Dies schien nicht mit dem kooperativen Umgangston des Therapiegesprächs zu harmonieren, weil die Botschaft wie eine ärztliche Diagnose und Verschreibung klingt. Also entwickelte man das Resümee, in dessen Botschaft am Ende der Sitzung sich das Frage- und Antwortmuster des Gesprächs spiegelt (siehe Abb. 2.2, S. 47). Es setzt sich zusammen aus:

1. einer Antwort des Therapeuten (der Teammitglieder) darauf, was er über die Situation des Klienten »gehört« oder begriffen hat,
2. einer Frage an den Klienten, ob er dieser Antwort zustimmt, und gegebenenfalls seiner Bestätigung von Korrekturen,
3. einer weiteren Antwort des Therapeuten (der Teammitglieder), der neue Informationen oder eine andere Perspektive und einen Vorschlag anbietet.

Der Erfolg des Resümees hängt höchstwahrscheinlich davon ab, ob unsere Formulierung des Gehörten und unsere Art der Antwort zu dem passen, wie der Klient seine Situation wahrnimmt. Die Botschaft passt am ehesten, wenn sie auf Inhaltlichem beruht und sich der Sprache und der Metaphern des Klienten bedient. Nach dem in Kapitel 1 beschriebenen Theorieansatz kann man Resümee und Vorschlag als Perturbation der inhärenten Organisation des Klienten betrachten, aber nie als Intervention, die eine bestimmte Veränderung bewirkt.

Lily und Tom suchten therapeutische Hilfe, um ihren ewigen Streitereien ein Ende setzen zu können. Sie erklärten, sich zu lieben und viele gemeinsame Interessen und Ziele zu haben, schilderten aber auch große Differenzen im Umgang mit Geld, in ihrem Liebesleben und ihrer Beziehung zu Lilys Eltern (Inhalt). Das Paar wollte als Erstes das Problem des Umgangs mit dem Geld bearbeiten. Im Laufe der Sitzung bemerkte der Therapeut, dass jedes Mal, wenn einer von beiden seine Meinung äußerte, der andere etwas einzuwenden hatte und den Therapeuten anschaute, um Bestätigung zu bekommen (Prozess). Gemäß dem Gedanken, dass ein Resümee vom Inhalt her formuliert sein, den Prozess aber thematisieren sollte, sagte der Therapeut den beiden, was er von ihnen als Begründung für ihren Therapiewunsch gehört habe, und bot dann folgende Umdeutung an:

> »Oft haben Menschen nicht deshalb eine Menge Streit miteinander, weil sie ihren Kopf durchsetzen wollen, sondern weil sie von der Person, die in ihrem Leben am wichtigsten ist, anerkannt und bestätigt werden wollen.«

Auch der Vorschlag an dieses Paar beruhte auf einer solchen Umdeutung:

> »Vielleicht wollen Sie bis zur nächsten Sitzung über folgenden Vorschlag nachdenken. Wie soll Ihr Mann / Ihre Frau Ihnen zeigen, dass er/sie Sie in finanziellen Dingen respektiert und gern hat, und wie wollen Sie ihm/ihr das zeigen?«

Lösungsfokussiert arbeitende Therapeuten plagen sich oft damit, das Resümee »richtig« zu formulieren. Doch man kann unmöglich wissen, wie die richtige Botschaft für einen bestimmten Klienten zu einer bestimmten Zeit lautet. Alle Resümees können hilfreich sein, solange sie zu dem passen, wie der Klient seine Situation sieht. Wenn wir eine Zusammenfassung und einen Vorschlag generieren, ist es am besten, unser Verständnis von dem, was der Klient gesagt hat, sowie unsere

Annahmen, unsere therapeutische Erfahrung, unser Allgemeinwissen über menschliches Verhalten und unsere Intuition einzusetzen. Man kann sagen, dass ein effizientes Resümee jedem, der es liest oder hört, selbst wenn er nicht an der Sitzung teilgenommen hat, eine brauchbare Vorstellung von Inhalt und Prozess der Sitzung vermittelt.

Struktur des Resümees

Das Resümee ist eine Zusammenfassung dessen, was der Klient im Therapiegespräch gesagt und der Therapeut gehört hat, und wird mit den Worten eingeleitet: *»Heute habe ich gehört, dass Sie gesagt haben …«* Dieser Absatz beinhaltet (in der ersten Sitzung):

1. die präsentierten Klagen und/oder das präsentierte Problem des Klienten,
2. den lebensgeschichtlichen Hintergrund seiner gegenwärtigen Situation,
3. die von ihm gegebene Beschreibung dessen, was aus seiner Sicht geschehen sollte,
4. bereits vor der Sitzung bestehende Fortschritte und Stärken sowie
5. alles, was der Klient darüber sagt, wie er sich emotional fühlt.

In den Folgesitzungen beinhaltet das Resümee zusätzlich:

1. Berichte des Klienten darüber, was sich seit der letzten Sitzung verändert hat,
2. seine Reaktionen auf Veränderungen bzw. nicht eingetretene Veränderungen und
3. neue Informationen, die der Klient preisgibt, z. B. Stärken, Ressourcen, Gefühle.

Das Resümee sollte gesprächsartig vorgetragen werden und an das emotionale Klima des Therapiegesprächs anschließen. Alle im Raum anwesenden Klienten sollten sich unabhängig vom Alter von beiden Teilen des Resümees persönlich angesprochen fühlen.

Fallbeispiel: Familie B.

»Heute habe ich von Ihnen gehört, dass Sie, Herr B. und Frau B, gesagt haben, Sie seien auf Anraten des Schulpsychologen hierhergekommen. Der Lehrer berichtet, dass Tina im Unterricht nicht aufpasst und ihre Schularbeiten nicht macht. Er berichtet außerdem, dass Tina in der Schule viel allein ist. Vielleicht kommt das daher, dass sie so schnell zornig wird und die Schulkameraden deshalb nicht mit ihr spielen wollen.

Sie haben uns gesagt, dieses Schulverhalten sei im Laufe der ersten Klasse schlimmer geworden, und das sei um die Zeit gewesen, als Sie, Herr B., Ihre eigene Firma gründeten und Sie, Frau B., eine zweite Schicht zu arbeiten anfingen. Sie haben erwähnt, dass Tina seit dieser Zeit auch zu Hause unkooperativer und zorniger sei. Sie machen sich deswegen große Sorgen und wollen alles tun, um Tina zu helfen.

Sie haben schon einiges versucht, um das Problem zu lösen, und haben z. B. mit dem Lehrer gesprochen und mehrere Therapeuten konsultiert. Irgendwann haben Sie dafür gesorgt, dass Tina in eine andere Klasse mit einem geduldigeren Lehrer kommt, was aber anscheinend auch keine dauerhafte Veränderung bewirkt hat. Sie haben sich für Tina Belohnungen ausgedacht und sie zu Sportkursen geschickt, Sie haben Bücher über Erziehung gelesen und eng mit der Schule zusammengearbeitet. Sie haben gesagt, dass Sie unterschiedliche Auffassungen von Erziehung haben und in der Hinsicht oft keine gemeinsame Linie finden.

Sie sind heute hierher gekommen, um einen weiteren Versuch zu unternehmen, wie Sie Tina helfen können. Frau B., Sie möchten, dass Tina zu Hause und in der Schule den Erwachsenen besser folgt. Herr B., Sie wollen, dass das Therapiegespräch dazu führt, dass Tina insgesamt zufriedener ist. Sie meinen, dass sie umgänglicher wird, wenn sie sich in ihrer Haut wohler fühlt.

Mike, von dir haben wir gehört, dass du das Problem zu Hause zu ignorieren versuchst. Du willst einfach, dass alle zufriedener sind.

Tina, du hast gesagt, dass du in der Schule und zu Hause gerne etwas verändert hättest. Du hättest in der Schule gern mehr Freunde und willst nicht, dass deine Eltern die ganze Zeit so böse auf dich sind.

Habe ich Sie/euch alle richtig verstanden? Habe ich irgendetwas Wichtiges vergessen, oder wollen Sie / wollt ihr noch etwas ergänzen?«

Auf diesen ersten Teil folgt ein zweiter, in dem sich die Reaktion des Therapeuten auf die Klienten spiegelt und der so beginnt: »Meine Antwort auf das, was ich heute von Ihnen/euch gehört habe, lautet ...« Das ist ein wichtiger Abschnitt, um das emotionale Klima zu bekräftigen und den Klienten einen anderen Blickwinkel anzubieten. Die an diesem Punkt gegebenen Informationen münden auch direkt in den Vorschlag ein.

In der ersten Sitzung sollte dieser Abschnitt Folgendes beinhalten (nicht unbedingt in dieser Reihenfolge):

1. Eine Feststellung, in der sich die Empathie und/oder Akzeptanz des Therapeuten spiegelt, z. B.: »Das überrascht mich nicht, dass Sie so deprimiert sind« oder »Was Sie beschrieben haben, klingt nach einer sehr schmerzlichen Situation« oder »Es war wohl eine gute Idee, hierher zu kommen und mit jemandem zu reden.«
2. Gedanken darüber, wie sich die Situation emotional auf den Klienten auswirkt – gleichgültig, ob er darüber gesprochen hat oder nicht: »Ich hatte den Eindruck, dass Sie wirklich sehr verletzt sind!« oder »Ich kann Ihre Gefühle durchaus verstehen.«
3. Lob oder positive Anerkennung von Veränderungen, die schon vor der Sitzung eingetreten sind, von Ideen über zukünftige Veränderungen, von bestehenden Stärken und Ressourcen.
4. Veränderung oder Unterschied – Normalisierungen, Umdeutungen, Informationen über Entwicklungen des Kindes oder die Beziehungsdynamik; die Gedanken oder Meinungen des Therapeuten.
5. Bei Paar- oder Familientherapien: ein gemeinsames Gefühl oder Ziel, z. B., dass beide Partner sehr verletzt sind, alle weniger Streitereien haben oder in einer zufriedenen Familie leben wollen.

Fallbeispiel: Familie B. (Fortsetzung)

»Unsere Antwort auf das, was Sie, Herr B. und Frau B., uns erzählt haben, lautet, dass wir es für eine gute Idee halten, heute hierherzukommen und Tina und Mike mitzubringen. Mit Ihrer/eurer aller Hilfe konnten wir uns ein Bild von Ihrer/eurer Situation machen. Wir haben festgestellt, dass alle eigentlich dasselbe wollen: dass die Situation für alle Familienmitglieder besser wird – dass alle zufriedener sind. Das sagt uns etwas darüber, wie sehr sich alle umeinander und um die Familie bemühen.

Wir sind beeindruckt, dass Sie als Mutter und Vater trotz ihrer beruflichen Belastung nichts unversucht gelassen haben, um Tina zu helfen. Sie versuchen alles, was gute Eltern tun können ... und gleichzeitig haben Sie Ihre Arbeit und das Haus und älter werdende Eltern. Das ist eine Menge.

Ihre unterschiedlichen Auffassungen von Erziehung können unserer Ansicht nach manchmal sogar hilfreich sein. Nicht alle Kinder reagieren gleich positiv auf ein und denselben Erziehungsstil. Demnach können zwei Gehirne manchmal besser als eins allein über ein konsequentes Vorgehen entscheiden [eine positive Art, die Differenzen der Eltern umzudeuten].

Mike, wir finden es ganz prima, dass du uns so ehrlich erzählt hast, wie du zu Hause die Probleme zu ignorieren versuchst. Nicht alle Kinder sind so ehrlich. Wir sind beeindruckt, dass du dich so um die Familie bemühst und die Probleme nicht noch vergrößern willst. Du möchtest einfach, dass alle zufrieden sind.

Tina, du kannst stolz auf dich sein, dass du schon so erwachsen bist und zugestehen kannst, dass du etwas verändert haben willst. Es ist schwer zuzugeben, dass man etwas falsch gemacht hat. Aber das ist oft der erste Schritt, etwas für sich selbst und andere besser zu machen.

Haben Sie / habt ihr dazu noch etwas zu sagen oder Fragen?«

Im Resümee wird das im Therapiegespräch praktizierte Muster von Zuhören und Antworten wieder aufgenommen und fortgesetzt. Das Lob ist in die Antwort eingewoben. Es zeugt von Achtung vor den Klienten, wenn wir mit ihnen überprüfen, ob wir sie richtig verstanden haben. Das erhöht auch ihr Vertrauen in den Therapeuten / das Team. Als ich zu der Formulierung »Heute habe ich von Ihnen gehört« überging, statt das Resümee mit einem Lob einzuleiten, wurde die »Yes-Set«-Reaktion (de Shazer 1982; Erickson, Rossi a. Rossi 1976; Erickson a. Rossi 1979) noch deutlicher wahrnehmbar (Klienten zeigen durch Kopfnicken ihre Zustimmung).

7.2 Vorschlag

Die Frage, welche Vorschläge der Therapeut seinen Klienten am Ende der Sitzung geben sollte, stiftet anscheinend die meiste Verwirrung.

Es gibt zahlreiche Versuche, Leitlinien aufzustellen (Haley 1976; Papp 1980; Fisher, Anderson a. Jones 1981; Rohrbaugh et al. 1981; Todd 1981; de Shazer a. Molnar 1984; Molnar a. de Shazer 1987; Brown-Standridge 1989), die sich größtenteils um Erwartungen an die Therapietreue der Klienten (d. h. direkte Vorschläge bei Motivation und indirekte bei fehlender Motivation, verhaltensbezogene und kognitive Vorschläge) drehten.

Die Aufgaben, wie sie ursprünglich am Brief Family Therapy Center gegeben wurden, hatten Ähnlichkeit mit den am Mental Research Institute verwendeten »paradoxen« Interventionen, mit denen Systemmuster indirekt durchbrochen werden sollten, damit das System sich auf seine Weise reorganisieren kann (Frankl 1960; Haley 1973, 1976; Watzlawick, Weakland a. Fisch 1974), und mit den gegenparadoxen Verschreibungen des Mailänder Teams (Selvini Palazzoli et al. 1977). Alle diese Aufgaben zielten darauf ab, Widerstand zu umgehen, indem positive Konnotationen eines dysfunktionalen Musters mit einer Verschreibung zur Fortsetzung des Musters gekoppelt wurden in der Hoffnung, dass der Klient das Gegenteil tut. Als die Brief Family Therapy sich zur SFT entwickelte, trat an die Stelle des Widerstands das Konzept der »Kooperation« des Klienten (de Shazer 1984). Mithin war es theoretisch unmöglich, eine paradoxe Aufgabe zu verschreiben; denn die Aufgaben entstanden nun, um akzeptiert zu werden, in Kooperation mit dem Klienten. In der Praxis kann dies im Grunde gleich anmuten. Man kann z. B. einem Klienten, der im Konkurrenzstil kooperiert, mitteilen, dass eine bestimmte Aufgabe bei manchen Klienten funktioniert, für ihn aber wahrscheinlich nicht gut wäre.

Mir ist der Begriff »Vorschlag« lieber als das Wort »Aufgaben«, weil er besser zu der lösungsfokussierten Annahme *Klienten haben die Stärken und Ressourcen, um sich selbst zu helfen* passt. Aus demselben Grund halte ich es für unangemessen, Klienten als Kunden (Fisch, Weakland a. Segal 1982; de Shazer 1988), Klagende oder Besucher (de Shazer 1988) zu bezeichnen und zu überlegen, ob man ihnen eine Aufgabe geben sollte. Kunden sind zu Veränderung motiviert und wollen deshalb wahrscheinlich etwas anderes ausprobieren. Klagende glauben, ein Problem zu haben, sind aber nicht motiviert, etwas dagegen zu tun. Es ist ungewiss, ob sie eine Aufgabe erfüllen. Eine direkte Aufgabe sollte man ihnen nicht geben, sondern sie allenfalls bitten, auf bestimmte Dinge zu achten. Besucher sehen kein Problem und wollen nicht in Therapie sein. Sie gehen wahrscheinlich nicht auf

Aufgaben ein, weil sie keine Motivation dazu haben, und sollten auch keine Aufgabe bekommen.

Solche Etikettierungen sagen Klientenreaktionen nicht unbedingt vorher (Fish 1997). Die Therapeut-Klient-Beziehung, wie sie sich in der ersten Sitzung und danach entwickelt, kann dazu führen, dass aus Besuchern Kunden werden und aus Kunden Klagende. Man weiß, dass aus Kunden auch Besucher werden können, wenn sie negative Erfahrungen gemacht haben. Das emotionale Gesprächsklima und das Resümee am Ende der Sitzung können die anfängliche Einstellung eines Klienten signifikant verändern. Angesichts dieser Unsicherheiten erscheint es kurzsichtig, wenn man nicht allen Anwesenden einen Vorschlag zur Veränderung macht. Und wenn ein Vorschlag als solcher und nicht als Aufgabe deklariert wird, haben Klienten die Wahl, daran zu arbeiten, ihn ihrer Situation anzupassen oder zu ignorieren. Unabhängig von ihrer Reaktion bleibt das emotionale Klima erhalten, weil sie nichts falsch machen können.

Vorschläge individuell zuschneiden

Einige bekannte lösungsfokussierte Vorschläge finden sich unter der Überschrift »In der SFT häufig verwendete Vorschläge« am Ende von Abschnitt 7.2. Doch auch sie bedürfen, sollen sie zum Klienten passen, der sorgfältigen Überlegung. Selbst die »Formel-Aufgabe der ersten Sitzung« (de Shazer 1985, p. 137 ff. [dt. 2010, S. 184 ff.]) ist nicht in allen Fällen die richtige Wahl. Sie soll die Fixierung des Klienten auf das Negative durchbrechen. Aber kann man einen Menschen, der gerade einen schweren Verlust erlitten hat, fragen, was er im Moment nicht verändern möchte? Ist es im Sinne der Kooperation, den Klienten zu fragen, was er nicht verändern möchte, wenn er gerade eine völlig negative Situation beschreibt?

Vorschläge sind letztlich am wirksamsten, wenn sie auf den Einzelfall zugeschnitten sind. Der Zuschnitt von Vorschlägen ist nicht so schwierig, wie es scheint, und kann Freude bereiten, weil er ein kreativer Prozess ist. Vorschläge entwickeln sich, wenn man vernünftig über die in der Sitzung gewonnenen Informationen nachdenkt, wer die Klienten sind und was sie von der Therapie erwarten, und sich auf der Basis dieser Informationen vorstellt, was für Erfahrungen einen Unterschied für die Klienten machen werden.

Hört man im Gespräch von einer positiven Veränderung und verstärkt diese im Resümee durch Lob, fordert das zu einem Vorschlag heraus, der diese positive Veränderung fortsetzen wird. Hört man hingegen, dass die Situation unverändert geblieben oder schlechter geworden ist, regt das zu Vorschlägen an, die eine Verschlimmerung der Situation entweder verhindern oder zu kleinen Verbesserungen führen. Schlägt sich im Resümee nieder, wie sehr zwei Partner verletzt sind, weil sie sich vom jeweils anderen nicht geschätzt fühlen, motiviert das zu einem Vorschlag, der beide dazu befähigt, kleine Zeichen der Wertschätzung geben und empfangen zu können.

In diesem Bereich können wir über lösungsfokussierte Ideen hinausgehen und zu Vorschlägen gelangen, die Muster durchbrechen oder das Symptom externalisieren (White a. Epston 1990). Das Ziel ist eine Perturbation, die zum Klienten optimal passen sollte. Weil jeder Klient anders ist, verlangt die Entscheidung über eine Perturbation einige Überlegung. Unsere Vorschläge müssen grundsätzlich berücksichtigen, wie der Klient kooperiert. Wenn z. B. zwei Partner stark miteinander konkurrieren, kann man den Vorschlag mit einem Kommentar beenden wie: »Ich überlege gerade, wer von Ihnen beiden so stark sein wird, als Erstes dem anderen seine Wertschätzung zu signalisieren.«

Beim Entwickeln von Vorschlägen muss man auch bedenken: *Die SFT ist ein langsamer Prozess.* Klienten, die schon lange mit einem Problem leben, brauchen vielleicht Zeit, um für Veränderung – selbst wenn sie positiver Natur ist – bereit zu sein.

Die folgenden vier Fragen können lösungsfokussiert arbeitenden Therapeuten helfen, wenn sie Vorschläge formulieren:

1. Wie hat der Klient die Situation beschrieben (Inhalt)?
2. Welche Erwartungen hat der Klient geäußert? Ist er bereit für Veränderung?
3. Wie verhält sich der Klient im Hinblick darauf, was er sagt (Prozess)?
4. Wie lässt sich die im Resümee angebotene neue Information oder Perspektive in einen Vorschlag übersetzen?

Fallbeispiel: Familie B. (Fortsetzung)

Die Mitglieder von Familie B. beschreiben das Problem wie folgt:

Mutter – Tina hat Verhaltensprobleme.
Vater – Tina hat Verhaltensprobleme.

Mike – Ich möchte damit nichts zu tun haben.
Tina – Die Situation zu Hause und in der Schule ist nicht gut.

Was wollen die Klienten?
Mutter – Tina sollte mehr auf Erwachsene hören.
Vater – Tina sollte zufriedener sein.
Mike – Alle sollten zufriedener sein.
Tina – Mama und Papa sollten mit mir zufriedener sein.

Wie reagieren die Klienten auf die Situation? Sind sie bereit, etwas anders zu machen?
Mutter – Sucht weiterhin etwas, damit sie Tina ändern kann.
Vater – Sucht weiterhin etwas, damit er Tina ändern kann.
Mike – Ignoriert die Situation.
Tina – Tut nichts.

Bis dahin ist unsicher, ob die Eltern und Tina etwas anders machen werden. Ihre Reaktion auf den Vorschlag wird darüber mehr Aufschluss geben.

Wie kann der im Resümee präsentierte Unterschied in einen Vorschlag übersetzt werden? Das Resümee war insofern anders, als es alle Familienmitglieder bestätigte. Es beleuchtete ihren gemeinsamen Wunsch nach Zufriedenheit in der Familie. Vielleicht ist es am besten zu versuchen, den Prozess der Fokussierung auf Ausnahmen und auf positive Dinge fortzusetzen.

Vorschlag:
»Leider haben wir momentan keine wundersamen Antworten für Sie. Erst einmal müssen wir alle etwas besser kennen lernen. Wir haben einige Vorschläge, die in dieser Hinsicht hilfreich sein können. Wir haben Ihre Sorgen gehört, und das ist wichtig, aber wir würden gern mehr darüber wissen, was in Ihrer Familie funktioniert, wo wir doch jetzt einige Ihrer Probleme kennen. Wir wollen sicherstellen, dass die guten Dinge bestehen bleiben.«

Separater Vorschlag an die Eltern, weil diese sich in Erziehungsfragen uneins sind:
»Wir möchten Ihnen, Frau B., vorschlagen, nach Möglichkeit alles aufzuschreiben, was Tina zu Hause und in der Schule macht, das sie aus Ihrer Sicht weiterhin tun sollte. Verfolgen Sie die Sache,

damit Sie uns nächste Woche davon berichten können.« [Das ist das, was Frau B. angeblich wollte.]

»Wir möchten Ihnen, Herr B., vorschlagen, nach Möglichkeit aufzuschreiben, bei welchen Gelegenheiten Tina während der Woche zufriedener wirkt. Wir würden darüber gern etwas erfahren. [Das ist das, was Herr B. angeblich wollte.] Vielleicht wollen Sie dann abends Ihre Ergebnisse mit denen Ihrer Frau vergleichen und aufschreiben, worin Sie sich einig sind.«

Vorschlag an die Kinder:

»Wir möchten dir, Tina, vorschlagen aufzuschreiben, wie das für dich in der Schule mit den Schulkameraden und Lehrern so ist, was dir gefällt und was du weiterhin auch so haben möchtest. Wenn du willst, kannst du dasselbe auch für die Situation zu Hause tun.« [Tina hatte gesagt, sie wolle die Schule wechseln.]

»Mike, wenn du Lust hast, kannst du aufschreiben, was in deiner Familie in der kommenden Woche geschieht, von dem möchtest, das es so bleibt, und uns das dann mitteilen.« [Mike hielt sich bei seiner Mitwirkung sehr zurück, bekam aber die Möglichkeit dazu.]

In Anlehnung an die beiden Annahmen *Nichts ist nur negativ* und *Klienten haben die Stärken und Ressourcen, um sich selbst zu helfen* machten wir den Familienmitgliedern Vorschläge, damit sie sich auf Lösungsgedanken konzentrieren konnten und nicht auf das Problem fokussieren mussten. Gleichgültig, wie die Reaktionen ausfallen, werden sie wertvoll sein, weil sie weitere Informationen über den Kooperationsstil der Familie geben.

Fallbeispiel: James

Auch das folgende Fallbeispiel zeigt, wie die weiter oben genannten vier Fragen bei der Formulierung von Vorschlägen eingesetzt werden können.

James berichtete, er habe beschlossen, mit jemandem zu reden, weil er verzweifelt war und sich nicht helfen konnte. Vor einem halben Jahr, er war 53, hatte er durch Stellenabbau in der Firma seinen Arbeitsplatz verloren. Trotz intensiver Suche fand er keine neue Anstellung. James machte die damit verbundene Ungerechtigkeit zunehmend zu schaffen; er bewarb sich nicht mehr auf

> Stellenanzeigen und verschickte auch keine Initiativbewerbungen mehr. Er wirkte ungepflegt und erzählte, dass er immer mehr das Bedürfnis habe, sich sozial zu isolieren. Gleichzeitig war James wütend auf sich, fand seinen Mangel an Energie abstoßend und wollte nur sein altes Selbst zurückhaben. Dieses beschrieb er als etwas, das Eigeninitiative zeigt und positiv denkt.

Der erste Teil des Resümees sollte zeigen, dass der Therapeut die Ereignisse, derentwegen James in Therapie ist, gehört und verstanden hatte und mitfühlte. Der zweite Teil, die Antwort des Therapeuten, sollte James' Stärken bestätigen: sein Erkennen, dass er Hilfe braucht; seine Entscheidung, die Erkenntnis umzusetzen; sein Gespür für Gerechtigkeit; und seine Lebensgeschichte als positiv denkender und Eigeninitiative zeigender Mensch. Neue Informationen oder eine andere Perspektive sollten James ebenfalls angeboten werden. James' Gerechtigkeitssinn könnte hier als Ressource für eine neue Perspektive genutzt werden.

> **Resümee, Option A:**
> »Ihre Wut, weil Sie den Verlust Ihres Arbeitsplatzes als Ungerechtigkeit empfinden, ist komplett nachvollziehbar; aber Ihre Wut auf sich selbst, weil sie noch keine neue Stelle gefunden haben, ist sehr ungerecht. Es ist schwer, eine positive Einstellung und Eigeninitiative zu bewahren, wenn man sich ungerecht behandelt fühlt. Leider können Sie nichts tun, um Ihren Arbeitgeber zu ändern, aber vielleicht wollen Sie darüber nachdenken, wie Sie zu sich selbst gerechter sein könnten.«

Mithilfe besagter vier Fragen haben wir zwei Optionen (A und B) für Vorschläge entwickelt. Natürlich gibt es noch viele weitere Möglichkeiten:

1. Der Klient berichtet, in einer Sackgasse zu sein, weil ihm die Kraft fehlt und er eine Wut auf andere und sich selbst hat. Er verkündet, Hilfe zur Veränderung zu wollen.
2. Er will sein altes Selbst zurückhaben.
3. Der Klient reagiert auf seine Situation mit Wut auf andere und sich selbst. Je wütender er wird, umso weniger hat er sich unter Kontrolle.

4. Dem Klienten wird eine neue Perspektive angeboten, wonach er sich selbst gegenüber ungerecht ist. Er habe einen ausgeprägten Gerechtigkeitssinn. Die Aufforderung, sein Gespür für Gerechtigkeit bei sich anzusetzen, kann eine erfolgreiche Perturbation sein.

Vorschlag, Option A:
»James, wir haben einen Vorschlag, den manche Menschen in einer ähnlichen Situation schon als hilfreich empfunden haben. Sie müssten zweimal täglich zur selben Uhrzeit eine halbe Stunde reservieren. In der ersten Viertelstunde schreiben Sie auf, was Ihnen über Ihre Wut auf die Situation und sich selbst einfällt. In der zweiten Viertelstunde denken Sie darüber nach, wie Sie zu sich selbst gerechter sein können, und schreiben Ihre Gedanken auf. Am Schluss zerreißen Sie die ersten Notizen und werfen sie weg; die zweiten Notizen behalten Sie.«

Vorschlag, Option B (macht sich James' Wut zunutze):
»Es überrascht uns nicht, dass Sie sich in einer Sackgasse fühlen, denn Ihre Wut auf die Situation und sich selbst frisst Ihre gesamte Energie für Eigeninitiative auf. Wir meinen, Sie müssen etwas anderes ausprobieren, um Ihr altes, kraftvolles Selbst zurückzubekommen.

Wir haben einen Vorschlag, der Sie aus der Sackgasse und allmählich zu diesem Ziel führen könnte. Überlegen Sie, ob Sie einen Versuch machen wollen! Es wird eine Weile dauern, bis Sie Ihr altes Selbst wiederhaben und nicht mehr wütend sind. Es ist, wie wenn man eine Gewohnheit ändert. Wir schlagen vor, dass Sie, sobald Sie die Wut in sich spüren, abschätzen, wie viel Zeit Sie ungefähr brauchen, um diesen speziellen Teil hinter sich zu bringen. Wenn Sie z. B. richtig wütend auf sich sind, weil Sie sich in einer Firma nicht beworben haben, schätzen Sie, wie viele Minuten Sie brauchen, bis Ihre Wut wirklich verflogen ist. Wenn diese Zeit um ist, verbringen Sie die Hälfte dieses Zeitraums damit, etwas anderes zu tun, vorzugsweise etwas, was Ihr altes Selbst getan hätte. Sie können alles tun, nur nicht wütend sein.«

Beide Vorschläge sind verhaltensorientierte Möglichkeiten der Kooperation mit James' Bitte, ihn bei der Suche nach für ihn hilfreichen

Aktivitäten zu unterstützen, sprechen aber auch seine Emotionen an. Außerdem erscheint der Vorschlag eines Rituals sinnvoll, weil es Struktur und Kontrolle gibt.

In der SFT häufig verwendete Vorschläge

Nachstehende Vorschläge stehen größtenteils in der Tradition systemischer, strategischer und struktureller Therapien und haben inzwischen eine so große Verbreitung, dass ihr wahrer Ursprung nur noch schwer festzumachen ist. Sie entwickelten sich aus den Vorschlägen – oder wurden diesen angepasst –, wie sie ursprünglich an der Brief Therapy Clinic des Mental Research Institute und von Jay Haley, Salvador Minuchin, dem Mailänder Team und am Ackerman Institute verwendet wurden. Die »Formel-Aufgabe der ersten Sitzung« und die »Vorhersageaufgabe« entstanden am Brief Family Therapy Center. Wie die individuell angepassten Vorschläge müssen auch alle folgenden Vorschläge auf den besonderen situativen Kontext zugeschnitten sein, damit sie etwas verändern.

1. *Formel-Aufgabe der ersten Sitzung.* Diesen Vorschlag kann man am Ende fast aller ersten Sitzungen machen, es sei denn, im Gespräch ging es um tiefe Trauer, Verlust oder ein Problem, bei dem keine Ausnahmen zu finden sind.

   »Wir möchten Sie bitten, ab jetzt bis zu unserer nächsten Sitzung zu beobachten, was in Ihrer Familie geschieht, das aus Ihrer Sicht weiterhin geschehen sollte, damit Sie es uns das nächste Mal schildern können.« (de Shazer 1985, p. 137 [dt. 2010, S. 184]; Adams, Piercy a. Jirhc 1991)

In James' Fall wäre dieser Vorschlag unpassend, weil der Klient seine Situation so negativ sieht. Der Vorschlag könnte James' Wut auf sich selbst noch verstärken.

2. *Tun Sie mehr von dem, was funktioniert.* Dieser Vorschlag orientiert sich an dem Grundsatz: Was nicht kaputt ist, muss man nicht reparieren. Für diesen Vorschlag reicht es, wenn der Klient vor der Sitzung eingetretene Veränderungen schildert oder positive Aspekte schon auf der Hand liegen.

3. *Tun Sie etwas anderes.* Dieser Vorschlag eignet sich für Klienten, die hören möchten, was genau sie tun sollen und dass das, was sie tun, nicht funktioniert.
4. *Ändern Sie nichts.* Dieser Vorschlag zeigt meistens Wirkung, wenn eine Situation kritisch ist und Klienten eine sofortige Lösung wollen. Man sollte nicht von ihm Gebrauch machen, wenn Gefahr besteht, dass Klienten sich selbst oder anderen Schaden zufügen.

   »Wir verstehen, wie ernst diese Situation ist und dass Sie sich sehnlichst wünschen, sie wäre so schnell wie möglich gelöst; aber wir können Ihnen vielleicht erst helfen, wenn wir den Sachverhalt etwas besser verstehen. Deshalb schlagen wir Ihnen vor, bis zur nächsten Sitzung überhaupt nichts zu ändern. Wenn die Situation so heikel ist, könnte sie noch schlimmer werden, und das wollen wir nicht.«

5. *Machen Sie langsam.* Diesen Schritt schlägt man vor, wenn der Klient Druck hat, sich zu verändern, oder erfreuliche Fortschritte macht. Hilfreich ist hier die Mitteilung, dass positive Veränderungen Zeit brauchen, um nachhaltig zu sein, und er deshalb gemächlich vorgehen sollte. Dadurch verhindert man Enttäuschung, wenn Fortschritte sich nicht verstetigen.
6. *Machen Sie genau das Gegenteil.* Dieser Vorschlag eignet sich für einen Partner, der allein eine Therapie macht, oder für Eltern, die ohne ihr Kind zum Gespräch kommen, wenn wiederholte Versuche, den anderen Menschen zu ändern, fehlgeschlagen sind.
7. *Vorhersageaufgabe.* Diesen Vorschlag macht man Klienten, die von Ausnahmen ihres Problems berichten, den Grund dafür aber nicht erklären können. Wenn man einem Paar oder einer Familie diesen Vorschlag macht, hängt die Entscheidung, die vorhergesagten Ergebnisse untereinander vor der nächsten Sitzung auszutauschen, vom Einzelfall ab. Wenn Eltern eine gemeinsame Erziehungslinie suchen, schlägt man vor, dass sie ihre Ergebnisse abends austauschen und miteinander besprechen, aber ohne das Kind. Dieses sollte die Vorhersageaufgabe allein machen und erst in der nächsten Sitzung über das Ergeb-

nis sprechen. Ein Paar, bei dem beide Partner glauben, er sei dem jeweils anderen gleichgültig, sollte man nicht bitten, ihre Vorhersagen vor dem nächsten Therapiegespräch auszutauschen. Es kann enttäuschend sein, wenn an einem Tag nichts mitzuteilen ist; aber es besteht die Möglichkeit, dass es bis zur nächsten Sitzung angenehme Überraschungen geben wird.

»Wenn Sie heute Abend zu Bett gehen, sagen Sie vorher, ob ... [das Symptom oder die Situation] morgen gleich oder besser sein wird. [Man kann Klienten auch bitten, auf einer Zahlenskala den Grad des Problems für den nächsten Tag vorherzusagen.] Morgen Abend stufen Sie den Tag auf der Skala ein und vergleichen den Wert mit Ihrer Vorhersage. Überlegen Sie, welche Gründe es für die richtige bzw. falsche Vorhersage gibt. Wiederholen Sie dieses Vorgehen bis zur nächsten Sitzung jeden Abend, und schreiben Sie die Ergebnisse jeden Tag auf.« (de Shazer 1988)

8. *Aufschreiben und vernichten.* Dieser Vorschlag eignet sich für Klienten, die sich emotional in einer Sackgasse befinden und deshalb nicht so funktionieren können, wie sie wollen. Wenn jemand nicht gern schreibt, schlägt man ihm vor, auf Band zu sprechen und dieses später zu löschen.

»Reservieren Sie sich zweimal täglich 20 Minuten [Zeit und Häufigkeit sind dem Einzelfall anzupassen], in denen Sie etwas über Ihren Schmerz [Ihre Wut, Frustration usw.] aufschreiben. Sie müssen nicht sorgfältig schreiben; schreiben Sie einfach drauf los. Wenn sich Wendungen oder Wörter wiederholen, ist das in Ordnung. Lassen Sie einfach Ihre Gefühle aus sich heraus. Wenn Sie dabei weinen oder schreien, ist auch das in Ordnung. Wenn die Zeit um ist, lesen Sie das Geschriebene nicht, sondern verbrennen es und schauen zu, wie es in Rauch aufgeht.« [Diesen Vorschlag kann man nur solchen Klienten machen, die ohne Gefahr irgendwo Papier verbrennen können. Ist dies nicht der Fall, schlägt man vor, das Papier in kleine Schnipsel zu zerreißen und zuzuschauen, wie diese langsam dem Abfall anheim gegeben werden.]

7.3 Fazit

Natürlich ist es nicht leicht, das Resümee und den Vorschlag zu formulieren. Sie sind eine echte Synthese aus dem, was der Klient uns anbieten kann, und dem, was wir ihm an professionellem Wissen und Menschlichkeit anbieten können.

Vielleicht ist es nun noch eine gute Übung, für den Abschluss der Sitzung mit Marie (Kap. 3) ein Resümee und einen Vorschlag zu formulieren, in denen sich die Situation der Klientin spiegelt.

Marie, allein erziehende Mutter, fühlte sich von allen Menschen missverstanden und hatte Angst davor, verrückt zu sein. Sie war von ihrem Arzt überwiesen worden, der sich ihre körperlichen Symptome nicht erklären konnte.

Zum Resümee:

1. Feststellen, was der Therapeut von der Klientin gehört hat:

   »Wir haben heute von Ihnen gehört, ist, dass Ihr Arzt Sie hierher überwiesen hat, als Sie wegen Schmerzen im ganzen Körper und sehr schlimmer Kopfschmerzen bei ihm waren. Sie sagten, es beunruhige Sie, dass er Sie zu einem Therapeuten geschickt habe. Sie befürchten, er könne glauben, mit Ihnen sei psychisch etwas nicht in Ordnung.«

   Wir haben gehört, dass Sie von Ihrem Mann getrennt leben und Sie und Ihre beiden Kinder bei Ihrer Mutter wohnen. Das ist schwer, weil es ihr Haus ist und sie die Dinge nach ihren Vorstellungen haben will. Ihr früherer Freund und Ihr Mann gehen in Ihrem Leben ebenfalls ein und aus und erzählen Ihnen, was Sie tun sollten und was nicht, was für Sie wirklich hart ist.

   Wir haben auch gehört, dass Sie klare Pläne für Ihre Zukunft haben und z. B. eine Ausbildung machen und dafür sorgen wollen, dass Ihre Kinder eine gute Bildung bekommen, doch jeder hindert Sie an Ihren Plänen, statt Ihnen zu helfen.«

2. Antwort des Therapeuten, die Empathie, positive Aspekte sowie neue Informationen oder eine andere Perspektive beinhaltet:

   »Unsere Antwort lautet, dass Sie unter einem enormen Druck stehen. Kein Wunder, dass Sie Kopfschmerzen und sonstige

Schmerzen und Beschwerden haben, wenn Sie das alles, was Sie uns geschildert haben, unter Verschluss halten. Wir sind überrascht, dass Sie sich angesichts Ihrer momentanen Situation so gut auf den Beinen halten. Es muss schwer sein, keinen Platz für sich zum Leben zu haben und mit Menschen umgehen zu müssen, die einen niedermachen, weil man andere Vorstellungen hat als sie. Und trotz allem schaffen Sie das gut mit Ihren Kindern und bringen ihnen etwas bei, und Sie gehen in die Bücherei, um sich weiterzubilden – und das alles mit so wenig Schlaf und so wenig Unterstützung.

Sie haben gute Ideen für Ihre Zukunft, z. B. einen Platz für sich zu haben und sich zum College anzumelden, und sagen, Sie bräuchten zuvor einfach noch etwas Zeit, um sich auszuruhen und Freude zu haben, indem Sie z. B. kegeln gehen. Es ist gut, dass Sie erkannt haben, dass es Zeit braucht, bis Sie Ihre Pläne umsetzen können, und dass Sie gesund und gelassen sein müssen, um das tun zu können.«

Zum Vorschlag:

1. Marie beschreibt ihre Situation: Sie hat Angst wegen ihrer Symptome und fühlt sich belastet, weil sie keine Unterstützung hat, um ihre Ziele zu erreichen. Implizit sagt sie, sie wolle Veränderung, aber nicht unbedingt als Konsequenz dessen, dass sie zur Therapie gekommen ist.
2. Marie will wissen, ob sie eine ernsthafte Erkrankung hat. Sie will eine Möglichkeit finden, wie sie ihr Leben ohne Störung leben kann.
3. Marie reagiert auf ihre Situation so, dass sich ihre Belastung in körperlichen Symptomen äußert und sie ihre Ziele, so gut es geht, weiterverfolgt.
4. Die neue Information, die Marie im Resümee angeboten wird, lautet, dass sie nicht verrückt ist und sich unter den gegebenen Umständen wacker schlägt. Diese Information sollte der Klientin an sich schon eine gewisse Erleichterung bringen. Der Vorschlag sollte ihr weitere Erleichterung verschaffen (und ihr z. B. Gelegenheit bieten, ihrer Wut und Frustration im sicheren Umfeld Luft zu machen).

Vorschlag:
»Wir würden Ihnen heute gern ein paar wundersame Antworten geben, das können wir aber natürlich nicht. Wir müssen uns noch einmal besprechen und schauen, wie Sie mit der Gestaltung dieser Zukunft beginnen können. In der Zwischenzeit brauchen Sie sich wirklich keine Sorgen zu machen, dass Sie verrückt sein könnten.

Wir haben einen Vorschlag, über den Sie vielleicht nachdenken möchten oder auch nicht [Echo ihrer Art zu sprechen]. Weil Sie den Menschen, über die Sie sich aufregen, und zwar furchtbar aufregen, nicht sagen können, was Sie denken, möchten Sie das vielleicht auf andere Weise loswerden. Manchen Menschen hilft es, sich täglich eine halbe Stunde immer zur gleichen Uhrzeit hinzusetzen und alle ihre aufwühlenden Gefühle aufzuschreiben. Wenn sie damit fertig sind, lesen sie das Geschriebene nicht mehr. Sie zerreißen das Blatt einfach in kleine Stücke und werfen die Schnipsel weg. Selbst wenn Sie immer wieder das Gleiche aufschreiben, kann das helfen. Wenn Sie damit fertig sind, schreiben Sie drei Gründe auf, weshalb Sie ein guter Mensch und eine gute Mutter sind.«

Alle Einzelteile des lösungsfokussierten Prozesses fügen sich auf bemerkenswerte Weise zusammen. Das emotionale Klima befördert das Therapiegespräch, in dem Informationen für die Zusammenfassung generiert werden. Die Zusammenfassung nimmt diese Informationen wieder auf, fügt diesen noch etwas hinzu und macht mithilfe einer Aufgabe daraus etwas Erfahrbares.

Teil 2: Lösungsfokussierte Therapie in der Praxis

8. Paartherapie

An Paarbeziehungen lässt sich exemplarisch zeigen, was Strukturkoppelung bedeutet. Die gegenseitige Abhängigkeit von Männern und Frauen in biologischer, emotionaler und ökonomischer Hinsicht erhält die Menschheit seit Jahrtausenden.

Therapeutisches Arbeiten mit – unverheirateten, verheirateten verschieden- oder gleichgeschlechtlichen – Paaren kann wie ein Hochseilakt sein. Paarbeziehungen sind komplex und lassen sich nicht auf stimmige Chemie und Kameradschaft reduzieren. Sie laufen in Phasen ab und beginnen meistens mit romantischer Blindheit, auf die mehr oder weniger schwierige Zeiten der Anpassung an realistische Persönlichkeitsunterschiede, veränderte Lebensweisen und modifizierte Bedürfnisse der Partner folgen. Paarbeziehungen können sich auf verblüffende Weise so entwickeln, wie man es zuallerletzt erwartet hätte oder nicht gewollt hatte, manchmal wiederholt sich in ihnen die Struktur der Beziehung zu den Eltern oder Geschwistern. Tendenziell ergänzen sich die Partner gegenseitig, um die Schwächen des anderen zu kompensieren, aber dieses komplementäre Gleichgewicht kann genauso gut zu einem Machtkampf führen, wie es die Beziehung bereichern kann. Trotz solcher Bedingtheiten leben die meisten Menschen lieber in einer Paarbeziehung als allein.

Die Bedeutung eines Beziehungsbandes ist in der Therapie eine kraftvolle Ressource. Eine Frage wie »Was brauchen Sie voneinander, um weniger ... (verletzt, ängstlich, wütend) zu sein?« kann »schroffe Ablehnung in eine sanfte Regung« (Johnson a. Greenberg 1994; Gilligan 1997; Donovan 1999, p. 5) verwandeln. In Paarbeziehungen geht es immer um »sanfte Regungen«, wie hartherzig oder kaltschnäuzig ein Klient auch wirken mag.

Jane und Steve beschreiben ihre Paarbeziehung aus unterschiedlichen Blickwinkeln:

JANE: Steve scheint immer weniger Zeit mit mir zu verbringen. Ich weiß nicht, was mit unserer Freundschaft geschehen ist. Früher hat er alles mit mir besprochen und mich um meine Meinung gebeten.

STEVE: Ich glaube nicht, dass das an mir liegt. Seit du mit dem Marathonlaufen angefangen hast, kommt für dich das Laufen immer zuerst. Du hast keine Zeit mehr für mich.

JANE: Das ist nicht wahr. Ich möchte mit dir ins Gespräch kommen, aber du sitzt einfach nur da und starrst in die Glotze. *(zur Therapeutin)* Was würden Sie tun, wenn Ihr Mann Sie ignoriert?

STEVE: *(zur Therapeutin)* Ich ignoriere sie nicht. Es hat einfach keinen Wert, mit ihr über irgendetwas zu sprechen, weil sie sich ständig angegriffen fühlt und alles, was ich sage, nicht richtig ist. *(zur Therapeutin)* Soll ich das alles einfach so schlucken?

Die Therapeutin kann weder die eine noch die andere an sie gerichtete Frage beantworten, ohne Partei zu ergreifen. Außerdem würde eine Antwort auf den Inhalt dieser Klagen wahrscheinlich zu einem Streitgespräch führen. Die Therapeutin kann die Klagen der Partner aber auf einen gemeinsamen Nenner absuchen und diesen als Ressource nutzen, um beide miteinander zu verbinden.

THERAPEUTIN: *Sie beide* klingen unzufrieden, weil sie nicht genügend Aufmerksamkeit vom anderen bekommen. *(Beide nicken und führen den Punkt noch etwas aus.) Sie beide* scheinen dasselbe zu wollen. Gab es Zeiten, in denen *Sie beide* zufriedener waren mit dem Maß an Aufmerksamkeit, das Sie vom anderen bekommen haben?

Diese Frage lenkt Janes und Steves Aufmerksamkeit auf die Tatsache, dass die Partner immer noch miteinander verbunden sind, auch wenn sie das vermutlich nicht so empfinden. *Eine kleine Veränderung kann zu größeren Veränderungen führen.* Sobald Jane und Steve ihr Problem als »nicht genug Zeit miteinander« neu definiert und eine Lösung ausgearbeitet hätten, die beide zufrieden stellt, würde ein lösungsfokussiert arbeitender Therapeut die Therapie für beendet erklären. Meiner Erfahrung nach geschehen solche »Wunderkuren«, allerdings selten. Manchmal kehren die Klienten Monate später mit demselben oder einem ähnlichen Problem zurück, das den gleichen Prozess repräsentiert. [Das heißt in der Sprache der Systemtheorie, dass eine Veränderung »erster Ordnung« und keine Veränderung »zweiter Ordnung« (Watzlawick, Weakland a. Fisch 1974, p. 10; Hoffman 1981, p. 47–49 [dt. 1987, S. 47 ff.]) eingetreten ist.]

Eine solche Situation lässt sich vermeiden, wenn man die Veränderungen solider verankert. In obigem Fall müsste man mit dem Paar klären, welche Aspekte des Mehr-Zeit-miteinander-Verbringens zu einer Verbesserung führen werden. Die Antworten der Partner liegen wahrscheinlich im emotionalen Bereich und lauten vielleicht, dass sie sich stärker miteinander verbunden, mehr beachtet oder anerkannter fühlen. Diese Klärung steigert ihr Beziehungsverständnis und kann eine wertvolle Präventivmaßnahme sein.

Im Prinzip läuft lösungsfokussiertes Arbeiten mit Paaren genauso ab wie mit Einzelpersonen (Hoyt a. Berg 1998; Friedman a. Lipchik 1999). Eine Schwierigkeit ist jedoch die, dass die therapeutische Lösung der Partnerbeziehung dienen muss, und diese besteht zwischen Individuen mit unterschiedlichen Sichtweisen. Um diese Hürde zu nehmen, müssen beide Partner dem Therapeuten vertrauen, dass er unparteiisch bleibt. Selbst für einen erfahrenen Therapeuten kann es eine Herausforderung darstellen, zwei Menschen, die von der Richtigkeit ihrer Ansichten überzeugt sind, Akzeptanz und Verständnis entgegenzubringen.

Die folgenden Schritte sollen Möglichkeiten aufzeigen, wie man sich solchen Komplexitäten mit mehr Selbstvertrauen nähert. Im ersten Schritt, der Einschätzung, bestimmt man, ob eine lösungsfokussierte Paartherapie für das Paar das Richtige ist.

8.1 Die Einschätzung

Eine gemeinsame Sitzung

Die erste Sitzung sollte mit dem Paar gemeinsam abgehalten werden, weil der Therapeut hier exemplarisch erlebt, wie die Partner miteinander umgehen. Außerdem lässt sich dabei einschätzen, inwieweit die Klienten an ihrer Beziehung arbeiten wollen und können. Es gibt keine Lösungen, wenn die Beteiligten diese nicht haben möchten. Speziell die Arbeit mit einem Paar ist eher unproduktiv, wenn beide Partner nicht ähnliche Ziele verfolgen und sich nicht für eine Lösung engagieren.

Für ein Paar, bei dem der Mann die Ehe um jeden Preis retten möchte und die Frau unsicher ist, ob sie bei ihrem Mann bleiben soll, wäre eine lösungsfokussierte Therapie nicht das Richtige. (Dass die SFT für eine Einzelperson ungeeignet ist, kommt tatsächlich selten vor. Große Ausnahme sind vielleicht Klienten, die eine Therapie klar ablehnen und nur in die Praxis gekommen sind, um jemandem eine Freude zu machen.) In solchen Situationen sollte man diese Differenzen in einer separaten Sitzung mit dem Partner besprechen und seine Bedürfnisse weiter klären. Ein unentschlossener Partner braucht manchmal ein paar Einzelsitzungen, um eine Entscheidung zu treffen. In dieser Zeit kann man den engagierten Partner auch stützen und einzeln behandeln. Wenn der unentschlossene Partner lange braucht, um zu einer Entscheidung zu kommen, sollte man beide Partner an eine andere Stelle zur Einzeltherapie überweisen und ihnen die Rückkehr zur Paartherapie anbieten, wenn beide auf Verbesserung ihrer Ehe hinarbeiten wollen.

In der ersten Sitzung einer Paartherapie sollte man die Klienten informieren, dass es bei dem Therapievertrag um ihre Paarbeziehung geht und nicht um sie als zwei Einzelpersonen und dass das Ziel darin besteht, ihre Differenzen zu überbrücken und für beide eine Lösung zu finden. Das macht deutlich, dass der Therapeut nicht Partei ergreifen wird. Zweigleisiges Denken, das unsere eigenen Reaktionen überwacht, ist für diesen Zweck hilfreich, weil die Wahrung der Neutralität oft schwierig ist. Akzeptanz und Verständnis beider Parteien können auch im Resümee am Ende der Sitzung ihren Niederschlag finden.

Eine Einzelsitzung mit jedem Partner

Der gemeinsamen Sitzung folgt ein Einzelgespräch mit jedem Partner. In diesen Gesprächen kann der Therapeut die Therapeut-Klient-Beziehung vertiefen. Am Anfang der Einzelsitzung teilt der Therapeut dem Klienten mit, dass dieser in ihrem persönlichen Gespräch auch Dinge ansprechen könne, die er vor seinem Partner nicht sagen möchte. Vertraulichkeit muss gewährleistet sein, sofern die gewonnenen Informationen für niemanden eine Gefahr darstellen. Falls der Klient etwas mitteilt, das wichtige Implikationen für seine Beziehung hat, muss der Therapeut ihn um Erlaubnis bitten, wenn er dem anderen Partner davon berichten möchte.

Das Geständnis einer inzwischen beendeten Affäre sollte vertraulich behandelt werden. Auch wenn diese für die Paarbeziehung signifikant ist, sollte man auf dieser Basis keine Vermutungen über den momentanen Stand der Ehe anstellen. Denn: *Veränderung ist immer und unumgänglich.* Man fokussiert besser auf die Gegenwart und darauf, was der Klient für die Zukunft will.

Mit Informationen über eine bestehende Affäre eines Partners geht man anders um. Ich arbeite nicht mit Paaren, bei denen ein Partner ein Verhältnis mit einer anderen Person hat. Im Allgemeinen hat ein Mensch keine ausreichende Motivation, eine wenig zufrieden stellende Beziehung wiederzubeleben, während er gerade an einer erfreulicheren mitwirkt. Aber wichtiger noch ist die Tatsache, dass das Wissen um ein solches Geheimnis eine Komplizenschaft mit einem Partner darstellt, die ich für unethisch halte. In solchen Fällen kann man dem Klienten vorschlagen, entweder dem Partner das Liebesverhältnis zu gestehen oder den Kontakt (auch per Telefon oder E-Mail) zum geliebten Dritten während der Behandlung zu unterbrechen.

Ich bin immer wieder überrascht, wie viele Klienten diesen Vorschlag befolgen. Das sagt natürlich viel über ihre Motivation aus, an ihrer Ehe zu arbeiten! Doch manche Klienten zeigen sich zwar damit einverstanden, ihre Affäre ruhen zu lassen, halten das aber nicht durch; und manche führen uns erfolgreich hinters Licht. Wenn man sich für die therapeutische Arbeit mit dem Paar entscheidet und die Liebesbeziehung eines Partners geht weiter, sprechen fehlender Fortschritt oder Schwankungen zwischen Fortschritt und Rückschlag meistens Bände. Auch die Intuition des Therapeuten kann ein wertvolles Anzeigeinstrument sein.

In einem Fall war der Ehemann bereit, seine Affäre zu beenden. Er schien sich sehr zu bemühen, die Beziehung zu seiner Frau zu neuem Leben zu erwecken. Sie bestätigte dies, konnte aber auf der emotionalen Ebene keine Veränderungen spüren. Aufgrund dieser Information bat ich das Paar um Einzelsitzungen. Der Ehemann gestand, dass er sich weiterhin mit seiner Geliebten treffe, und erklärte, er arbeite an seiner Ehe und wolle die Beziehung zu seiner Frau verbessern, damit diese nach der Scheidung weniger Konflikte wegen der Kinder hätte.

In solchen Situationen ist es ratsam, der untreuen Partei mitzuteilen, dass man die Arbeit mit dem Paar nur dann fortsetzt, wenn die andere Partei den wahren Sachverhalt kennt. Diese Bedingung ruft meistens eine Krise hervor und stellt den untreuen Partner schließlich vor die Wahl, sich zwischen Ehe und Affäre zu entscheiden. Fälle wie diesen beendet der Therapeut am besten so, dass er beiden Partnern in einer gemeinsamen Sitzung mitteilt, er sei der Ansicht, dass für sie momentan Einzeltherapien förderlicher wären. Auf diese Ankündigung hin wird der Partner, der nichts von der fortdauernden Affäre des anderen weiß, natürlich Fragen stellen. Dann sollte man ausnahmsweise die Haltung des Experten annehmen und eine allgemeine Aussage machen, ohne Gründe für seine Entscheidung zu nennen. Ich empfehle zudem, die Klienten lieber an andere Therapeuten zu überweisen, als selbst beide Partner separat zu behandeln.

Klienten äußern sich in persönlichen Gesprächen generell offener als in gemeinsamen Sitzungen mit dem Partner, selbst wenn sie am Anfang sagen, sie würden in Anwesenheit ihres Partners nichts zurückhalten. Einmal hatte ich ein Paar in Therapie, das ernsthafte Probleme mit der Verwandtschaft hatte, weil die Frau mit ihrer Schwiegermutter nicht klarkam. In der gemeinsamen Sitzung zog der Ehemann den Bericht seiner Frau über ihre ungerechte Behandlung durch die Schwiegermutter überhaupt nicht in Zweifel. Im Einzelgespräch schilderte er ausführlich, dass seine Frau sich generell schwer tue mit anderen Menschen, nicht nur mit seiner Familie.

In einem Einzelgespräch können zirkuläre Fragen eine wertvolle Hilfe sein: Man fragt einen Partner, was seiner Ansicht nach der andere Partner denkt oder weshalb seiner Ansicht nach der andere Partner sich so und nicht anders verhält. Dieses Vorgehen kann man als Form der Paartherapie mit einer Einzelperson betrachten, weil ein Individuum sich über die Perspektive der anderen Person Gedanken machen muss: »Ist Ihre Frau auch der Meinung, dass sie mit anderen Menschen nicht klarkommt?« oder »Haben Sie mit ihr schon über das geredet, was Sie mir gerade erzählt haben?« Wenn ja: »Wie hat sie reagiert?« Wenn nein: »Wie würde sie Ihrer Meinung nach reagieren, wenn Sie ihr das erzählen würden?« Wenn der Ehemann meint, das würde sie zu sehr aufregen: »Wie gehen Sie normalerweise vor, wenn Sie ihr etwas sagen möchten, das sie aufregen könnte?« Manche Klienten haben ein feines Gespür dafür, wie sie und ihre Partner sich gegenseitig beeinflussen. Andere wiederum können sich zwischenmenschliche Dynamik überhaupt nicht vorstellen. Zirkuläre Fragen und sonstige Erkundungen mit dem Ziel herauszufinden, wie Klienten das Verhalten ihres Partners und ihre eigenen Reaktionen begründen und deuten, stellen Perturbationen dar, die zu Veränderungen führen können.

Die Reaktionen von Klienten auf Gespräche, in denen sich rekursive, also sich selbst aufrufende Interaktionen mit dem Partner zeigen, liefern ebenfalls wertvolle Informationen über die Art ihres Kooperierens. Man sollte jedoch keine Vermutungen darüber anstellen, wie ihre Art der Kooperation sich auf die Therapie auswirken könnte. Letztlich muss das Paar selbst entscheiden, ob die Beziehung für beide Partner zufrieden stellend ist. Eine kleine Veränderung, die der Therapeut vielleicht für unzureichend hält, kann für die Partner einen großen Unterschied machen.

Die Entscheidung

Die Entscheidung, ob lösungsfokussiertes Arbeiten mit einem Paar das Richtige ist, trifft der Therapeut auf der Basis der Informationen, die er in der gemeinsamen Sitzung und den beiden Einzelsitzungen gewonnen hat. Meine Leitlinien sind die nachstehenden fünf Kriterien. Das heißt aber nicht, dass ich mich sklavisch an sie halte. Manchmal fordert uns die Intuition auf, mit einem Paar zu arbeiten, obwohl einige Fragen offen sind. Diese innere Stimme sollten wir nicht aussperren.

1. Beide Partner wollen eindeutig ihre Beziehung lieber erhalten als aufgeben.
2. Beide Partner wissen, dass jeder für die Qualität ihrer Beziehung Verantwortung trägt.
3. Beide Partner zeigen eine gewisse Empathie für die Haltung des anderen.
4. Beide Partner sehen etwas Positives (Freundschaft, gemeinsame Interessen, erzieherische/haushälterische Fähigkeit) in ihrer Beziehung.
5. Beide Partner sind nicht an einer anderen Person interessiert und unterhalten auch keine aktive Liebesaffäre.

Wenn klar ist, dass man mit einem Paar lösungsfokussiert arbeiten kann, wird als Nächstes eine gemeinsame Sitzung vereinbart.

Manchmal erfüllen die Partner zwar alle Kriterien für eine Paartherapie, sind aber so verletzt oder wütend, dass sie sich gegenseitig nur schlecht machen. In solchen Fällen halte ich eine oder zwei Einzelsitzungen ab, um den Klienten zu helfen, ihre Gefühle so weit abzukühlen, dass sie produktiv zusammenarbeiten können. Das gibt auch Gelegenheit, den Einzelnen zwischendurch immer wieder zu fragen, was in ihrer Beziehung funktioniert.

8.2 Die Therapie

Paare sind am Anfang der Sitzung meistens aufgeregt und wollen ihre sehr negativen Gefühle mitteilen. Es ist oft schwer, sich nicht in diese Negativspirale hineinziehen zu lassen und nicht über den Ausgang der Therapie Vermutungen anzustellen. Wir müssen beim zweigleisigen Denken auf unsere persönliche Spur aufpassen. Urteile wie »Oh je, diese Ehe ist kaputt!« können nur in Sackgassen enden und müssen konterkariert werden mit den Annahmen *Nichts ist nur negativ* und *Eine kleine Veränderung kann zu größeren Veränderungen führen.* Gleichermaßen müssen wir uns davor hüten, einem Partner Schuld zuschreiben, und uns daran erinnern, dass sein Verhalten rekursiv ist. »Was macht John, dass Mary ihn immer so herunterputzen muss?« »Was hält John davon ab, Mary daran zu hindern, ihn immer so herunterzuputzen?« Manchmal löst ein Paar auch persönliche Assoziationen in uns aus, die uns an die Beziehung der Eltern oder an die eigenen Beziehungen denken lassen. Wenn wir nicht auf unseren eigenen Gedanken und Gefühle achten, entwickeln wir für die Klienten vielleicht eine Geheimagenda, die uns nicht bewusst ist.

Als Partner will man den Therapeuten natürlich davon überzeugen, dass die eigene Sicht der Situation die richtige ist. Als Therapeut darf man nicht Teil dieses Prozesses werden. Eine kluge Reaktion wäre hier: »Ich nehme an, Sie haben zwei unterschiedliche Geschichten parat; und ich muss beide hören, damit ich Ihnen helfen kann, zwischen diesen eine Brücke zu bauen.« Das vermittelt den Partnern die Botschaft, dass man nicht von ihnen erwartet, sie würden sich füreinander ändern. Menschen wehren sich tendenziell vor allem dann gegen Veränderung, wenn sie damit den Erwartungen anderer entsprechen sollen. Deshalb sollte man in diesem Zusammenhang weniger von verändern als von erweitern, wachsen oder adaptieren sprechen.

Mit beiden Partnern abwechselnd sprechen

Der Therapeut kann Ausgewogenheit auch dadurch herstellen, dass er mit beiden Partnern abwechselnd redet. Wenn seine Aufmerksamkeit öfters von einem zum anderen wandert, muss sich kein Partner zurückgesetzt fühlen und der Therapeut nicht das Gefühl haben, mit einer Person stärker verbunden zu sein als mit der anderen. Andererseits müssen wir mit dem individuellen Stil der Partner kooperieren. Es ist bei Paaren durchaus üblich, dass die Frau sprachlich lebendig ist und der Mann zurückhaltend. Laut Donovan (1999, p. 14), der sich auf Gottman und Levenson (1986) beruft, können Frauen ihre Gefühle in zwischenmenschlichen Konflikten besser regulieren und scheinen deshalb häufiger die Klageposition einzunehmen, während sich ihre Partner zurückziehen, um den Affekt zu unterdrücken. Natürlich ist bei manchen Paaren diese Dynamik auch umgekehrt vorhanden. Wir dürfen Ungleichheiten auf keinen Fall nivellieren. Es genügt, den expressiven Partner zu unterbrechen und den weniger expressiven zu fragen: »Sind Sie auch dieser Ansicht?« oder »Wie sehen Sie das?« Daraufhin akzeptiert man, was der Gefragte anbietet, um nicht den Eindruck zu erwecken, ein Stil sei besser als der andere. Wenn der Unterschied im Ausdrucksverhalten in der Paarbeziehung vielleicht ein Problem ist, könnte ein Partner jedes Signal eines Urteils als Herabsetzung empfinden.

Vor einiger Zeit traf ich eine frühere Klientin, die ich vor etlichen Jahren zusammen mit ihrem Mann wegen häuslicher Gewalt behandelt hatte. Sie erzählte, seither habe es keine Gewaltszenen zu Hause mehr gegeben und ihre Ehe sei viel besser geworden. Auf meine Frage, was ihr in unserer therapeutischen Arbeit am meisten geholfen habe, antwortete sie spontan: »Die Tatsache, dass Sie nie Partei ergriffen haben!« Warum dies geholfen habe, konnte sie nicht erklären. Sprenkle, Blow und Dickey (1999, p. 348) zitieren Pinsofs (1995) These, wonach das gesamte Klientensystem eine Allianz mit dem Therapeuten eingeht, die mehr ist als die individuellen Allianzen und die Allianzen der Subsysteme zusammen. Meine eigene These lautet: Wenn zwei miteinander streitende Menschen sich bewusst werden, dass ihr Therapeut, dem sie vertrauen, die Sichtweisen des jeweils anderen Partners akzeptiert, fordert das dazu heraus, die eigene Einstellung zu überdenken.

Sanft konfrontieren

Manchmal verlangt es die professionelle Ethik, dass man einen Klienten mit seinem Verhalten konfrontiert. In der SFT muss das so geschehen, dass das emotionale Klima bewahrt wird.

Bill musste zur Therapie statt ins Gefängnis, wie es das Gericht angeordnet hatte. Nachbarn hatten damals die Polizei geholt, als sie hörten, wie er im Streit Drohungen gegen Ann ausstieß. Nun bestand Ann auf einer Paartherapie, was akzeptabel war, weil Bill nicht mehr gewalttätig geworden war.

In einer Sitzung hatte Bill sich darüber aufgeregt, dass Ann kürzlich eine schlechte Entscheidung getroffen habe. Er gebrauchte abfällige Wörter wie »blöd« und »hirnlos«. Abgesehen davon, dass die Neutralität des Therapeuten auf die Probe gestellt wurde, war es unethisch, dem Klienten zuzugestehen, seine Partnerin in einer Sitzung zu beschimpfen. Ann gab zu, impulsiv gehandelt zu haben, und bedauerte den Vorfall, was Bill nicht beruhigte.

THERAPEUTIN: Sie können wirklich nicht verstehen, wieso Ann diese Entscheidung getroffen haben könnte. Es macht Sie sehr wütend. Das kann ich verstehen. Aber es ist nun mal geschehen! Wir alle machen manchmal Sachen, die wir am liebsten ungeschehen machen würden. *(Bill zeigt weiterhin seine Wut.) (ruhig)* Bill, haben Sie jemals eine schlechte Entscheidung getroffen?

BILL: Ja ... aber nicht, ohne nachzudenken.

THERAPEUTIN: Aber auch das Nachdenken ist nicht immer perfekt. Wie soll Ann Ihrer Ansicht nach reagieren, wenn Sie selbst einen Fehler machen?

BILL: Genauso, wie ich auf sie reagiere. Sie kann mich anbrüllen! Ich brülle mich selbst schon viel mehr an, als sonst jemand mich anbrüllen könnte.

THERAPEUTIN: Ann, was sagen Sie dazu?

ANN: *(weint)* Ich gehe auch hart mit mir um. Ich fühle mich schrecklich, aber ich glaube nicht, dass man noch auf jemanden eintreten sollte, der schon am Boden liegt.

BILL: *(errötet)* Nun ... du weißt genau, was uns dies kostet und wie schwer es ist, Geld zu verdienen ...

ANN: Ich weiß ...

BILL: Okay ... okay ... ich sollte nicht ... tut mir leid.

THERAPEUTIN: Für die Zukunft, wenn einer von Ihnen einen Fehler macht, was ist das Hilfreichste, das Sie füreinander tun können?

ANN: Sich nicht gegenseitig zu beschimpfen!

BILL: Vielleicht zu erkennen, dass wir schon aufeinander eintreten. Nicht nötig, noch Salz in die Wunde zu streuen.

Statt Ann zu helfen, sich gegen Bill zu behaupten, wählte die Therapeutin eine sanfte Art, Bill mit seinem Verhalten als eine Art Modellverhalten für Ann zu konfrontieren. Bill hatte eine vertrauensvolle

Beziehung zur Therapeutin, die überzeugt war, Bill würde sich gegen Konfrontationen durch Ann wahrscheinlich wehren. Die Therapeutin eruierte zuerst Bills Gefühle, um in ihm eine gewisse Empathie zu erwecken. Der Gedanke an Anns Gefühle rief in Bill Scham- oder Schuldgefühle hervor. Damit diese das emotionale Klima nicht zerstören konnten, verlagerte die Therapeutin den Fokus von Bills Verhalten auf die Zukunft des Paares und betonte dabei die gegenseitige Verantwortung der Partner in einer Beziehung.

Mit Streitigkeiten in der Therapiesitzung umgehen

Da Paare ihre Probleme in Wort und Tat beschreiben, kommt es in Sitzungen schon einmal zu heftigen Zänkereien. Das kann ein besonderes Dilemma für den lösungsfokussiert arbeitenden Therapeuten darstellen, der auf den positiven Aspekten einer Beziehung aufbauen will. Andererseits sind konflikthafte Vorgänge in einer Beziehung eine wertvolle Beschreibung des Problems.

Wie man in einer Sitzung mit Streitigkeiten umgeht, hängt davon ab, an welcher Stelle des Behandlungsprozesses sie auftreten. In der ersten oder zweiten Sitzung sollte man sie lange genug andauern lassen, um eine Vorstellung vom Interaktionsmuster des Paares zu bekommen, bevor man so sanft wie möglich dazwischengeht und z. B. sagt:

> »Wie beenden Sie im Allgemeinen zu Hause derlei Streitigkeiten?«
> »Ist das beispielhaft dafür, was bei Ihnen zu Hause geschieht?«
> »Bitte überlegen Sie, ob Sie Ihre Sitzungszeit auf diese Weise verbringen wollen.«

Wenn das Paar wegen zurückliegender Ereignisse streitet, kann man sagen: »Ich weiß, dass Sie beide entschiedene Meinungen darüber haben, aber man kann halt nicht ändern, was in der Vergangenheit geschah.«

Eine solche Feststellung gebietet den Streitereien zwar meistens Einhalt, muss aber um einen konstruktiven Fokus ergänzt werden, damit sie nicht wieder ausbrechen. Angesichts der intensiven negativen Emotionen, die im Zank entstehen, sollte der Therapeut nicht so rasch nach positiven Aspekten fragen. Das scheint einen Rückschlageffekt zu haben, der Negatives weiter anheizt. Besser erkundigt man sich danach, welche Bedeutung die Streitereien für das Paar haben. Dadurch gewinnt man neue Informationen, die Lösungsmöglichkeiten bieten.

Ein Beispiel: In der ersten Sitzung fielen sich Tara und Sid, die mit den permanenten Gefechten in ihrer Beziehung aufhören wollten, ständig gegenseitig ins Wort, obwohl die Therapeutin zu intervenieren versuchte. Ihre Wut aufeinander eskalierte weiter. Als die Therapeutin die beiden fragte, welche Bedeutung ihre Wut auf den anderen habe, hörten sie auf zu streiten. Tara deutete Sids Wut als Ausdruck dessen, dass sie ihm nie etwas recht machen konnte. Sid deutete Taras Wut als Ausdruck dessen, dass sie keine Kritik einstecken konnte. Beide lehnten die Deutungen des jeweils anderen ab, was der Therapeutin die Möglichkeit gab, ein konstruktives Gespräch darüber zu beginnen, worauf sich ihre Wut richtete und wie sie künftig anders damit umgehen könnten.

Wenn die Partner sich in einer späteren Behandlungsphase streiten und glauben, schon Fortschritte gemacht zu haben, fragt man sie, wie sie sich erklären, dass sie trotz der vorhandenen positiven Veränderungen ihre Zänkerei nicht beilegen können. Der Therapeut kann sie auch fragen, wie sie mithilfe der Erkenntnisse, die sie durch die bereits eingetretenen Veränderungen gewonnen haben, ihren Streit beenden können. Wenn beide Versuche nichts fruchten, redet man mit den Partnern am besten einzeln und eruiert, ob es irgendetwas gibt, was sie voreinander nicht sagen wollen.

Wenn Paare, in deren Beziehung Gewalttätigkeit nicht Neues ist, in der Therapiesitzung zu streiten anfangen, trennt man die Partner und redet mit jedem separat. Als Erstes spricht man mit dem potenziellen Opfer, das in vielen Fällen die Frau ist, und stellt sicher, dass es sich gegen Gewalt schützen kann. Notfalls hilft man der bedrohten Person, die Praxis zu verlassen und einen sicheren Ort aufzusuchen. Der Therapeut bleibt danach aber bei der potenziell gewaltbereiten Person und spricht mit ihr darüber, wie sie sich selbst schützen kann, um nicht weitere strafbare Gewalttaten zu verüben. Das erhält die Therapeut-Klient-Beziehung mit beiden Partnern.

Eine gemeinsame Lösung konstruieren

Oft beschreiben die Partner ihre Ziele als scheinbar unterschiedlich, und doch wünschen sie sich von ihrer Beziehung ein und dasselbe.

Fran und Sam wollten ihre Ehe erhalten und sich wieder miteinander verbunden fühlen. Sie waren sich einig, dass sie sich als Erstes um eine bessere wechselseitige Verständigung bemühen mussten, und das bedeutete für beide weniger Zankerei. Doch im Nu stritten sich die beiden, ob sie über ihre Finanzen oder Frans Eifersucht reden sollten.

Damit der Therapeut nicht in einen solchen Entweder-oder-Prozess verwickelt wird, muss er den Partnern helfen, ihre jeweilige Sicht des Problems auf eine Weise neu zu definieren, dass Brücken geschlagen werden können. Im erwähnten Fall könnte er das Gespräch so fortsetzen, dass er die Wörter »Finanzen« und »Eifersucht« ersetzt durch den Begriff »Differenzen«. Damit würde das Gespräch zu einem »Herumhacken auf Differenzen«, über die sich die Partner einig sind.

Der Therapeut könnte Fran und Sam auch fragen, an welchen Punkten sie »sich stärker miteinander verbunden fühlen«. Da beide Partner dies als Wunsch genannt hatten, würde diese Frage eine andere Perspektive auf ihren Wunsch eröffne.

Er könnte noch einen Schritt weitergehen und im Zusammenhang mit einem Problem, das die Klienten selbst noch nicht genannt haben, Prozesshaftigkeit einführen. »Ich überlege gerade, ob Sie sagen wollen, dass Sie sich vom anderen kontrolliert fühlen?« Wenn das Paar die Frage bejaht, kann der Therapeut eruieren, woran Fran merken würde, dass Sam in finanzieller Hinsicht weniger zwanghaft ist, und woran Sam merken würde, das Fran ihn weniger eifersüchtig kontrolliert. Fühlen sich die beiden in diesen Bereichen manchmal jetzt schon vom anderen etwas weniger überwacht?

Dieses Beispiel zeigt, dass der Therapeut manchmal eigene Ideen einbringen muss, z. B. seine Sicht des Prozesses, um den Gedanken der Klienten einen Fokus zu geben. Wenn solche Beiträge zu den Klienten passen, werden sie angenommen; denn sie verbessern das emotionale Klima, weil sie Verständnis vermitteln. Doch auch wenn die Idee des Therapeuten nicht angenommen wird, kann diese die Gedanken der Klienten auf andere, hilfreichere Beschreibungen ihres Problems lenken. Fran und Sam sind vielleicht der Ansicht, ihr Zustand ist mit gegenseitiger »Kontrolle« weniger präzise beschrieben als mit der Wendung, »wie ein Kind behandelt zu werden«. Die Sprache des Klienten ist grundsätzlich vorzuziehen.

Wenn der Klient sein therapeutisches Ziel erreichen möchte, muss er Verantwortung für Veränderung übernehmen und etwas anders machen. Ist dies nicht der Fall, merkt man das u. a. daran, dass einer oder beide Partner von anfänglicher Besserung und anschließender Verschlechterung berichten. Solchen Aussagen geht man am besten in Einzelsitzungen nach. Manchmal erkennen Klienten im therapeutischen Prozess, dass sie falsche Erwartungen hatten. Vielleicht erfüllt der Partner sogar die Erwartungen, aber die Gefühle ihm gegenüber haben sich parallel nicht geändert. Menschen können ihre Liebe zueinander verlieren, wenn etwas lange Zeit schief gelaufen ist und alte Gefühle nicht mehr zum Leben erweckt werden können.

Kommunikation

Die meisten Paare, die therapeutische Hilfe suchen, nennen »schlechte Verständigung untereinander« als eines ihrer größten Probleme. Damit meinen sie üblicherweise, dass sie sich vom Partner in Wort und Tat missverstanden fühlen. Dieses Thema kann man z. B. so angehen, dass man dem Paar empfiehlt, »die Sprache des anderen zu lernen«. »Sprache« bezieht sich in diesem Kontext darauf, wie Menschen sich verbal und nonverbal ausdrücken. Klienten stellen oft überrascht fest, dass Liebe allein noch nicht zum Verständnis führt. Der Therapeut baut eine Brücke zum Verständnis, indem er die Partner um Klärung ihrer Worte oder Handlungen bittet. Das rückt ihre vormals als mangelndes Interesse aneinander empfundenen Differenzen in ein positiveres Licht und schafft Raum für gegenseitige Anpassung.

Fallbeispiel: Miriam und Nate

Miriam hatte Nate vor ein paar Monaten verlassen und war kürzlich zu ihm zurückgekehrt, weil sie ihre Ehe fortsetzen wollte. Im folgenden Transkript sprechen sie über ihre sexuelle Beziehung. Miriam fühlte sich von Nate sexuell bedrängt, und Nate hatte den Eindruck, Miriam weise seine Annäherungsversuche zurück oder entziehe sich ihm.

THERAPEUTIN: Haben Sie eine Idee, wie Nate sich Ihnen nähern kann, ohne dass Sie sich bedrängt fühlen?

MIRIAM: Na ja, wenn er etwas sanfter vorgehen würde ... einfach alles ... das Timing ... das »Hey, wie wär's«... das ist so ...

THERAPEUTIN: Wollen Sie damit sagen, dass er sich romantischer geben sollte? *(Bemerkt, dass Miriam und Nate Blicke tauschen. Nate lacht verlegen.)*

MIRIAM: *(wütend zur Therapeutin)* Sie sehen ja, wie er mich behandelt. Er lacht, wenn ich sage, was ich brauche.

Nate: Ich habe nicht gelacht.

Miriam: Doch, hast du. Du machst das oft.

Therapeutin: Welche Bedeutung hat das Lachen für Sie gehabt, Nate?

Nate: Ich weiß nicht. Ich bin so frustriert, weil ich einfach das Gefühl habe, keinen Fuß auf den Boden zu bringen. Ich kann es ihr nicht recht machen, also bin ich frustriert.

Therapeutin: Wollen Sie damit sagen, dass Sie lachen, wenn Sie frustriert sind?

Nate: Vielleicht! Diesen Gedanken habe ich noch nie damit verbunden.

Therapeutin: Haben Sie das gewusst, Miriam?

Miriam: Nein. Das ergibt keinen Sinn. Wenn er über mich lacht, verletzt mich das einfach schrecklich.

Therapeutin: Was verletzt Sie?

Miriam: Dass er sich nicht um mich schert und um das, was ich will.

Nate: Genau so fühle ich mich eben auch. Gestern Abend kam ich nach Hause, sie war gerade am Telefonieren, ich gab ihr einen Kuss, und sie stieß mich weg ... *(Miriam weint leise, als Nate spricht.)* Jedes Mal, wenn ich liebevoll bin, werde ich zurückgewiesen ... wie kann ich da noch romantisch sein? Vielleicht ist es ein Ausgleich, wenn ich wütend werde oder kritisiere ... ich weiß, dass ich das tue ... aber was ist mit meiner Wut?

Therapeutin: *(zu Miriam, die immer noch weint)* Sie wirken sehr entmutigt.

Miriam: Bin ich. Ich gebe mir alle Mühe, dass unsere Ehe funktioniert, und nie ist es gut genug.

Therapeutin: Das muss ich erst verstehen. Nate hat gerade erzählt, er will Ihnen einen Kuss geben, wenn er nach Hause kommt ...

Miriam: *(unterbricht)* Wenn ich gerade telefoniere? Ich unterbreche mein Gespräch nicht, um mit ihm zu schlafen.

Therapeutin: *(zu Miriam)* Hatte der Kuss für Sie diese Bedeutung? Dass er mit Ihnen schlafen will?

Miriam: Ja

Therapeutin: *(zu Nate)* Stimmt das?

Nate: Nein. Das ist ein tolles Beispiel, weshalb ich mich immer zurückgewiesen fühle.

Therapeutin: *(zu Nate)* Was wollten Sie mit diesem Kuss sagen?

NATE: Ich kam nach Hause und wollte ihr zeigen, dass ich mich freue, sie zu sehen. Nicht jedes Mal, wenn ich sie küsse, möchte ich Sex mit ihr haben.

MIRIAM: Und ich stritt mich gerade mit meiner Mutter und wollte ihm keine Beachtung schenken. Er interpretiert alle meine Aktionen so, als ob ich ihn nicht liebe.

NATE: *(den Tränen nahe)* Ich kann nicht so einfach darauf vertrauen, dass du mich liebst, nur weil du zurückgekommen bist. Woher weiß ich, dass du es ehrlich meinst, wenn du es nicht durch dein Verhalten mir gegenüber zeigst? Ich habe ständig Angst, du gehst wieder weg, und deshalb brauche ich deine Bestätigung. Glaubst du, es verletzt mich nicht, wenn du nicht versteht, was ich brauche? Es tat richtig gut, dich jetzt weinen zu sehen. Es hat mir gezeigt, dass es dir vielleicht doch etwas ausmacht. Ich will dich nicht verletzen ... wirklich nicht!

THERAPEUTIN: Sie wollen damit sagen, dass alle Ihre Bemühungen darauf abzielen, die Bestätigung zu bekommen, dass sie Sie liebt?

NATE: Ja.

THERAPEUTIN: Kann sie Ihnen das auf irgendeine Weise bestätigen, auch wenn sie nicht berührt werden oder Sex haben will, wenn Sie es wollen?

NATE: Sie könnte es sagen! Na ja, manchmal sagt sie mir, dass sie mich liebt ... aber nicht genug. Ich möchte die Worte hören, und dann muss ich mich nicht auf andere Weise so anstrengen.

MIRIAM: *(zur Therapeutin)* Ich wusste nicht, dass er sich so mies fühlt und dass ich es nicht so ... so wörtlich ... nehmen darf, was er tut. Ich kann mich das nächste Mal daran erinnern und ihm Bestätigung geben, statt mich ihm zu entziehen. Es wäre für mich aber leichter, wenn er mir auch sagen würde, was er fühlt. Ich kann keine Gedanken lesen.

Die Therapeutin fungierte buchstäblich als Übersetzerin der Partner, die im Laufe des Prozesses lernten, die Absichten des anderen besser zu verstehen.

Psychoedukation

Lösungsfokussiert arbeitende Therapeuten diskutieren häufig darüber, wie viel Betreuung oder Unterweisung man Klienten angedeihen lassen sollte, um wirklich »lösungsfokussiert« zu arbeiten. Meine

Antwort lautet: Wenn man am Ende seiner Erkundungen feststellt, dass dem Klienten eindeutig Fertigkeiten oder Informationen fehlen, sollte man ihm die Informationen geben, die ihm helfen könnten.

Sprenkle, Blow und Dickey (1999, p. 344) äußern sich zu der Zurückhaltung, mit der Therapeuten der Postmoderne ihren Klienten Informationen anbieten:

> Vielleicht betrachten sie das, was sie tun, auch nur widerstrebend als Unterweisung oder Schulung. Wenn man Klienten beispielsweise hilft, ihre Lebensgeschichten »neu zu schreiben«, ist darin immer noch ein instruktives Element enthalten. Wir meinen, dass die Informationsvermittlung wahrscheinlich einen größeren Teil von dem ausmacht, was die meisten Paar- und Familientherapeuten machen, als normalerweise anerkannt wird.

Ferner weisen diese Autoren auf eine Analyse von Minuchins und Whitakers Tonaufzeichnungen hin, wonach sich ein hoher Prozentsatz der Antworten dieser Therapeuten als Information, Interpretation und Anleitung kategorisieren ließe (Friedlander et al. 1987).

Für Paare ist die Information hilfreich, dass Beziehungen bestimmte Entwicklungsphasen durchlaufen; denn viele Partner gehen davon aus, dass ihre Beziehung so bleibt wie bei ihrem ersten Rendezvous oder sogar besser wird. Diese Erwartung ist unrealistisch. In der ersten, der romantischen Phase sind die Partner noch »blind vor Liebe« und kennen sich kaum. Sie versuchen, den Erwartungen des jeweils anderen zu entsprechen, und bagatellisieren, was ihnen gegen den Strich geht. Haben sie dann Vertrauen zueinander entwickelt, werden sie entspannter und verhalten sich natürlicher. Das wird vom anderen entweder akzeptiert oder erzeugt Misstrauen und Distanz. Manche Paare kommen über diese Stufe jahrelang nicht hinaus.

An diesem Punkt muss der Übergang in die Phase emotionaler Vertrautheit stattfinden. In einer solchen Phase beginnt die eigentliche Beziehung, die dann immer weiter wachsen kann. Die Partner zeigen Interesse an ihren Unterschieden, statt dass sie diese nivellieren und den anderen ändern wollen. Sie bestätigen den anderen und sagen ihm durch ihr Verhalten: »Ich akzeptiere und liebe dich trotz unserer Unterschiede« – im Gegensatz zu: »Ich liebe dich nur, wenn du die Person bist, die ich gern hätte.« Unterschiede sind normal, weil jeder Mensch einzigartig ist, und in einer gesunden Beziehung werden diese so ausgehandelt, dass es weder Gewinner noch Verlierer gibt.

Emotionale Vertrautheit heißt, dass ein Partner an der Zufriedenheit des anderen genauso interessiert ist wie an seiner eigenen und dieses Ziel ansteuert.

Eine solche »Edukation« ist eine Art Umdeutung. Wenn der Therapeut Klienten beibringt, wie sie sich klar und deutlich verständlich machen können, und ihnen bestimmte Fertigkeiten zeigt, ist das eine eher direkte Unterweisung:

SUE: Wie oft soll ich dich noch bitten, mich anzurufen und zu fragen, ob ich noch etwas vom Supermarkt brauche, bevor du von der Arbeit nach Hause kommst?

FRED: Wenn ich nach der Arbeit gedanklich noch mit etwas beschäftigt bin, habe ich nur im Sinn, nach Hause zu eilen; denn du willst, dass ich dann die Kinder nehme.

SUE: *(wütend)* Was für eine Hilfe ist das denn, wenn ich dann zum Supermarkt rennen muss, um Milch einzukaufen? Kannst du nicht ausnahmsweise mal an mich denken?

FRED: *(zunehmend wütend)* Dasselbe könnte ich dich auch fragen.

In dieser Situation wäre es hilfreich herauszufinden, ob das Paar noch andere Möglichkeiten der Verständigung kennt, die weniger Ärger bereiten, und ob diese überhaupt genutzt werden. Wenn ja: unter welchen Bedingungen? Zu welchen Zeiten? Wenn die beobachtete Art der Kommunikation die übliche des Paares ist, kann der Therapeut Alternativen vorschlagen, z. B. die Form der Ich-Botschaft.[7]

Sexuelle Vertrautheit

Sexuelle Vertrautheit ist ein integraler Bestandteil einer Paarbeziehung. Viele Paare sprechen das Thema von sich aus an. Andere sprechen erst darüber, wenn der Therapeut das Thema aufbringt. Ich glaube, Klienten wollen darüber sprechen und erwarten, dass der Therapeut sie danach fragt. Partner, die sich gegenseitig verletzen, sagen meistens, dass ihr Liebesleben und ihre sexuelle Zufriedenheit abgenommen haben. Mehr Frauen als Männer geben an, dass sie nicht gern mit ihrem Partner intim sind, wenn sie sich durch ihn

7 »Ich-Botschaften, auch Selbstoffenbarungen, sind Äußerungen, die die eigene Meinung und die eigenen Gefühle mitteilen. Sie findet einen Kontext im Vier-Seiten-Modell (Schulz von Thun).« Zitat aus: http://de.wikipedia.org/wiki/Ich-Botschaft [1.7.2010]. [Anm. d. Übers.]

verletzt fühlen. Wenn der Therapeut einem Paar hilft, seine sexuelle Vertrautheit wiederherzustellen, ist das ein wesentlicher Schritt zur Überbrückung von Differenzen, der aber zu den letzten Behandlungsschritten gehört – es sei denn, die Partner messen dem Thema oberste Priorität bei. Sexuelle Vertrautheit setzt ein hohes Maß an Vertrauen voraus. Wenn eine Beziehung für die Partner über längere Zeit verletzend war, sollte erst in anderen Bereichen Vertrauen aufgebaut oder gestärkt werden, bevor das Risiko der Enttäuschung in Liebesdingen eingegangen wird.

Manche Paare haben ein erfülltes Liebesleben, obwohl in ihrer Beziehung sonst vieles schiefläuft. Diese Information kann wertvoll sein und dem Paar helfen, einige ihrer im Sexualbereich funktionierenden Fertigkeiten auf andere Aspekte ihrer Beziehung zu übertragen. Der Therapeut könnte dem Paar darlegen:

> »Eine befriedigende Sexualbeziehung setzt ein feines Gespür für zwischenmenschlichen Austausch darüber voraus, wie man den anderen erfreuen und von ihm erfahren kann, was ihm gefällt. Sie beide scheinen in dieser Hinsicht sehr geschickt zu sein. Wie zeigen Sie dem anderen Ihr Feingefühl, wenn Sie zärtlich miteinander sind? Was ist in Ihren Gefühlen zueinander anders, wenn Sie sich lieben, als wenn Sie andere Dinge tun? [Der Therapeut sollte möglichst viele Informationen erfragen, ohne dass es den Klienten peinlich wird.] Wie könnten Sie diese Fertigkeiten nutzen, wenn es um den Umgang mit Ihrem Problem (finanziellen Dingen, Kindererziehung, Streitereien usw.) geht?«

Das Resümee

Das an ein Paar gerichtete Resümee sollte folgende Punkte berücksichtigen:

1. Teilen Sie jedem Partner einzeln mit, welche Mitteilungen Sie von ihm gehört haben.
2. Antworten Sie jedem Partner separat, und beziehen Sie auf jeden Fall das mit ein, was Sie als Interaktionsmuster des Paares beobachtet haben: »Es kommt mir so vor, als ob Sie beide unterschiedlich auf das Gefühl, verletzt worden zu sein, reagieren. Mary wird aggressiv, und Jeff zieht sich zurück.«

3. Nennen Sie den Partnern möglichst viele Einzelheiten, die sie gemeinsam haben. Die Details müssen nicht positiver Natur sein, sondern können z. B. ihre heftige Wut, ihr Gefühl der Hoffnungslosigkeit betreffen. Findet man sonst keine Gemeinsamkeiten, weist man darauf hin, dass beide sich auf eine Therapie geeinigt haben.
4. Wenn die Partner über ihre Gefühle gesprochen haben, greift man das auf mit: »Was ich gerade von Ihnen gehört habe.« Hat das Paar nicht über Gefühle geredet, sollte man im Zusammenhang von »Meine Antwort lautet …« auf jeden Fall etwas Emotionales erwähnen, das man an den beiden wahrgenommen hat.

8.3 Fazit

Die Arbeit mit Paaren ist ein heikler Balanceakt, wenn man sicherstellen will, dass beiden Partnern Akzeptanz und Verständnis vermittelt wird. Um zu bekräftigen, dass sich der therapeutische Vertrag auf die Beziehung bezieht und nicht auf einen einzelnen Partner, sollte man einem Partner nie zugestehen, zwischen den Sitzungen am Telefon etwas über den anderen Partner zu erzählen. Alles wird in den gemeinsamen Sitzungen vor dem anderen Partner besprochen. Oder wenn ein Partner um eine separate Sitzung bittet, muss man ihn fragen, ob der andere von diesem Anliegen etwas weiß. Wenn nicht, muss man darauf bestehen, dass er den anderen Partner über seinen Anruf und den Grund dafür informiert. Hält man eine Einzelsitzung mit einem Partner ab, muss man den anderen Partner ebenfalls zu einem persönlichen Gespräch einladen, um jeglichem Verdacht der Komplizenschaft entgegenzutreten.

Aus Paaren werden Familien. Da Beziehungen zwischen Eltern und Kindern und Geschwisterbeziehungen anders beschaffen sind als die Beziehung zwischen zwei Erwachsenen, die in romantischer Liebe verbunden sind, wird der Familientherapie ein eigenes Kapitel gewidmet.

9. Familientherapie

Ein Paar besteht aus zwei nicht miteinander verwandten Erwachsenen, die sich für das Zusammenleben entschieden haben und ihre Beziehung im Allgemeinen mit legalen Mitteln beenden können. Familien sind verknüpft durch unabänderliche Bande, die Generationen umspannen. Die Eltern sind biologisch motiviert und sozial beauftragt, für ihre Kinder zu sorgen, bis diese für sich selbst sorgen können. Doch Familienbeziehungen existieren weiter, auch wenn die Kinder erwachsen sind. Im besten Fall passen die Familienmitglieder sich den Anforderungen unterschiedlicher Grenzen und veränderlicher Verbindungen an. Im schlimmsten Fall werfen ungelöste Konflikte unausweichliche Schatten. In den meisten Kulturen hält man es unabhängig von der Qualität der Familienbeziehungen für eine ethische Verpflichtung, dass die erwachsenen Kinder für ihre betagten Eltern und/oder für ihre Geschwister sorgen, wenn die sich nicht mehr selbst versorgen können. Diese unzerreißbaren Bande tauchen die therapeutische Arbeit mit Familien in ein anderes Licht als die Arbeit mit Paaren, sind aber auch eine enorme Ressource.

Da die in Kapitel 8 dargelegten therapeutischen Prinzipien zur Paartherapie auch für die Familientherapie gelten, beschränkt sich dieses Kapitel auf die wesentlichen Unterschiede.

9.1 Die Einschätzung

Anders als bei der Einschätzung, ob die SFT für ein Paar das Richtige ist (siehe Abschnitt 8.1), geht es bei der Einschätzung von Familien nicht um die Frage, ob eine Familientherapie in einem bestimmten Fall angemessen ist. Weil Familien sich nicht gegenseitig entbinden können und Eltern auf ihre Elternrechte allenfalls unter schlimmsten Bedingungen verzichten, stellt sich nie die Frage, ob eine Beziehung fortgesetzt oder beendet werden soll. Familienbeziehungen sind unkündbar. Die Frage ist, welche Qualität hat die Beziehung und wer ist bereit, zur Verbesserung der Beziehung beizutragen. Mit der Einschätzung einer Familie soll geklärt werden, wer zu den Therapiesitzungen eingeladen wird und in welcher Gruppierung.

9.2 Familien mit Kindern oder Jugendlichen

Die Entscheidung, ob man Kinder und Jugendliche von Beginn an in die Familientherapie einbezieht, hängt meistens von der theoretischen Ausrichtung des Therapeuten ab. Systemisch ausgerichtete Therapeuten arbeiten vielleicht lieber mit dem gesamten Familiensystem *in vivo*, um entscheiden zu können, welche Muster zu durchbrechen sind oder wie sich die Struktur der Familie ändern lässt. Sie möchten von möglichst vielen Perspektiven aus möglichst viele Informationen über das System gewinnen, auch über den Dreijährigen, der noch nicht gelernt hat, wie man Geschichten bearbeitet (Napier a. Whitaker 1978; Minuchin a. Fishman 1981).

Konstruktivistisch ausgerichtete Therapeuten überlassen die Entscheidung, wer an der Sitzung teilnehmen will, lieber der betreffenden Familie. Das steht in Einklang mit seinem Auftreten als Nichtexperte, der den Klienten gegenüber eine akzeptierende Haltung einnimmt.

Je zahlreicher die Familienmitglieder, mit denen der Therapeut interagiert, desto mehr Lösungsmöglichkeiten ergeben sich natürlich. Doch Veränderung setzt Motivation voraus, und deshalb gibt es gute Gründe dafür, dass nur die besonders motivierten Familienmitglieder an der Sitzung teilnehmen. Kinder können den Verlauf von Sitzungen stören und sind nicht immer eine Quelle wertvoller Informationen. Eltern haben vielleicht relevante Dinge mitzuteilen, die sie vor jungen Familienmitgliedern aber nicht preisgeben können oder wollen. Die Meinungen, wie viele Informationen eine Familie als vertraulich behandeln sollte, gehen unter Therapeuten auseinander.

Ich bewahre junge Menschen in ihren prägenden Jahren lieber davor, unnötig etikettiert zu werden oder sich als defizitär wahrzunehmen, was sie nämlich tun, wenn sie zu einem »Seelenklempner« gehen müssen. Weil es der natürlichen Ordnung der Welt entspricht, dass Eltern ihrem Kind helfen und ihm beibringen, wie man sich unter anderen Menschen verhält, scheint es angemessen, zuerst mit ihnen über die Situation zu sprechen. Wenn sie motiviert sind, sich zu ändern und etwas anders zu machen, kann man umgehend Ziele festlegen, ohne das Kind einzubeziehen. Doch wenn die Eltern das Problem bei ihrem Kind ansiedeln, wie das oft der Fall ist, sollte man kooperieren und auch das Kind einschätzen, bevor man mit der Familientherapie beginnt. Die Kooperation mit den Eltern ist wichtig, weil es in ihrer Macht steht, die Therapie abzubrechen.

9.3 Strukturierung des Gesprächs

Nach der Kontaktaufnahme kann man das Gespräch ganz natürlich damit beginnen, dass man die Familienmitglieder in hierarchischer Ordnung anspricht: zuerst die Eltern und als Letztes das jüngste Kind. Um jeglichen Eindruck zu vermeiden, der Mutter bzw. dem Vater den Vorrang zu lassen, schaue ich beide Eltern gleichzeitig an und frage sie: »Wer von Ihnen möchte etwas über Ihre Familie und über sich selbst erzählen?« Diese Frage mündet wahrscheinlich in eine Beschreibung ihres Problems. Auf jeden Fall muss immer die Geschichte beider Elternteile auf den Tisch – egal, wer von beiden zuerst spricht.

Dann schaut man wieder beide Eltern an und fragt sie, was sie hoffen, dass als Ergebnis der Sitzungen geschehen soll. Mit dieser Frage regt man zum Nachdenken über Ziele an. Auch an diesem Punkt ist es hilfreich, die Aussagen beider Eltern gegenzuprüfen. Wenn diese fertig geredet haben, fragt man die Kinder, wie sie das Problem sehen und welche Ziele sie haben. Meistens sind sich Eltern und ihre Kinder einig darin, dass ein Konflikt besteht, aber nicht darin, welche Ursachen er hat. Kinder in der Vorpubertät räumen im Allgemeinen eher ein, dass sie ihr Verhalten ändern müssen. Heranwachsende dagegen heucheln gern mal Schüchternheit oder beklagen sich über die Ungerechtigkeiten in ihrem Leben. Solche Anzeichen entwicklungsbedingter Phänomene sollten uns nicht dazu verleiten, diese Klienten zu ignorieren oder die Annahme *Jeder Klient ist einzigartig* zu vergessen. Junge Menschen können viele wertvolle Informationen zu einem Gespräch beisteuern, wenn sie sich sicher und verstanden fühlen.

Eine Kardinalregel bei der Arbeit mit Familien lautet, nicht zu lange über Differenzen zu reden, ohne das Gespräch darauf zu fokussieren, was die Familienmitglieder gemeinsam haben, auch wenn es negativer Natur ist. Vor allem Jugendliche sehen zwischen sich und ihren Eltern einen tiefen Abgrund, der sie bei allen Themen voneinander trennt. Ihre Beziehung zueinander beschreiben sie oft als die unter Fremden, die nichts gemeinsam haben, oder als Verhältnis wie unter Feinden im Krieg. Zugegeben, ein Kind in die Unabhängigkeit hineinwachsen zu lassen und es gleichzeitig zu beschützen ist nicht leicht. Aber es ist auch nicht leicht herauszufinden, wer man außer dem, wie die Eltern einen haben wollen, sein möchte, und zugleich noch deren Zustimmung und Unterstützung zu brauchen. Das Wissen, dass Familienmitglieder aller Altersstufen Angst, Furcht und Enttäuschungen wie auch Loyalität, Liebe und Fürsorge gemeinsam haben, kann eine gute Grundlage für Lösungen bieten. Die Verlagerung vom Entweder/oder zum Sowohl/als auch mündet in Optionen.

9.4 Fallbeispiel: Familie T.

An folgendem Fallbeispiel lassen sich Einschätzung und Struktur des ersten Familiengesprächs veranschaulichen:

> Herr und Frau T. kamen mit ihren beiden Söhnen Ron, 14, und Bob, 12, zur Sitzung. Sie waren vom Erziehungsberater der Schule wegen Rons widerspenstigem Verhalten und mehrmaligem Fernbleiben vom Unterricht an mich überwiesen worden. Frau T. beharrte darauf, die ganze Familie müsse an dem Gespräch teilnehmen.

THERAPEUTIN: *(spricht nach Kontaktaufnahme und einführenden Worten die Eltern an)* Erzählen Sie doch ein bisschen darüber, was Sie heute hierher geführt hat. Ich weiß, dass die Schule Ihnen das empfohlen hat.

FRAU T.: Na ja, Ron macht uns neuerdings ziemliche Sorgen. Ich weiß nicht, was mit ihm los ist. Er war immer so ein braves Kind. Keine Probleme in der Schule ... gute Noten ... nette Freunde ... und nun hat er fürchterliche Noten ... er war zu Lehrern frech und hat den Unterricht geschwänzt. *(den Tränen nahe)* Ich mache mir solche Sorgen.

THERAPEUTIN: Das kann ich gut verstehen ... *(zu Herrn T.)* Und wie sehen Sie diese ganze Situation?

HERR T.: Na ja, ich mag das auch nicht. Aber mich nervt das nicht so arg wie Lily. Ich meine ... einerseits ist ein solches Verhalten nicht akzeptabel, aber ich meine, Jungen laufen manchmal aus dem Ruder. Ich ... ich erinnere mich, in diesem Alter war ich ...

FRAU T.: Oha, und was hätte dein Vater getan, wenn du die Briefkästen anderer Leute aufgebrochen hättest?

HERR T.: Na ja, du kennst ja meinen Vater. Den Gürtel hatte er immer griffbereit, aber heute haben wir andere Zeiten.

FRAU T.: *(zur Therapeutin)* Wir haben von den Eltern eines Freundes von Ron gehört, dass einige Jungen in die Briefkästen der Leute gefasst und Sachen daraus gestohlen haben. [Sie lenkt vom Schulproblem ab.]

THERAPEUTIN: Was für Sachen?

FRAU T.: Zeitschriften ... Zeug, das sie einfach nichts angeht ... Sie hatten diese Idee ... ähm, wir überwachen, was sie so im Internet treiben ... nun, sie lassen sich Pornos an Adressen unserer Nachbarn schicken, die den ganzen Tag weg sind und arbeiten, und dann holen sie die Sachen aus dem Briefkasten, bevor die Leute nach Hause kommen. Manchmal nehmen sie auch anderes Zeugs, das sie dort finden ...

THERAPEUTIN: Zum Beispiel?

FRAU T.: Ich habe ihm gesagt, das verstößt gegen das Gesetz ... Großer Gott, sie stehlen keine Schecks ... Sie haben Kataloge und Anzeigenblättchen geklaut und wollten an Preisausschreiben teilnehmen, um Geld zu gewinnen.

THERAPEUTIN: [Wollte einer Partei nicht zu lange zuhören und wandte sich an den Sohn, um seine Version des Problems zu erfahren.] Nun, Ron. Wie siehst du die Sache?

RON: *(zuckt mit den Schultern)* Ja. Stimmt ... aber wir haben keinen Schaden angerichtet. Wir klauen nichts ... oder nichts Wertvolles.

THERAPEUTIN: Nun denn, ich überlege mir auch, inwieweit du dir Gedanken darüber machst, was deine Eltern zu all dem sagen, den Briefkästen und den Veränderungen in der Schule ... deinen Noten. [Suchte einen möglichst breit angelegten Zugang zur Einschätzung, was Ron für das Problem hielt.]

RON: Es ist einfach nicht mehr interessant. Es ist langweilig.

THERAPEUTIN: [Versuchte zu verstehen und zu akzeptieren.] Hm ... ja ... man sieht die Dinge in deinem Alter allmählich etwas anders. Interessen ändern sich. Machst du dir Sorgen deswegen, was deine Eltern heute hier berichten?

RON: Sicher, aber es wird nichts passieren. Ich bestehe alle meine Kurse ... ich möchte ins College gehen ... und wir haben mit diesem Postzeug aufgehört.

THERAPEUTIN: [Bewahrte eine positive Haltung] Nun ja, ich bin froh, dass du an die Zukunft denkst. Junge Menschen in deinem Alter sind manchmal noch zu unreif, um die Konsequenzen ihres Handelns für die Zukunft zu sehen. *(zu Herrn und Frau T.)* Wussten Sie, dass Ron über seine Zukunft nachgedacht hat?

FRAU T.: So kommt mir das nicht vor.

Herr T.: Ich glaube nicht.

Therapeutin: Ich wette, Sie sind erleichtert, dass er gesagt hat, er will aufs College gehen.

Herr T.: Er ist so intelligent. Wir wollen, dass er alle Möglichkeiten hat, die ihm offenstehen. Wir wollen, dass er mit sich zufrieden ist.

Frau T.: Wir wollen ihm doch nur helfen, aber er hat eine so seltsame Einstellung. Wir sind ganz entmutigt.

Therapeutin: Ron, hast du gewusst, wie deine Eltern sich vorkommen?

Ron: Grr ... nein ... sie sind immer genervt.

Therapeutin: Was bedeutet das für dich, wenn sie genervt sind?

Herr und Frau T. stellten fest, Ron nahm die Situation so wahr, dass die Wut der Eltern bedeutet, sie hätten ihn aufgegeben und er könne das nicht mehr ändern. Ron wiederum hatte gedacht, seine Eltern hätten das Gefühl, er hätte sich aufgegeben und sie könnten daran nichts mehr ändern. Nach diesen »Entdeckungen« setzte die Therapeutin das Gespräch mit Bob fort.

Therapeutin: Nun, was hältst du denn von all dem, Bob?

Bob: Ich weiß nicht. Ich glaube, es ist albern. Zu Hause wird einfach zu viel rumgebrüllt.

Therapeutin: [Stellte eine zirkuläre Frage, um zu überprüfen, wie die Eltern auf Rons Verhalten reagierten.] Was geschieht denn in eurer Familie, wenn eure Eltern sich über dein oder Rons Verhalten aufregen?

Bob: Oh je, sie geben uns Hausarrest oder nehmen uns das Telefon weg. Er bekommt viel Hausarrest ... und Mama und Papa brüllen.

Therapeutin: *(zu Herrn und Frau T.)* Hilft Hausarrest?

Frau T.: Nein, überhaupt nicht.

Herr T.: Ich sage zu Lily immer, es ist zu viel. Einen Monat Hausarrest auf einmal ist zu viel. [Die Therapeutin ging an diesem Punkt nicht auf diese Unstimmigkeit zwischen den Eltern ein, um den Fokus nicht zu verlieren.]

Frau T.: Na ja, das Telefon wegzunehmen hat nicht funktioniert.

Ron: Wenn sie sich einfach mal entspannen würden, würde es mir besser gehen.

Therapeutin: [Kooperierte mit den Eltern, um die natürliche Hierarchie zu beachten, versuchte aber auch, die Verbindung zu Ron zu halten.] Ich weiß, du siehst das so, Ron, aber sie wären keine verantwortungsbewussten Eltern, wenn sie sich keine Sorgen machen würden, was in deinem Leben geschieht. Sie sind auch rechtlich für dich verantwortlich, wenn du ein Delikt begehst. Aber du scheinst zuversichtlich zu sein, dass das mit der Schule klappen wird, obwohl du dich langweilst, und dass du keine Briefkästen mehr ausräumen wirst. Hast du Ideen, wie du deine Eltern davon überzeugen kannst?

RON: Sie müssen einfach abwarten und Tee trinken. Ich werde in der Schule besser werden ... ich bin es schon.

FRAU T.: Wenn wir uns darauf nur verlassen könnten!

RON: Ihr gebt mir einfach keine Chance. Ihr behandelt mich wie ein kleines Kind. Ihr ruft die Schule an und bei meinen Freunden zu Hause.

HERR T.: Lily hat halt richtig Angst ... sie ist ein Angsthase. Sie und ihre Schwestern haben nie etwas Schlimmes angestellt, als sie Kinder waren.

THERAPEUTIN: Sind Sie zuversichtlich, dass sich Ron von jetzt an von Schwierigkeiten fernhalten wird?

HERR T.: Na ja, nicht wirklich. Er hat schon früher gesagt, dass er es versuchen werde. Es ist halt alles jetzt schon zu weit gegangen. *(Vater klingt motiviert.)*

THERAPEUTIN: Haben Sie denn eine Vorstellung davon, wie Ron beweisen kann, dass er auch meint, was er sagt?

HERR T.: Na ja, eigentlich erst dann, wenn wir sein Zeugnis sehen oder er nicht mehr in der Nähe von Briefkästen gesehen wird. Ich glaube, er sollte nicht mehr mit den Jungs rumhängen, mit denen er das gemacht hat.

RON: *(wütend)* Du kannst sie nicht verantwortlich machen ... es ist nicht ihre Schuld.

THERAPEUTIN: Nun, Ron, was muss geschehen, damit du dein Wort hältst?

RON: Sie sollten mich in Ruhe lassen ... mich nicht kontrollieren ...

THERAPEUTIN: In der Schule? ... In der Nachbarschaft?

RON: Sie sollten aufhören, mich immer zu fragen, wie es in der Schule war ... wie viel Hausaufgaben ich aufhabe ... ob ich sie gemacht habe ... wo ich hingehe.

THERAPEUTIN: Was sagen Sie beide als Mutter und Vater dazu? [Sprach beide Eltern an, obwohl Ron signalisierte, dass die Mutter aufhören müsse, ihm Druck zu machen.]

FRAU T.: Na ja, wenn ich mich danach richte und alles wird noch schlimmer? Und ich glaube, wir sollten wissen, wo er ist, wenn er nicht zu Hause ist.

THERAPEUTIN: *(stimmt Herrn und Frau T. zu)* Ja, sollte man.

HERR T.: Ich meine, er sollte uns beweisen dürfen, dass er das kann.

FRAU T.: ... und uns nicht sagt, wo er hingeht?

HERR T.: Nein, ich meine die Sache mit der Schule. Wir müssen wissen, wo er ist.

RON: Kein anderer Junge muss sich so kontrollieren lassen ... ich fühle mich wie ein kleines Kind.

THERAPEUTIN: [Kooperierte sowohl mit Herrn und Frau T. als auch mit Ron] Ron, die meisten fürsorglichen Eltern wollen wissen, wo ihre Kinder sind. Nun zu Ihnen als Eltern: Ron sagt, er wird die Verantwortung für sein Verhalten und die Sache in der Schule übernehmen, wenn er nicht ständig überwacht wird. Allerdings ist es immer gut, mit kleinen Schritten zu beginnen. Ron, kannst du dir in deinem Verhalten zu Hause und in der Schule einen kleinen Schritt vorstellen, bei dem deine Eltern auf dich zählen können?

Ron zeigte sich motiviert und sicherte zu, er werde seinen Eltern jeden Abend seine Hausaufgaben zeigen, wenn sie ihn nicht mehr danach fragen, und nach der Schule Bescheid sagen, ob er noch wegbleibt und wo er hingeht. Mit Ron und seinen Eltern wurden noch Einzelsitzungen abgehalten. Ron kam drei Wochen lang zu jeweils einer Sitzung und dann noch einmal zwei Wochen später, die Eltern zu zwei Sitzungen in zweiwöchigem Abstand. Bob wurde in die Therapie nicht mehr einbezogen. Die Therapeutin unterstützte Ron darin, langfristig für ihn wichtige Entscheidungen zu treffen und seine Vorhaben umzusetzen. Sie half Herrn und Frau T. dabei, Rons Veränderungen als kleine Schritte anzunehmen, in denen sie ihn bestärken und nicht kritisieren sollten. Als Ron und seine Eltern zu Hause und in der Schule Fortschritte sahen, kam die Familie – mit Bob – noch einmal zu einem gemeinsamen Gespräch zusammen. Alle brachten ihre Gedanken dazu ein, was inzwischen anders geworden war und wie diese Entwicklung verstetigt werden könnte.

9.5 Eltern, die nicht einbezogen werden möchten

Manche Eltern bringen ihr Kind zur Therapie und erwarten, dass es »repariert« wird. Sie wollen in dem Prozess nicht mitwirken, was darauf hindeuten kann, dass sie sich geschlagen geben und kein Vertrauen mehr in ihre erzieherischen Fähigkeiten haben. Kooperieren lässt sich dann am ehesten so, dass man mit dem Kind allein spricht und die Eltern als Berater in die Therapie einbezieht. In dieser Funktion fühlen sie sich sicherer und lernen vielleicht den Wert ihrer Mitwirkung kennen. Wenn die Eltern auch das verweigern, sollte man sich um wenigstens ein Gespräch mit ihnen bemühen, »damit ich Ihre Seite der Geschichte höre«.

Im Rahmen einer solchen »Beratung« muss man zuallererst auf Aspekte achten, die man ehrlich verstärken möchte. Man sollte nie unaufrichtig sein und Eltern z. B. für konsequentes Verhalten loben, wenn sie nur gelegentlich konsequent handeln, kann aber durchaus sagen: »Ich spüre richtig, wie wichtig es Ihnen ist, gute Eltern zu sein! Sie bemühen sich, konsequent Grenzen zu setzen, und das muss man durchziehen.« Vertrauen schafft man eher mit einer solchen Aussage als mit einer Bemerkung, die der Klient für unzutreffend hält. Vertrauen geht einher mit dem Mut, etwas anders zu machen. Gemeinsame Sitzungen sollte man erst dann vorschlagen, wenn man die Eltern so einschätzt, dass sie über eine gemeinsame Sitzung inzwischen anders denken.

Sprechen Eltern sich klar gegen eine Mitwirkung an der Therapie aus, bleibt nur die Option, mit dem Kind allein therapeutisch zu arbeiten.

9.6 Einzelgespräch mit dem Kind

Einzelgespräche mit Kindern haben den Vorteil, dass der Therapeut mit ihnen enger kooperieren kann, als wenn die Eltern dabei sind. Eltern erwarten, dass der Therapeut ihr Anwalt ist. Doch auch ohne anwesende Eltern ist es ein Balanceakt, die Sichtweise des jungen Menschen anzunehmen und ihm zu helfen, seine Wirklichkeit zu akzeptieren.

Junge Menschen wollen sich die Eltern meistens wegen irgendetwas »vom Hals schaffen«. Also muss man den Klagen über elterliche Forderungen oder Verbote freundlich, aber bestimmt entgegentreten (siehe obiger Fall). Die Empfehlung an den jungen Menschen, das zu tun, was die Eltern von ihm wollen, untergräbt eher das Vertrauen. Zwecks Kooperation kann der Therapeut fragen: »Was ist das Mindeste, was du tun würdest, um dir deine Eltern vom Hals zu schaffen?«

Diese Frage mündet in eine Option, die eine gewisse Kontrolle ermöglicht und eher als unterstützend betrachtet wird.

Manche Kinder haben Eltern, die ihr Kind aus ganz eigenen Gründen vernachlässigen oder ihm gegenüber gleichgültig sind. Das stellt den Therapeuten vor die schmerzhafte, aber notwendige Aufgabe, dem jungen Menschen zu helfen, um seines Selbstwertgefühls willen unrealistische Erwartungen aufzugeben und eigene Ressourcen zu mobilisieren.

9.7 Fallbeispiel: Troy

Zur Therapie war der elfjährige Troy durch ein Programm für straffällige Jugendliche überwiesen worden, das er nach dem Unterricht immer besuchte. Er und drei andere Jungen waren wegen unbefugten Betretens eines Grundstücks und wegen Diebstahls angeklagt, weil sie in ein Haus eingebrochen waren und einen Fernseher sowie etwas Geld gestohlen hatten. Wurden junge Menschen aus diesem Programm zur Therapie überwiesen, war es üblich, dass die Eltern ihr Kind zur ersten Sitzung begleiteten und an den Familiengesprächen teilnahmen, wann immer der Therapeut das empfahl. Troys Mutter wirkte barsch und abweisend, als die Therapeutin anrief, um mit ihr einen Termin zu vereinbaren; die Teilnahme an der ersten Sitzung lehnte sie ab, weil sie niemanden für die jüngeren Kinder habe. Sie war kaum zu einem kurzen Telefongespräch bereit. In diesem stellte sie klar, in der Sache Troy ihre Hände in Unschuld zu waschen, weil es in den letzten Jahren immer schlimmer mit ihm geworden sei. Sie erzählte, sie habe sich von ihrem ersten Mann scheiden lassen, als Troy zwei Jahre alt war. Ihr Mann sei Alkoholiker gewesen, habe sie geschlagen und sei später im Gefängnis gelandet, weil er einen Polizisten angegriffen habe. Den jetzigen Mann habe sie geheiratet, als Troy vier war, und mit ihm habe sie drei Kinder. Sie sei wieder schwanger und werde in zwei Monaten niederkommen. Troy sei von Anfang an ein »schwieriges« Kind gewesen, das sie seit seinem vierten Lebensjahr immer wieder in Therapie gegeben habe, weil er Wutanfälle gehabt, gelogen und sich aufsässig verhalten habe.

Troy war ein dunkelhäutiger, hübscher Junge, der älter aussah und auf der Oberlippe schon einen zarten Flaum hatte. Er redete ungezwungen und hielt gut Blickkontakt. Er gab seine kriminellen Aktivitäten bereitwillig zu, begründete sie aber damit, dass er nur so an Geld kommen konnte; denn zum Arbeiten sei er noch zu jung, und von seinen Eltern bekomme er kein Taschengeld. Seinen Stiefvater beschrieb der Junge als schroffen, ausfälligen Mann, und auf seine Mutter sei er wütend, weil sie ihn nie vor diesen Ausfälligkeiten geschützt habe. »Sie hält mich für einen Verlierer, genau wie meinen Vater, weil der im Gefängnis ist«, sagte Troy.

Anders als viele Jungen seines Alters schien es Troy nichts auszumachen, zur Therapie zu kommen. Die Therapeutin ging behutsam vor, um eine Beziehung zum Klienten aufzubauen. Über Wochen machte sie nichts anderes, als sich mit Troy über Gott und die Welt zu unterhalten, über seine Leidenschaft, Comicfiguren zu zeichnen, zu plaudern und seinen Geschichten über sein unglückliches Leben zu Hause zuzuhören. Bei passender Gelegenheit lobte die Therapeutin den Jungen: Als er eines Tages berichtete, den Unterricht nur eine Stunde – statt der üblichen drei bis vier – geschwänzt zu haben, lobte sie ihn für diese Entscheidung und fragte ihn, was er seit der letzten Sitzung noch Gutes für sich getan habe. Als er berichtete, die Wohnung verlassen zu haben, statt sich mit seinem Stiefvater zu streiten, wollte die Therapeutin von ihm genau wissen, wie er eine so gute Entscheidung habe treffen können. Sie hörte Troy immer mit einem »konstruktiven Ohr« (Lipchik 1988b) zu und achtete auf Dinge, die sie als gute Entscheidungen und Stärken bekräftigen konnte.

Troy erschien regelmäßig in der Praxis und wirkte enttäuscht, wenn schlechtes Wetter oder Ferien ihn zwangen, eine Sitzung ausfallen zu lassen. Als die Therapeutin merkte, wie das Vertrauen des Jungen wuchs, sprach sie ihn darauf an, was er aus den Sitzungen mitnehmen wollte. Diese Frage schien ihn zuerst sprachlos zu machen, dann aber sagte er, dass es einfach gut sei zu reden. Die Therapeutin erklärte Troy den Zweck ihrer Gespräche und fragte ihn, was ihm denn am Herzen liege und was er bearbeiten wolle.

TROY: Ich habe darüber nachgedacht ... was ich will. Ich glaube, ich will lernen, mit meiner Mama so zu reden, wie ich mit Ihnen rede.

THERAPEUTIN: Nur mit der Mama?

TROY: Na ja, ich bin mir bei ihm [dem Stiefvater] nicht sicher, aber es wäre schön, wenn sie mir manchmal zuhören könnte.

THERAPEUTIN: Nun, das halte ich für ein richtig gutes Ziel, aber du weißt ja, sie hat vielleicht keine Zeit mitzukommen, und manchmal kann man als Einzelner nicht aus sich heraus lernen, wie man mit anderen gute Gespräche führt.

Troy: Dann können wir das also nicht ausprobieren?

Therapeutin: Doch, wir können das ausprobieren. Ich kann dir nur nicht versprechen, dass sie auf deinen Versuch, das zu lernen, so reagieren wird, wie du es gern hättest.

Troy: Das ist schon in Ordnung.

Therapeutin: Also, kannst du dich an Zeiten erinnern, als du dich mit deiner Mama so unterhalten hast, wie du dir das wünschst? Wenn es auch nur so ungefähr war? [Troy konnte bei seiner Mutter keine Ausnahmen nennen, aber gute Gespräche mit seinem verstorbenen Großvater mütterlicherseits, einem Lehrer und einem Jugendlichen aus der Nachbarschaft beschreiben.] Was glaubst du, weshalb kannst du dich besser mit diesen Menschen unterhalten als mit deiner Mama?

Troy: Ich weiß nicht.

Therapeutin: Ist da irgendetwas anders bei dir, wenn du mit ihnen sprichst?

Troy: Ja. Es ist, wie wenn ich diese beiden Comicfiguren im Kopf habe, eine nette Figur und eine böse Figur, und manchmal haben sie das Sagen. Der böse Typ ist immer der Chef, wenn ich zu Hause bin, aber nie, wenn ich mich gut unterhalte.

Therapeutin: Ist das für dich in Ordnung?

Troy: Ja. Sie sind die bösen Typen, und dann – muss der böse Typ mit ihnen streiten.

Therapeutin: Und wie gehen in deinen Cartoons die Streitereien zwischen bösen Typen aus?

Troy: Einer muss am Ende der Nette sein, und die bösen Typen verlieren. Aber das passiert nicht zu Hause. Sie werden keine netten Typen, und ich werde das auch nicht. Meine Mama mag mich nicht. Sie sagt immer: »Du bist wie dein Vater, mein richtiger Vater. Du siehst aus wie er, du benimmst dich wie er, und du wirst so enden wie er.«

Die Therapeutin bat Troy, Cartoons von seiner netten und seiner bösen Figur in diversen Interaktionen mit anderen netten und bösen Figuren zu zeichnen. Außerdem ermutigte sie Troy, auf seinen Lehrer und den Jugendlichen aus der Nachbarschaft zuzugehen und gute Gespräche mit ihnen zu führen. Sie half Troy auch, den Kontakt zu seinem Kunstlehrer in der Schule herzustellen, der den Jungen dann zum Mitmachen in der Kunstgruppe einlud. Mit der Zeit hatte der »nette Typ« in Troys Leben mehr zu sagen und der Junge ein positiveres

Selbstwertgefühl. An diesem Punkt überlegte die Therapeutin, ob der »nette Typ« bei Troy zu Hause jemals die Oberhand gewinnen würde. Troy machte in dieser Hinsicht einige zaghafte Versuche, musste aber feststellen, dass sich die Einstellung seiner Mutter zu ihm dadurch nicht änderte. Diese Enttäuschung war Thema der Sitzung:

THERAPEUTIN: Ich weiß, du bist enttäuscht. Und du versuchst wirklich alles, um mit deiner Mutter ins Gespräch zu kommen.
TROY: *(schimpft)* ... was hat das alles für einen Sinn?
THERAPEUTIN: Bist du der Einzige, den deine Mutter ignoriert?
TROY: Nein. Sie nörgelt immer an allen herum, aber bei mir ist es am schlimmsten. Sie mag mich einfach nicht. *(weint)*
THERAPEUTIN: Das ist ein sehr schmerzhafter Gedanke, aber was sagt er über dich aus?
TROY: Dass ich zu nichts zu gebrauchen bin.
THERAPEUTIN: Stimmt das? Wie kommt es dann, dass es so viele andere Menschen gibt, mit denen du dich gut unterhalten kannst und die meinen, dass du in Ordnung bist?
TROY: Ich weiß nicht.

Die Therapeutin verfolgte mit Troy den Gedanken weiter, dass er ein netter Junge ist, seine Mutter aber manchmal eigene Probleme hat, derentwegen sie ihm ihre Wertschätzung nicht zeigen könne. Vielleicht könne sie später erkennen, wenn er mal älter ist, dass er eben nicht wie sein Vater sei, und ihm zeigen, wie glücklich sie darüber ist.

Troy durchlebte in der Einstimmung auf die Zurückweisungen durch seine Mutter Phasen der Wut und Trauer. Die Therapeutin empfahl ihm, sich bestimmte Fragen zu stellen, wenn er wütend ist oder sich einsam fühlt: »Was muss ich mir sagen, wenn meine Mama mir das Gefühl gibt, zu nichts gut zu sein?« oder: »Was muss ich tun, um auf mich aufzupassen und nichts zu vermasseln, nur weil ich glaube, nichts zu taugen?«

Langsam wurde Troys Verhalten in der Schule besser, er bestand alle seine Kurse und rastete nicht mehr so oft aus. Seine Mutter weigerte sich weiterhin, an den Therapiegesprächen teilzunehmen; aber der zuständige Sozialarbeiter erzählte der Therapeutin, dass laut Aussage der Mutter sich Troys Verhalten zu Hause gebessert habe.

In solchen Fällen hat der Therapeut die Aufgabe, die Klienten zu unterstützen und die zur Erlangung ihrer emotionalen Unabhängigkeit erforderlichen Instrumente einzusetzen. Das heißt nicht, das Kind einmal wöchentlich zum Therapiegespräch zu bitten, bis es erwachsen ist, und abhängig zu machen von der therapeutischen Beziehung. Es heißt vielmehr, mit dem Kind jenseits der Therapie Kontexte zu erschließen, in denen es seine Bedürfnisse erfüllt bekommt, aber gleichzeitig zur Stelle zu sein, wenn es Unterstützung braucht.

9.8 Zwischen Kindern und Eltern vermitteln

Wenn ein Kind dem Therapeuten anvertraut, dass es ein Problem mit den Eltern hat, muss er das den Eltern auf schonende Weise beibringen, ohne den Anspruch der Vertraulichkeit des Kindes zu verletzen.

Kinder und Jugendliche beklagen sich häufig, dass die Eltern, oft ein allein erziehender Elternteil, nicht genug Zeit für sie hätten. Der Therapeut kann derlei Klagen in einer Einzelsitzung mit Eltern ansprechen, aber nicht ohne den Eltern zuerst Gelegenheit zur Klage über ihr Kind gegeben zu haben und sein Verständnis darüber auszudrücken. Dadurch ist der Therapeut in der Position, darüber zu reflektieren, dass es für die Eltern schwer sein muss, Zeit mit einem Kind zu verbringen, das sie hilflos und wütend macht. Wenn sie diese Aussage akzeptiert haben, kann man Fragen über Ausnahmen anschließen. Solche Fragen können bei den Eltern die Erkenntnis fördern, dass sie mit ihrem Kind lieber mehr Zeit verbringen sollten. Sie können dem Therapeuten auch eine Vorlage für das Thema geben, wie sich Kinder generell positiv verändern, wenn die Eltern ihnen auch nur ein paar Minuten ungeteilte Aufmerksamkeit schenken. Manchmal sind Eltern so wütend, dass sie mit ihrem Kind nicht noch mehr Zeit verbringen wollen; haben sie aber erst einmal eine Beziehung zum Therapeuten aufgebaut, sind die Aussichten besser, dass sie vielleicht doch etwas ändern möchten.

9.9 Familien mit betagten Eltern und/oder erwachsenen Geschwistern

Der Anteil alter Menschen steigt in unserer Gesellschaft derzeit rapid und wird in Zukunft weiter steigen. In diesem Zusammenhang werden lösungsfokussiert arbeitende Therapeuten jetzt häufiger von betreuenden Angehörigen betagter Eltern konsultiert (Bonjean 1989, 1996). Altersbezogene Themen sind tendenziell emotionaler Art, weil damit für alle Beteiligten schwere Verluste und Ängste verbunden sind. Die Pflege alter Eltern kann an ungelöste Probleme zwischen Eltern und Kindern und unter Geschwistern rühren und neue Probleme schaffen.

Manchmal konsultieren auch erwachsene Geschwister einen Familientherapeuten, um zwischen ihnen bestehende Probleme zu lösen. Die in diesem Buch dargelegten theoretischen und praktischen Prinzipien der SFT lassen sich auch bei solchen Familienproblemen anwenden. Einige Besonderheiten sind noch zu bedenken:

1. Man muss sowohl individuelle als auch gemeinsame Gefühle ansprechen.
2. Betagte Eltern und ihre erwachsenen Kinder versuchen, das tägliche Leben möglichst gut in den Griff zu bekommen. Eine kleine Veränderung kann einen großen Unterschied machen.
3. Sowohl/als auch denken statt entweder/oder.
4. Bei betagten Eltern und ihren Kindern muss der Blick in die Zukunft darauf gerichtet sein, was von der Gegenwart bewahrt oder von der Vergangenheit aktiviert werden kann. Die Annahme *Die Vergangenheit lässt sich nicht ändern, also konzentriert man sich auf die Zukunft* muss eine andere Qualität bekommen, wenn man mit Menschen arbeitet, die in nicht allzu ferner Zukunft real mit der Trennung durch den Tod konfrontiert sind. Hilfreicher sind die Annahmen *Nichts ist nur negativ* oder *Klienten haben die Stärken und Ressourcen, um sich selbst zu helfen.*
5. Man darf alte Menschen nicht unterschätzen und sie wie Kinder behandeln.
6. Als Therapeut sollte man die eigenen Reaktionen sorgfältig überwachen, um eine Überidentifikation oder Mitleid zu vermeiden. Die Ziele der Klienten gilt es zu erreichen, nicht die des Therapeuten. Man muss sich immer ins Gedächtnis rufen: *Jeder Klient ist einzigartig,* und deshalb ist auch jede Familiensituation einzigartig.

9.10 Fazit

Die Arbeit mit Familien wird oft als die schwierigste Art von Therapie betrachtet. Schwierig ist es, unterschiedliche Menschen aus verschiedenen Generationen zusammenzubringen und zugleich eine Verbindung zwischen ihnen zu schmieden. Wie viele Familienmitglieder an einer Sitzung auch teilnehmen, im Geist ist die gesamte Familie immer im Raum anwesend. Der Familientherapeut muss die Familienmitglieder als Individuen und ihre Interaktionen untereinander registrieren.

In der therapeutischen Arbeit mit Familien ist die Teamarbeit ein riesiger Aktivposten. Hat der Therapeut kein Team zur Seite, muss er am Ende der Sitzung unbedingt eine Pause machen, um seine Gedanken zu sammeln und Resümee und Vorschlag zu formulieren. Familientherapie gehört ferner zu den Therapiearten mit den größten Belohnungen, weil unabhängig von der Familienkonfiguration immer das Potenzial besteht, dass die in der Gegenwart erarbeiteten Lösungen sich jetzt und in Zukunft auf andere Familien übertragen können.

10. Therapeutisches Arbeiten mit unfreiwilligen Klienten

Simon, 34, Afroamerikaner, musste im Rahmen eines Firmenprogramms zur Mitarbeiterberatung eine Therapie machen und eine dreimonatige Probezeit akzeptieren. Weigerung hätte ihn die gut bezahlte Führungsposition gekostet, in die er sich in zwölf Jahren hochgearbeitet hatte. Die Maßnahme wurde damit begründet, dass Mitarbeiter sich zunehmend über Simons – nicht erklärbares – despektierliches, aggressives Verhalten beschwert hatten. Man sagte auch, er habe schwer getrunken.

Als Erstes fiel mir auf, dass Simon nach Alkohol roch. Er wirkte streitsüchtig und klagte, unfair behandelt zu werden. Simon war der Ansicht, seine Mitarbeiter wollten ihn loswerden, weil er Leute nicht ausstehen konnte, die faul sind und ihre Arbeit schlecht machen. Vor etwa einem Jahr war er Projektleiter geworden und hatte seither die Produktion um 45 Prozent gesteigert. Ob er sich für einen strengen Leiter halte? Das könne hin und wieder zutreffen, aber er verstehe nicht, warum seine Leute nicht die einfachsten Aufgaben ausführen und nicht verantwortungsvoll mit ihrer Zeit umgehen. Simon war überzeugt, mit dem Personal fair umzugehen und niemandem Maßstäbe aufzuzwingen, denen er selbst nicht gerecht werden könne. Außerdem leugnete er vehement exzessiven Alkoholgenuss, als ich erwähnte, dass seine Therapie u. a. durch das Trinken begründet sei.

Simon berichtete, der Therapie zugestimmt zu haben, obwohl er die gegen ihn geführten Beschwerden nicht akzeptiere, denn er habe eine Frau und zwei kleine Kinder, für die er verantwortlich sei. Auf meine Frage, ob es etwas zu besprechen gäbe, das für ihn hilfreich sein könnte, antwortete er sarkastisch: »Wie bringe ich meine Frau dazu, dass sie das Geld nicht mehr mit vollen Händen zum Fenster rausschmeißt?« Ich erwiderte, dieses Thema wäre angemessen, wenn es etwas mit seiner Gesamtbelastung zu tun habe. Er könne seine Frau auch mitbringen, wenn sie möchte. Auf diesen Vorschlag reagierte Simon sehr negativ.

Den Rest der Stunde sprachen wir darüber, wie Simon die Zeit in Therapie produktiv nutzen könnte, da er sich nun mal – gezwungenermaßen – zur Behandlung entschlossen habe. Je mehr ich seine

Ansicht respektierte, sein Problem sei nicht die Aggression, und je freier er in der Wahl des Gesprächsthemas war, desto mehr schien er über sein Verhalten zu Hause und in der Firma nachzudenken. Am Ende der Stunde entschied er, dass es für ihn nützlich sein könnte, wenn er einen besseren Umgang mit Frustrationen lernen würde.

Als Simon zur nächsten Sitzung kam, hatte er offensichtlich wieder Alkohol intus. Er sprach über einen Vorfall am Arbeitsplatz: Eine Mitarbeiterin habe bei einem Vorgang einen Fehler gemacht, über den er sie eine Woche zuvor schon aufgeklärt habe. Vor der Mitarbeiterin habe er seine Wut zügeln können, den Rest des Tages aber darüber gegrübelt. »Wieso hat sie mir das angetan?«, fragte er in verärgertem Ton. Woher er denn so genau wisse, dass sie ihm das absichtlich »antut«. Vielleicht beherrsche sie den Vorgang einfach noch nicht, antwortete ich. Er erwiderte, so etwas habe er in einem Tag gelernt, und reagierte überrascht auf meine Frage, ob er von seinen Leuten die gleiche Leistungsstärke erwarte. Erfolg bei der Arbeit war für Simon eine Sache des Sich-Anstrengens und hatte nichts damit zu tun, besser zu sein als andere.

In der dritten Sitzung roch Simon nicht mehr so stark nach Alkohol. Er wirkte entspannter und beschwerte sich sofort über seine Frau. Er ärgerte sich, dass sie fast jeden Abend nach dem Essen mit den Kindern weggeht. Häufig gehe sie mit ihnen einfach nur einkaufen und gebe unnötig viel Geld aus. Diesen angenehmen Lebensstil missgönne er ihr keineswegs, fand aber, dass sie seine Pläne zur Sicherung ihrer Zukunft bewusst sabotiere. Sein Versuch, mit ihr darüber zu sprechen, habe zu einem Konflikt geführt, der nie gelöst worden sei. Wieder lehnte er mein Angebot ab, dieses Problem in der Therapie anzugehen.

Simon erzählte eine schmerzvolle Erinnerung aus seiner Kindheit, die durch meine Frage wachgerufen worden sei, ob er von anderen erwarte, genauso leistungsstark zu sein wie er. Er schilderte, wie er sich in der zweiten Grundschulklasse abgelehnt und untauglich gefühlt habe, weil er nie am Lesezirkel habe teilnehmen dürfen. Stattdessen habe er allein in einer Ecke ein anderes Buch lesen müssen als die Gruppe. Inzwischen wisse er, dass er von der Gruppe getrennt worden sei, weil er bereits lesen konnte. Das Lesen habe er sich im Alter von vier Jahren selbst beigebracht. Doch damals sei ihm das wie eine ungerechte Bestrafung vorgekommen, so ähnlich, wie er die jetzt verordnete Therapie als Bestrafung für die gute Projektleitung empfinde.

Er äußerte sich auch wütend über seine Mitarbeiter, die sich über ihn beschwerten, statt seine Ziele zu würdigen, und ihm die Kooperation versagten.

Ich fragte Simon, ob die Mitarbeiter ein Motiv für ihr Verhalten haben könnten. Ob er den Verdacht habe, dass sie ihm gegenüber voreingenommen seien? Simon erzählte, er sei als Kind wegen seiner Hautfarbe abgelehnt worden und reagiere immer noch sensibel auf die Ungerechtigkeiten, die dunkelhäutige Menschen in einer weißen Gesellschaft erfahren. Er glaube jedoch nicht, dass die Hautfarbe in dieser speziellen Situation eine Rolle spiele.

In weiteren sechs Sitzungen konzentrierten wir uns darauf, wie Simon bei Frustration konstruktiv mit seiner Wut umgehen könnte. Er wurde allmählich flexibler in seinen Erwartungen an andere und hatte einen diplomatischeren Führungsstil entwickelt. Manchmal spreche er zu Hause über Enttäuschungen, und insgesamt schien er auch dort inzwischen besser klarzukommen. Gelegentlich roch er noch nach Alkohol, aber viel weniger stark als in früheren Sitzungen. Nach drei Monaten Therapie erhielt er eine ausgezeichnete Beurteilung von seinem Abteilungsleiter. Simons Mitarbeiter und Vorgesetzte waren sich einig, dass sich sein Verhalten signifikant geändert habe und Alkohol seine Arbeitsleistung nicht mehr beeinträchtige. Ich gratulierte ihm zu seiner guten Arbeit und zur Erreichung seines Ziels.

Zu meiner Überraschung antwortete Simon: »Dankeschön, aber jetzt haben wir ein noch größeres Ziel vor uns!« Er berichtete, seine Frau habe schon eine Zeit lang gern mit mir sprechen wollen, er aber war noch nicht so weit gewesen. Ich erklärte ihm, dass ich vor einer gemeinsamen Sitzung mit dem Paar immer eine Einzelsitzung mit dem Partner des Klienten abhalte, den ich schon länger in Behandlung habe. Simon war damit einverstanden.

Nancy, Simons Frau, kam zwei Tage später, und nachdem sie sich gesetzt hatte, sagte sie als Erstes: »Sie wissen, dass Simon Alkoholiker ist.« Simon habe am Anfang ihrer Beziehung abends ein, zwei Bier betrunken, aber in den letzten Jahren sei sein Alkoholkonsum proportional zu seiner Verantwortung am Arbeitsplatz gestiegen. Seit seiner letzten Beförderung vor eineinhalb Jahren sei seine Trinkerei so außer Kontrolle geraten, dass sie mit den Kindern weggehe, wenn er von der Arbeit nach Hause kommt, um sich und ihnen seine alkoholbedingte Feindseligkeit zu ersparen. Seit etwa drei Monaten trinke er zwar weniger, aber sie halte es immer noch für ein Problem, das der Behandlung bedürfe. Nancy meinte außerdem, dass sich in ihrer Beziehung etwas tun müsse, vor allem in finanziellen Dingen und der Frage, wie man mit Streit umgeht, und dass sie in dieser Hinsicht selbst auch einiges ändern müsse.

Nancy und Simon kamen weitere acht Monate zur Therapie. In dieser Zeit hörte Simon von einer Stunde auf die andere mit dem Trinken auf, ohne ärztlichen Beistand. Ich war besorgt wegen möglicher Komplikationen, aber er blieb hart. An diesem Punkt wurde mir der Wert unserer Kooperation bewusst. Simon machte das Zugeständnis, einer Klinikeinweisung für den Fall zuzustimmen, dass sein Entzug so schwierig werden sollte, dass Nancy und die Kinder darunter leiden würden. Doch am Ende hatte Simon etwa sechs Wochen lang lediglich allmählich abklingende Kopfschmerzen, bis es ihm ohne Alkohol gut ging. Er und Nancy einigten sich auf ein paar Ziele, um ihre Beziehung zu verbessern, und waren am Ende der Therapie zufrieden mit den Ergebnissen.

Simon war ein »Nichtklient« (im Folgenden als »unfreiwilliger Klient« bezeichnet), der freiwillig »Klient« wurde. Er erreichte nicht nur seine eigenen Ziele, sondern auch die seiner Frau und der Stelle, die seine Therapie angeordnet hatte. Das ist ein wunderbares Resultat, wie man es aber nicht immer erwarten kann. Doch wie dieser Fall zeigt, hat es bei unfreiwilligen Klienten seine Bewandtnis mit der Kooperation, gemächlichem Vorangehen und der Sicherung eines emotionalen Klimas, das in der Beziehung Vertrauen schafft. Lösungsfokussierte Fragen sollten erst dann eingesetzt werden, wenn der Klient motiviert ist, über Ziele der Therapiesitzungen zu sprechen.

Manch ein Kliniker lehnt vielleicht meine Entscheidung ab, Simon während seines Alkoholproblems zu behandeln. Meiner Erfahrung nach ist das im Sinne der Kooperation mit dem Klienten und stört die Behandlung langfristig nicht. Simon reduzierte sukzessive seinen Alkoholkonsum, als er Vertrauen in unsere Beziehung entwickelte. Er thematisierte das Problem, als er dazu bereit war, und tat dies erfolgreich. Hätte sein Trinkverhalten sich nicht geändert und wären sonst Fortschritte ausgeblieben, hätte ich ihn zur Suchttherapie überwiesen. Klienten hören jedoch viel eher auf, ihr Suchtproblem zu leugnen, nachdem sich eine vertrauensvolle Beziehung etabliert hat.

10.1 Was charakterisiert einen unfreiwilligen Klienten?

Unfreiwillige Klienten wollen hauptsächlich deshalb keine Therapie machen, weil sie die Notwendigkeit dafür nicht sehen oder Angst davor haben. Unfreiwillig in Therapie sind im Allgemeinen: Kinder, die von ihren Eltern zur Therapie gebracht werden; Menschen, denen der Arzt eine Therapie verordnet; betagte Menschen, die von ihren erwachsenen Kindern zur Therapie gedrängt werden, und Personen, die eine Therapie machen müssen, weil etwa der Arbeitgeber, wie in Simons Fall, das vorschreibt oder das Gericht eine Behandlung wegen antisozialen Verhaltens anordnet.

Unfreiwillige Klienten glauben vielfach, eine Psychotherapie schade ihnen, weil sie gesagt bekämen, sie seien verrückt oder böse. Manche wollen sich nicht eingestehen, dass eine Therapie ihnen helfen kann; denn das würde bedeuten, sich aufgrund eigenen Unvermögens nicht selbst helfen zu können. Wieder andere befürchten, nie mehr von der Therapie loszukommen, wenn sie erst einmal angefangen hätten. Viele Klienten lehnen eine Therapie aus genau dem Grund ab, weil jemand anders ihnen diese verordnet hat. Die meisten Klienten wissen von Anfang an, dass sie keine Therapie machen wollen, aber manche geben sich so lange therapietreu, bis deutlich wird, dass sie im Grunde nicht zur Veränderung motiviert sind.

An der Oberfläche sieht es vielleicht so aus, als ob es schwieriger wäre, mit unfreiwilligen Klienten erfolgreich zu arbeiten als mit freiwilligen Klienten. Natürlich bringen freiwillige Klienten den Vorteil mit, eine gewisse Motivation zu haben. Doch Turnell und Edwards (1999, p. 33) weisen darauf hin, dass bei unfreiwilligen Klienten »hauptsächlich die therapeutische Beziehung für ein gutes Ergebnis« steht. Weil diese Beziehung vom Therapeuten gestaltet wird, liegt das Ergebnis genauso in den Händen des Therapeuten wie des Klienten.

10.2 Die Beziehung zwischen Therapeut und Klient

Die meisten unfreiwilligen Klienten lehnen die überweisende Person oder das therapieverordnende System sowie jede damit in Verbindung stehende Person offen oder verdeckt ab. Sie erleben diese als eindringend und urteilend. Zweifellos wollen viele Klienten ihre Situation zum Besseren ändern und sind vielleicht auch bereit, mit ihrem Verhalten dazu etwas beizutragen. Doch sie haben meistens nicht viele Optionen, wie und was sie ändern könnten, und erfahren kaum Ermutigung für solche Bemühungen, die den Erwartungen der auf Veränderung pochenden Stellen nicht entsprechen. Wenn derlei Faktoren zusammenkommen, führt das schließlich dazu, dass die Klienten als »therapieresistent« oder »unkooperativ« etikettiert werden, was das feindselige Verhältnis zwischen ihnen und ihren Helfern noch verstärkt.

Ordnungshüter, Mitarbeiter von Allgemeinen Sozialen Diensten sowie Psychiater und Psychotherapeuten sind im Allgemeinen weder bösartig noch gefühllos. Doch ihr Verhältnis zum Klienten ist davon geprägt, welche Anforderungen und Erwartungen ihr Beruf an sie stellt. Vertreter von Recht und Ordnung müssen vor allem die Gemeinschaft schützen; Sozialarbeiter sind generell überlastet und nicht in der luxuriösen Situation, maßgeschneiderte Interventionen zu entwickeln; Psychiater und Psychotherapeuten sehen das Verhalten von Klienten meistens als pathologisch an und wollen deshalb das Pathologische in ihren Klienten beseitigen.

Die besondere Herausforderung der Beziehung zwischen dem lösungsfokussiert arbeitenden Therapeuten und unfreiwilligen Klienten liegt in der Notwendigkeit, sowohl die Bedürfnisse des Klienten als auch die der überweisenden Stelle zu erkennen und zu erfüllen (Stanton, Duncan a. Todd 1981; Tohn a. Oshlag 1996; Rosenberg 2000). Unfreiwillige Klienten begegnen uns mit Misstrauen, wenn sie uns als Agenten der Gerichte oder der Sozialsysteme wahrnehmen. Andererseits sind die überweisenden Stellen oft nicht mit der lösungsfokussierten Philosophie vertraut und brauchen Zeit und Geduld, um sich mit einem Prozess vertraut zu machen, der auf den Annahmen beruht: *Eine kleine Veränderung kann zu größeren Veränderungen führen* und *Nichts ist nur negativ*. Es ist schwierig, eine positive Einstellung zum Klienten zu bewahren und zugleich mit den anderen mit einem Fall befassten Professionellen zu kooperieren, ohne sich zeitweise dreigeteilt zu fühlen.

Unfreiwillige Klienten präsentieren auch häufiger langwierige Probleme aufgrund von unglücklichen Situationen, die nicht in ihrer Kontrolle liegen, und/oder aufgrund von antisozialen Verhaltensweisen. Deshalb kann es manchmal zum Spagat kommen zwischen der Annahme *Klienten haben die Stärken und Ressourcen, um sich selbst zu helfen* und der Wahrung einer hoffenden und urteilsfreien Haltung, die der Klient zur Aktivierung seiner Stärken braucht.

Besonders wichtig ist es, dass unfreiwillige Klienten die Therapeut-Klient-Beziehung anders erleben als die Beziehungen, die sie zu den anderen mit ihrem Fall befassten Professionellen haben. Diesen Unterschied zu erzeugen braucht Zeit, und er stellt sich erst ein, wenn der Klient erkennt, dass wir uns aufrichtig um ihn kümmern und gleichzeitig die von der Profession vorgegebenen Grenzen ziehen.

Situationen wie diese entstehen z. B., wenn der Therapeut Kindesmissbrauch, Inzest oder neue Straftaten von Klienten auf Bewährung melden muss. Marilyn LaCourt (persönliche Mitteilung, 2001) empfiehlt in solchen Fällen, um die Therapeut-Klient-Beziehung zu schützen, den Klienten zur Selbstanzeige zu bewegen, statt dass der Therapeut das Delikt des Klienten der Polizei meldet. Dies ist für die amtlichen Stellen ein Zeichen, dass der Klient Verantwortung für sich übernimmt, und den Therapeuten versetzt es in eine neutralere Position.

Wenn es in Paartherapien um Partnermissbrauch geht, versuche ich, für Opfer wie Täter sowohl therapeutisch zu wirken als auch Fürsprecher zu sein. Täter dürfen nicht glauben, dass ich weitere Vergehen ignoriere; wenn es aber in der Sitzung zwischen Täter und Opfer Spannungen gibt oder solche von zu Hause berichtet werden, bemühe ich mich, den Täter von seinen Handlungen abzubringen und die Sicherheit des Opfers zu gewährleisten. Im Gespräch mit dem potenziellen Opfer geht es um einen sofortigen Sicherheitsplan; im Gespräch mit dem potenziellen Täter geht es darum, wie ich ihm an diesem Punkt helfen kam, damit er nicht wieder auf- oder straffällig wird.

Wenn aber alles gesagt und getan ist, sollte das Resümee des Therapeuten an unfreiwillige Klienten nicht anders ausfallen als das an andere Klienten und auf der Annahme beruhen: *Man kann Klienten nicht ändern; nur sie selbst können sich ändern.* Natürlich kann der Therapeut andere Menschen und auch die überweisende Stelle nicht ändern; aber die Annahme impliziert Akzeptanz und Unterstützung für das Bemühen des Klienten, an verantwortungsvollen Lösungen zu arbeiten. Das ist zwar kein Allheilmittel, macht aber für Klienten, die unfreiwillig in Therapie sind, oft einen beträchtlichen Unterschied.

10.3 Mit Klienten kooperieren

Mit einem unfreiwilligen Klienten, der die Mitwirkung an der Therapie ablehnt, kooperieren zu wollen, stellt uns auch vor theoretische und ethische Fragen. Die Kooperation ist eine therapeutische Strategie, um Widerstand zu eliminieren und dem Klienten unsere Akzeptanz zu vermitteln. Wenn wir so kooperieren, wie der unfreiwillige Klient kooperiert (d. h., wir akzeptieren, dass er nicht in Therapie sein möchte), kann das dann als Komplizenschaft mit dem Klienten gegen das überweisende System gedeutet werden? Oder wenn dies nicht der Fall ist, verwenden wir dann eine Strategie, damit der Klient sich den Forderungen des Systems beugt?

Viele Therapeuten, die sich entschließen, mit unfreiwilligen Klienten zu arbeiten, kommen mit den damit verbundenen Problemen aufgrund einer gewissen Nächstenliebe klar. Im Bereich des Kinderschutzes tätige Therapeuten äußern z. B. oft den Wunsch, dass die betroffenen Kinder sicher untergebracht sind und, wenn möglich, in ihren eigenen Familien leben können. Zu diesem Zweck kooperieren sie mit den Eltern – die den vermuteten körperlichen oder sexuellen Missbrauch zuerst vielleicht leugnen –, sofern die Kinder in Sicherheit sind. Die australischen Therapeuten Turnell und Edwards (1999, p. 33 f.) weisen darauf hin, dass Kooperation nicht bedeutet, schlechtes Verhalten zu akzeptieren: »Man kooperiert mit der Person – nicht mit dem Missbrauch«, und man »konzentriert sich auf das, was erwartet wird – nicht auf das, was falsch ist«. Diese Fokussierung fördert Vertrauen und das Gefühl der Sicherheit, das Klienten brauchen, um das für sie Beste herauszufinden, was sich im Idealfall auch mit den Zielen der überweisenden Stelle deckt.

In Fällen von Partnermissbrauch begründe ich meine Kooperation mit den Tätern vor allem damit, dass ich Frauen helfen möchte, sicherer mit den Männern leben zu können, die sie sich als Partner gewählt haben. Studien zufolge kehren etwa 75 Prozent der Frauen, die von ihren Partnern geschlagen wurden, nach einer polizeilichen Intervention oder einem Aufenthalt in einem Frauenhaus zu ihren Partnern zurück (Purdy a. Nickle 1981; Feazell, Mayers a. Deschner 1984). Damit lässt sich auch gut das Bestreben des Therapeuten begründen, einem Paar bei der Verbesserung seiner Beziehung zu helfen, wenn die Bedingungen als sicher und angemessen beurteilt werden (Lipchik 1991; Lipchik a. Kubicki 1996; Lipchik, Sirles a. Kubicki 1997).

Wenn man ein Paar in Therapie hat, bei dem ein Partner den anderen missbraucht hat, muss man sich – wie generell in Paartherapien – darauf einstimmen, wie beide Partner miteinander kooperieren. (Das ist keinesfalls so zu verstehen, als ob der Standpunkt, Missbrauch sei gerechtfertigt, akzeptiert würde. Es heißt vielmehr, dass man die Denkweise der Beteiligten und ihren Interaktionsstil zu verstehen versucht.) Der Hinweis von Turnell und Edwards (1999), man könne mit der Person kooperieren, ohne mit dem Missbrauch zusammenzuarbeiten, ist hier ebenfalls anwendbar. Dieser Umgang mit dem Täter hat sich meiner Erfahrung nach als schnellster Weg erwiesen, um die Leugnungsphase zu verkürzen und die persönliche Verantwortung zu vergrößern. Das ist zudem ein Beitrag zur Sicherheit der misshandelten Frau. Außerdem hat der Täter weitaus weniger Grund, wegen der Enthüllung Rache zu üben, wenn er spürt, dass man seine Geschichte genauso annimmt wie die seiner Partnerin.

10.4 Emotionen

Klienten, die gegen ihren Willen eine Therapie machen müssen, sind emotional aufgewühlt. Dieses Aufgewühltsein muss man sofort empathisch würdigen und annehmen. Um ihnen zu signalisieren, dass »das hier etwas anderes ist«, muss der Therapeut sie geduldig nach ihren Gefühlen hinsichtlich ihrer Situation befragen. Wenn Klienten bei dieser Gelegenheit ihren Gefühlen Ausdruck verschaffen, sollte man das eher als hilfreich betrachten denn als der Theorie widersprechend. Wenn man den Klienten nach seinem Gefühlsausbruch fragt, inwieweit man ihm am besten helfen kann und wie er die Zeit, die er in Therapie verbringen muss, sinnvoll nutzen möchte, ist das die beste Grundlage für eine kooperative statt feindselige Beziehung. Außerdem kann die Gelegenheit, seiner Wut oder Frustration Luft zu machen, den Weg zu einer Lösung ebnen (siehe Kap. 4).

10.5 Die Verwendung von Techniken

Der launenhafte Einsatz von Techniken kann die Entwicklung und Erhaltung einer guten Arbeitsbeziehung behindern. Ein Beispiel: Der Therapeut fragt den Klienten nach Ausnahmen, als dieser sich beklagt, dass er im Regen auf den Bus habe warten müssen, um zur Therapiesitzung zu fahren, die er eigentlich für unnötig hält!

Oder: Der Therapeut stellt einer Mutter, der man gerade das Kind wegen körperlicher Misshandlung weggenommen hat und die klagt, dass der Sozialarbeiter, der bei ihr Hausbesuche macht, ihre Bemühungen nie zu würdigen scheint, obwohl sie Elternkurse gemacht und viele Veränderungen initiiert habe, die Wunderfrage!

Solche Fragen wirken manchmal wie eine Verhöhnung der Gefühle von Klienten. Der zu frühe Einsatz von Techniken kann vor allem unfreiwillige Klienten irritieren, scheint sie noch defensiver zu machen und kann ihre Abneigung gegen die Therapie verstärken.

Eine gute Faustregel ist die, den Einsatz von Techniken zu verschieben, bis der Klient klären kann, was er für sich als hilfreich empfindet. Erst dann verstehen sich die Antworten auf die bekannten lösungsfokussierten Fragen von selbst.

10.6 Das Behandlungssystem

Wenn Klienten auf richterliche Anordnung oder als Alternative zu einer Gefängnisstrafe eine Therapie auferlegt wird, hat der Therapeut oft keine andere Wahl als mit ihnen zu arbeiten. Wir haben nicht die Option, solche Klienten einfach wegzuschicken, sondern müssen zusehen, dass sie sich in die Behandlung fügen – sofern wir diese Rahmenbedingung nicht schon von uns selbst aus als Grundsatz unseres therapeutischen Handelns betrachten können. Wir werden auch automatisch Teil eines Systems, das die Kontrolle über das Leben des Klienten übernommen hat, und müssen wissen, dass alle an diesem System Beteiligten letztlich nur dann zum Wohl des Klienten agieren können, wenn ihre Bemühungen koordiniert sind.

Ein Beispiel: Sally, eine lösungsfokussiert arbeitende Therapeutin, war Mitarbeiterin eines Allgemeinen Sozialen Dienstes, der ein Rehabilitationsprogramm für Drogenabhängige aufgelegt hatte. Stan, 32, der wegen Besitzes und Verkaufs von Marihuana auf Bewährung verurteilt worden war, hatte die Auflage bekommen, sich im Rahmen dieses Programms einer Behandlung zu unterziehen. Stan lebte zusammen mit seiner Freundin Nancy und ihrem zehnjährigen Sohn Al. Al ging in eine Schulklasse für psychisch gestörte Kinder und nahm an einem von der Gemeinde geförderten Programm teil, das ihm und der Familie Therapie ermöglichte. Sally wurde Teil eines Netzes aus juristischem und therapeutischem Personal: Da waren der Richter, der Stan verurteilt hatte, Stans Bewährungshelfer, der Psychiater, der Stan Medikamente gegen Depressionen verschrieb, eine Sozialarbeiterin aus Als Programm, die die Familie regelmäßig zu Hause besuchte, und Als Familientherapeut, der alle zwei Wochen mit Nancy, Al und Stan ein Gespräch führte.

Sally sollte sich darauf einstellen, in ihrer therapeutischen Arbeit mit Stan über ihre lösungsfokussierten Fertigkeiten hinauszugehen. Sie könnte Stan wahrscheinlich viel besser helfen, wenn sie sich als Teil eines Behandlungssystems begreifen würde. Auch sie war an die richterliche Anordnung gebunden. Ihre Therapie wäre wirkungsvoller, wenn sie herausfände, wie die anderen Therapeuten und die Sozialarbeiterin bei Stan und seiner Familie vorgehen. Betrachteten sie

Stans Marihuanakonsum vielleicht als Abhängigkeit oder als Krankheit, während Sally in kleinen Schritten die Motivation des Klienten steigern wollte, um die Frequenz des Rauschgiftkonsums allmählich zu reduzieren? Wenn dem so wäre, bekäme Stan widersprüchliche Botschaften und würde wahrscheinlich rasch einen Rückfall erleben. Letztlich würde es Sally nutzen, wenn sie wüsste, welche Erwartungen das Justizsystem und ihre eigene Dienststelle an ihre therapeutische Arbeit mit Stan haben. Allgemeine Soziale Dienste haben manchmal aufgrund ihrer eigenen Beziehung zu anderen Systemen in der Gemeinde andere Vorstellungen davon, welche Richtung der Therapeut in einem Fall einschlagen sollte.

Ein Leitkonzept für einen so komplexen Prozess ist das klinische Case Management (Bachrach 1989; Kanter 1989; Moxley 1989; Raiff a. Shore 1993; Frankel a. Gelman 1998), das einem systemischen Denkansatz folgt. Kanter (1989, p. 361) definiert Klinisches Case Management als »eine Modalität der therapeutischen Praxis« und nicht nur als ein Verwaltungssystem zur Koordination von Diensten. Raiff und Shore (1993, p. 85) sehen – im Unterschied zum allgemeinen Case Management – das klinische Case Management »eher fokussiert auf die Veränderungen, Optionen und den Rhythmus von Beziehungen«. Sie sind der Auffassung, »es baut auf einer Infrastruktur der typischen Fertigkeiten des Einschätzens, Planens, Vernetzens, Überwachens und Befürwortens auf und verknüpft diese mit der Mitwirkung des Klienten, der Konsultation und Kooperation [mit] anderen behandelnden Klinikern, Einzeltherapie, Psychoedukation und Krisenintervention«.

Wie beim allgemeinen Case Management geht man beim klinischen Case Management davon aus, dass Interventionen auf der »Mikroebene« (persönliche, zwischenmenschliche Fragen), der »Mezzoebene« (institutionelle, organisatorische, gemeindebezogene Fragen) und der »Makroebene« (sozialpolitische, staatliche, kulturelle Fragen) durchzuführen sind (Frankel a. Gelman 1998, p. 12). Diese Konzeption von Behandlung trägt dazu bei, eine Perspektive auf den Prozess des Systems zu bewahren, und verhindert, dass man sich im Inhalt (was stimmt mit dem Indexpatienten nicht?) festfährt.

Wir sprechen natürlich von komplexen Situationen, die aus Variablen bestehen, die ihrerseits eher auseinander- als zusammenlaufen. Vielleicht gibt es ein Protokoll, dem man folgen kann, wenn z. B. Kindesmissbrauch aufgedeckt wird, aber kein Fall ist wie der andere, wenn es um Einzelheiten geht wie etwa Familienbeziehungen, Beteiligung anderer offizieller Stellen sowie wirtschaftliche und kulturelle Faktoren (Alizur 1996). Abbildung 10.1 ist ein Systemschema, in dem alle an einem Fall beteiligten Personen und Stellen und deren Ziele kartiert und zurückverfolgt werden können. Anhand dieses Schemas kann der lösungsfokussiert arbeitende Therapeut seine Arbeit mit der anderer Beteiligten koordinieren und verhindern, dass Klienten widersprüchliche Botschaften erhalten.

Aus dem lösungsfokussierten Blickwinkel heißt Koordinieren der Therapie Fokussieren auf den Prozess und Kommunizieren über Inhalt. Harlene Anderson behauptet (zitiert in Wynn, McDaniel a. Weber 1986, p. 298): »Der Schlüssel zu erfolgreicher Kooperation liegt darin, dass man mit den anderen Professionellen in der Sprache ihres Überzeugungssystems spricht.« Eine andere Denkart wäre die, dass man Beteiligte des Systems wie Klienten behandelt.

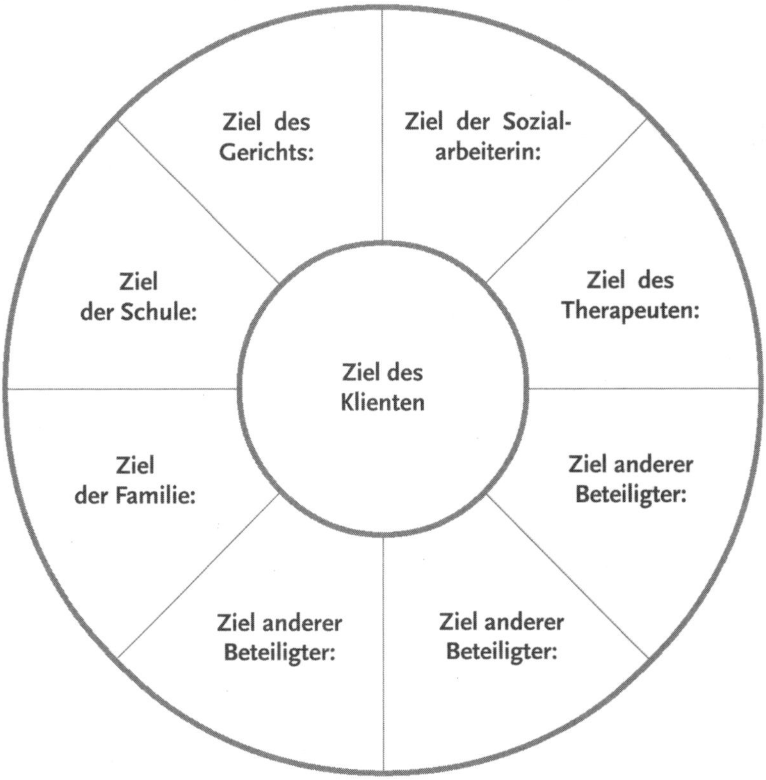

Abb. 10.1: Allgemeines Systemschema

Fallbeispiel: Beratungsarbeit mit Bea

Bea, lösungsfokussiert arbeitende Therapeutin und als Mitarbeiterin eines Allgemeinen Sozialen Dienstes zuständig für das Pflegekinderwesen, konsultierte mich wegen der Familie McGee. Die Indexpatientin war Susi, 9, die seit zwei Jahren in einer Pflegefamilie lebte. Davor war Susi zweimal kurz in der Klinik und drei Monate lang im Heim gewesen, wo sie ihre Wutausbrüche, pyromanischen Anwandlungen und generell ihr widerspenstiges Verhalten zu Hause und in der Schule bewältigen lernen sollte. Bevor Susi in die Pflegefamilie kam, war ihre Mutter Lee schwer alkoholabhängig, befand sich aber nun seit eineinhalb Jahren auf dem Weg der Besserung.

Lee hatte sechs Jahre mit Tom zusammengelebt, der sich seit einem Jahr ebenfalls von seiner Alkoholsucht erholte. Bevor das Paar mit dem Trinken aufhörte, hatte Tom Lee mehrere Male so sehr geschlagen, dass sie ärztliche Hilfe brauchte. Lee hatte ihn nie angezeigt, weil sie sich an den Streitigkeiten selbst die Schuld gab. Sie litt immer wieder an Depressionen. Sie waren der Grund, warum Lee sich von Tom zurückzog, und gipfelten in suizidalen Gedanken oder Handlungen, die zu Klinikeinweisungen führten. Lee wollte immer wieder mit Tom Schluss machen, hielt es aber nie länger als ein, zwei Monate ohne ihn aus.

Lee hatte ein weiteres Kind, den 14-jährigen David, der ein ruhiger Junge und lernbehindert war. Er hatte einen anderen Vater als Susi.

Der Allgemeine Soziale Dienst, bei dem Bea arbeitete, wollte Susi so schnell wie möglich in ihre Familie zurückbringen, weil der Kostenträger Druck machte. Susi war es in der Pflegefamilie und in der Schule ein halbes Jahr lang sehr gut gegangen. Ihr Verhalten in ihrer leiblichen Familie war jedoch nicht vorhersehbar und schien von Lees psychischem Zustand abzuhängen.

Die Beraterin bat Bea, folgende Fragen zu berücksichtigen, die auf einem lösungsfokussierten Ansatz beruhen:

1. Wer ist der Indexpatient, und was will er?
   Antwort: Susi ist die Indexpatientin. Sie möchte mit ihrer Mutter, Tom und David zusammenleben.
2. Wer ist in den Fall noch involviert, und was wollen die Beteiligten?
   Antwort:

a) Die Familie: Lee, Tom und David. Sie wollen, dass Susi nach Hause kommt.
b) Die Pflegeeltern: Sie wollen, dass Susi bei ihnen bleibt. Sie wollen sie sogar adoptieren.
c) Susis Therapeutin: Sie will, dass Susi in der Pflegefamilie bleibt. Ein Psychiater war nicht mehr involviert, weil Susi keine Medikamente mehr bekam.
d) Die Sozialarbeiterin: Sie will, dass Susi in ihre leibliche Familie zurückgeht.
e) Die Schule: Hier ist man nicht daran interessiert, wo Susi lebt, solange sie sich in der Schule ordentlich benimmt.
f) Beas Dienststelle: Bea sollte versuchen, Susis Rückkehr in ihre leibliche Familie zu erleichtern, wenn das überhaupt möglich sei.
g) Bea: Sie möchte Susi und ihrer Familie helfen, ihre Ziele zu erreichen, aber möglichst gemeinsam mit ihren Kollegen. Sie will auch, dass ihre Dienststelle zufrieden ist.

Wenn einzelne Teile des Systems so unterschiedliche Ziele haben (Abb. 10.2), ist eine allseits zufrieden stellende Lösung unwahrscheinlich. Deshalb empfahl die Beraterin Bea herauszufinden, was für Susi und ihre Familie als mögliche Kombination vorteilhaft wäre.

3. Was funktioniert?
   Antwort: Susi ging es in der Pflegefamilie und in der Schule ein halbes Jahr lang gut. Ihre Mutter und Tom haben über ein Jahr lang nicht getrunken, und es gibt keinen körperlichen Missbrauch mehr. Lee hat eine gute Beziehung zu ihrer Therapeutin und ihrem Psychiater. David ist unproblematisch.
4. Wie können diese positiven Informationen so verstärkt werden, dass Susi nach Hause zurückkehren und sich ordentlich benehmen kann?
   Antwort: Seit man wusste, dass es erstens einen Zusammenhang zwischen Susis Verhalten und Lees Depressionen zu geben schien und dass zweitens Lees Depressionen nur auftauchten, wenn Lee mit Tom zusammenwohnte, erschien es sinnvoll, dass Lee sich von Tom trennte. Aber das war in der Vergangenheit nicht geschehen und auch nicht das ausdrückliche Ziel der Familie.

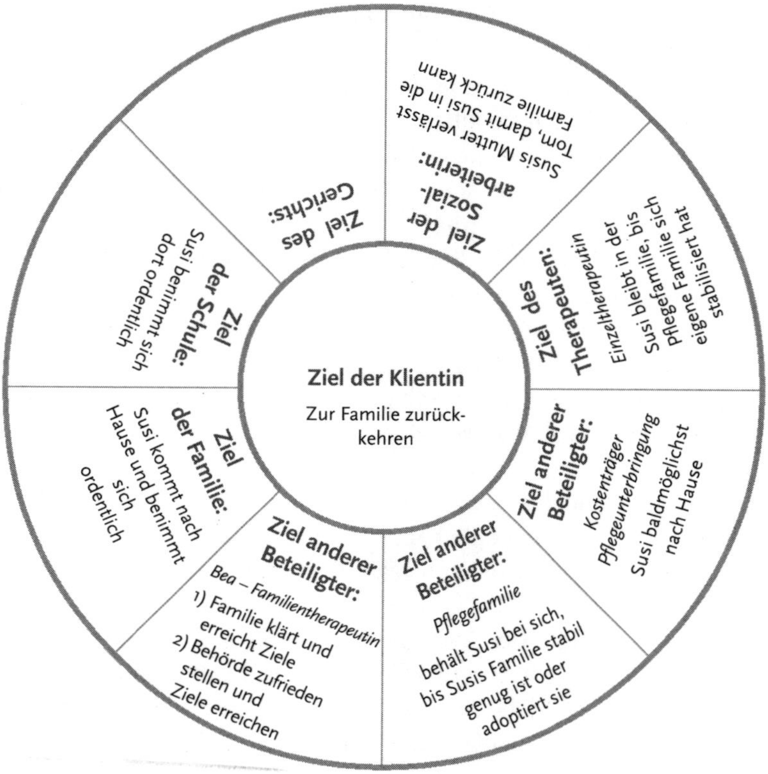

Abb. 10.2: Beas Fall im Systemschema mit Klientin Susi im Mittelpunkt

Dann sollte Bea den Fall einmal aus der Sicht der Mutter betrachten. Um die genannten vier Fragen, die sich auf Susi beziehen, auf Lee umzumünzen und beantworten zu können, brauchte Bea weitere Angaben. Bei der nächsten Beratungssitzung konnte sie folgende Informationen präsentieren:

1. Wer ist der Indexpatient, und was will er?
   Antwort: Lee ist die Klientin. Sie möchte mit Tom und ihren Kindern zusammenleben. Sie will sich nicht zwischen Tom und Susi entscheiden müssen.
2. Wer ist in den Fall noch involviert, und was wollen die Beteiligten?
   Antwort:

a) Tom: Er möchte mit Lee und ihren Kindern ohne Konflikte zusammenleben. Er hoffte, dass Lees depressive Episoden ein Ende hätten, weil diese sich negativ auf ihre Beziehung auswirkten.

b) Lees Psychiater: Er ist der festen Meinung, Lee müsse sich von Tom trennen. Er versucht seit zwei Jahren, sie vom Nutzen dieses Schrittes zu überzeugen.
c) Lees Therapeutin: Sie arbeitet mit dem Psychiater zusammen und hat Lee auch schon gedrängt, Tom zu verlassen.
d) Die Sozialarbeiterin: Sie ist ebenfalls überzeugt, dass die Lösung der Situation darin besteht, dass Lee Tom verlässt.
e) Bea: Sie möchte Susi und ihrer leiblichen Familie helfen, ihr Ziel zu erreichen. Sie will auch ihre Arbeit mit den anderen Professionellen koordinieren und das Ziel ihrer Dienststelle erreichen.

3. Was funktioniert?
   Antwort: Es gibt Zeiten, in denen Lee keine Depressionen hat. In diesen Zeiten kann sie mit Susi gut umgehen. Die Beziehung zwischen Lee und Tom hat positive Aspekte. Bea glaubt, dass Lee und Tom sich trotz ihrer Streitereien sehr zueinander hingezogen fühlen und sich umeinander kümmern. Sie haben gemeinsame Ziele, z. B. »trocken zu bleiben«, und unterstützen sich in vielerlei Hinsicht. Sie kommen mit ihrem geringen Einkommen gut zurecht.
4. Wie können diese positiven Informationen so verstärkt werden, dass sich an Lees Depressionen etwas ändert?
   Antwort: Im Zuge der Erhebung weiterer Informationen erfuhr Bea, dass Lee sich seit vielen Jahren hin- und hergerissen fühlt zwischen dem, was sie für ihr Leben zu wünschen glaubte – bei Tom zu bleiben – und dem, was ihr Psychiater und ihre Therapeutin ihr empfahlen – sich von Tom zu trennen. Weil Lee von beiden eine hohe Meinung hatte, wurde dieses Dilemma in ihr manchmal so unerträglich, dass sie sich mit Suizidgedanken trug. Während ihrer Klinikaufenthalte wurde ihr zunehmend klarer, dass sie sich von Tom trennen muss, und diesen Schritt wollte sie nach ihrer Entlassung auch ausführen. Aber nach einer Weile vermisste sie Tom und lud ihn ein, zu ihr zurückzukommen. Lee schämte sich immer sehr, wenn sie Tom um Rückkehr bat, weil sie glaubte, ihre Therapeutin und ihren Psychiater zu enttäuschen. Das führte allmählich zu Depressionen, und der Kreislauf fing von vorne an. Tom schilderte, dass es ihn sehr ärgere, wenn Lee sich von ihm zurückziehe. Dann fange der Streit an, und der Umgang mit Susi werde spürbar unerträglich. Tom reagiert auf Susi so, dass er strenger wird, und Lee kompensiert das dadurch, dass sie mehr nachgibt.

Nun war klar, dass sich die Situation nur mit einem anderen Behandlungsplan auflösen ließ. Eine Option beruhte auf der Frage, ob sich für die Familie etwas ändern würde, wenn Lee und Tom etwas in ihrer Beziehung änderten. Paartherapie war bis dahin nie bedacht worden, weil die Therapeutin und der Psychiater den Fall aus einer psychodynamischen Perspektive betrachteten und Lees Ego stärken wollten, damit sie Tom verlassen könnte. In Anbetracht dieser Ziele überlegte Bea, wie sie die anderen Professionellen von der Notwendigkeit einer Paartherapie für Lee und Tom überzeugen konnte.

Mit Unterstützung der Beraterin entwarf Bea ein Konzept für ein Gespräch, das sie mit anderen Professionellen auf der Basis von deren Standpunkten und mit dem Ziel der Kooperation führen wollte (Abb. 10.3).

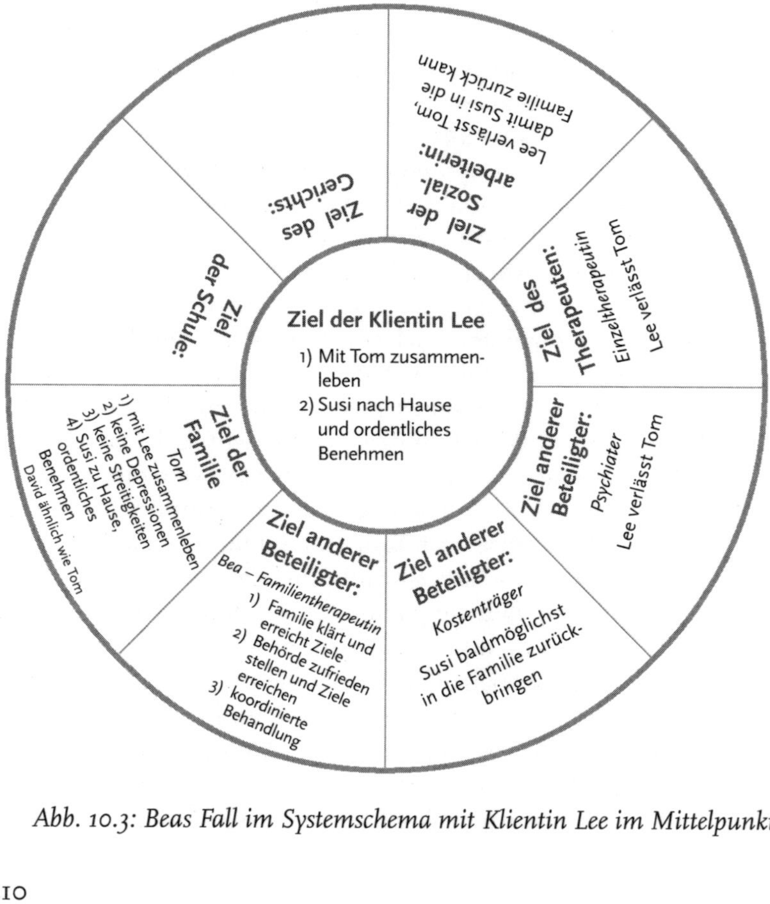

Abb. 10.3: Beas Fall im Systemschema mit Klientin Lee im Mittelpunkt

»Ich rufe an, weil ich von Ihnen wissen möchte, wie es Lee geht, denn wir müssen im Hinblick auf Susi ein paar Entscheidungen treffen. Ich weiß, Lee und Susi scheint es besser zu gehen, wenn Tom nicht in der Familie lebt, aber Lee besitzt anscheinend nicht ausreichend Ichstärke, um sich von Tom dauerhaft zu trennen. Wo würden Sie Lees Ichstärke momentan auf einer Skala von 0 bis 10 einstufen, verglichen mit ihrem Zustand zu Beginn Ihrer gemeinsamen Arbeit? 10 steht für einen ausgezeichneten und 0 für den schlechtesten Wert. [Falls die Angesprochenen von Fortschritten berichten.] Ja, auch ich habe kleine Fortschritte beobachtet, und ich bin überzeugt, dass Lees Arbeit mit Ihnen sich wirklich auszahlt. Die Medikamente haben sie anscheinend stabilisiert, und ihr Alkoholproblem hat sie gut im Griff. Ich bin unter Druck und muss Susi in die Familie zurückbringen. Was halten Sie davon? [Die anderen Professionellen sind vermutlich der Ansicht, Susi müsse in der Pflegefamilie bleiben. Bea wird dann versuchen, die Unterstützung der Angesprochenen für eine andere Strategie zu gewinnen, um Lees Ego zu stärken und Susi Verhalten in ihrer leiblichen Familie zu stabilisieren.] In den Gesprächen mit Lee ist mir immer aufgefallen, dass sie und Tom trotz negativer Dinge auch viel Schönes in ihrer Beziehung haben. Auch Toms Ausstieg aus der Alkoholabhängigkeit scheint gut voranzugehen. Hat Lee Ihnen auch davon berichtet?

Ich weiß, Lee hat zu Ihnen eine sehr gute Beziehung und versucht, Ihnen immer eine Freude zu machen, aber gleichzeitig wissen wir alle, dass sie passiv und aggressiv ist. Ich habe in diesem Fall eine Beraterin konsultiert und überlege mir, ob ich Sie dafür gewinnen könnte, bei Lee eine andere Vorgehensweise auszuprobieren, einfach mal als Versuch. Wenn wir vielleicht aufhören würden, Lee dahingehend zu beeinflussen, dass sie sich von Tom trennt, fühlt sie sich eventuell weniger zum Widerstand herausgefordert. Vielleicht kann sie dann eine freiere Wahl treffen, statt sich nur gegen uns aufzulehnen. Möglicherweise hat sie auch eine Idee, was sie und Tom brauchen, um friedvoller zusammenleben zu können.

Ich möchte vorschlagen, dass jeder, der mit Lees Fall befasst ist, ihr auf seine Weise sagt, wir hätten inzwischen eingesehen, dass sie wirklich mit Tom zusammenleben will, weil für sie das Gute in der Beziehung das Schlechte zu überwiegen scheint. Da wir das nun verstehen würden, wollten wir ihr und Tom helfen, die Dinge

> zu regeln. Wir würden eine Paartherapie empfehlen, damit sich ihre Beziehung bessert.«

Bea musste auch die Sozialarbeiterin des Kreises für dieses Experiment gewinnen. Sie beide hatten in der Vergangenheit immer gut zusammengearbeitet. In diesem Fall waren sie sich jedoch uneins, und die Sozialarbeiterin glaubte nicht mehr an Lees Fähigkeit, etwas zu ändern. Sie hatte Lee schon mit weiteren gerichtlichen Anordnungen gedroht, z. B. sehr eingeschränkten Besuchszeiten für Susi, überwachten Besuchen und sogar mit dem Entzug des elterlichen Sorgerechts, wenn sie sich nicht von Tom trenne. Die Therapeutin vermutete, dass die Sozialarbeiterin sich vehement gegen Beas Vorschlag aussprechen würde. Also planten Bea und die Beraterin, wie das Gespräch mit der Sozialarbeiterin eingeleitet werden könnte.

> »Ich weiß, Sie haben Lee aufgegeben. Wir haben uns alle sehr bemüht, aber Sie haben mehr Fortschritte erwartet. Auch wir sind enttäuscht. Ich habe mich kürzlich in diesem Fall beraten lassen und überlege, ob Sie noch zu einem Versuch bereit wären. Der Psychiater und die Einzeltherapeutin würden auch mitmachen. Die Sache ist es wert, noch einen Versuch zu starten – etwas anders zu machen –, denn sonst hat bei Lee und Tom nichts funktioniert, damit Susi in ihre Familie zurückkehren kann. Es ist zwar reine Spekulation, aber wenn es funktioniert, wird es die Sache beschleunigen, und Sie werden nicht diese unschönen Gerichtsverfahren durchziehen müssen. Ich weiß nicht, ob Sie mir zustimmen, aber ich habe erlebt, wie dieser Ansatz in hartnäckigen Fällen funktioniert hat.«

Diese Art von Gespräch garantiert natürlich nicht den gewünschten Effekt auf andere Personen; aber selbst wenn die erhoffte Wirkung nicht eintritt, besteht die Chance, dass der Vorschlag an sich eine kleine Veränderung in ihrem Denken bewirkt, die zu weiteren Veränderungen führen könnte.

Im Fall der Familie McGee waren die anderen Professionellen jedoch mit Beas Vorschlag einverstanden. Lee und Tom machten ein halbes Jahr lang eine Paartherapie, und am Ende der Therapie kam Lee von sich aus zu dem Schluss, sich von Tom zu trennen. Sie erkannte, dass sie seine Erwartungen, ihm genügend Aufmerksamkeit zu schenken, nicht erfüllen konnte. Tom sah schließlich ein und akzeptierte, dass Lee seine emotionalen Bedürfnisse nicht befriedigen konnte. Nachdem sich das Paar getrennt hatte, bat Lee Tom auch nicht mehr zurückzukommen. Susi kehrte in ihre Familie zurück, und Lee kam gut mit ihr zurecht.

Der Gedanke, dass Bea als Familientherapeutin sich anbieten sollte, eine indirekte Intervention im Behandlungssystem durchzuführen, wird zweifellos Fragen aufwerfen. Wir gehen meistens davon aus, dass Kollegen, ähnlich wie Klienten, offen miteinander reden und ihre Differenzen aushandeln sollten. Natürlich ist das immer der bevorzugte Weg, vor allem dann, wenn alle beteiligten Professionellen eine gemeinsame theoretische Orientierung haben; aber sowohl in berufsbezogenen als auch in persönlichen Beziehungen verhindern Hierarchiedenken und Auseinandersetzungen oftmals den Fortschritt.

Aus systemischer Sicht setzt Koordination die Fähigkeit voraus, einen Schritt zurückzugehen und die Interaktionen aller Teile des – familialen wie professionellen – Systems zu betrachten. Genau darin liegt die Kompetenz von Familientherapeuten. Viele Therapeuten sind darin geschult, die Probleme als dem Indexpatienten innewohnend zu sehen. Wenn ein Fall in der Sackgasse steckt und eine Person sich als fachlich kompetenter erweist als die anderen, wird ihr Vorschlag vielleicht nicht immer mit offenen Armen aufgenommen. Doch sie ist es den Klienten schuldig, einen Weg zu finden, wie sie andere Professionelle von einem neuen Versuch überzeugen kann. Das muss nur auf respektvolle Weise geschehen und darf niemanden in Gefahr bringen.

10.7 Fazit

Therapeutisches Arbeiten mit unfreiwilligen Klienten, vor allem wenn die Therapie gerichtlich angeordnet ist, setzt ökosystemisches wie auch lösungsfokussiertes Denken voraus. Es gleicht dem familientherapeutischen Arbeiten, weil es erfordert, Parteien mit häufig unterschiedlichen Bedürfnissen zu helfen und ein gemeinsames Ziel zu erreichen. Es ist allerdings schwieriger als familientherapeutisches Arbeiten, weil es keine einigende Ressource (z. B. Familienbande) gibt, die eine Grundlage für Lösungen bieten könnte. Im Gegenteil: Klienten begreifen ihre Beziehung zu ihren Helfern und zum juristischen Beistand meistens als feindselig. Das lösungsfokussierte

Modell ist vielleicht nicht immer die Antwort auf solch komplexe Fälle, wie sie hier beschrieben sind, aber dank der Fokussierung auf individuelle Stärken und den Interaktionsprozess hat man mit ihm eine überdurchschnittliche Chance, Stagnation oder Fehlschläge zu vermeiden.

11. Langzeitfälle

Was versteht man unter einem »Langzeitfall«? Verbunden ist damit der Gedanke, dass vor Behandlungsbeginn oder am Anfang einer Therapie unterschieden werden muss, ob ein Fall als kurz- oder langfristig zu kategorisieren ist. Diese Denkweise ist nicht vereinbar mit dem lösungsfokussierten Modell und seiner Praxis. Das am Mental Research Institute entwickelte Modell und die SFT sind zwar als Kurztherapien bekannt, aber das Wort »kurz« in jenem Sinn ist ein Nebenprodukt des fokussierten Ansatzes und bezieht sich nicht auf die Absicht, so schnell wie möglich zu arbeiten. Das oberste Ziel ist eine effiziente Lösung des Problems. Vermutungen über die potenzielle Therapiedauer eines Falles behindern de facto die Kooperation mit dem Klienten und strafen die Annahme Lügen: *Man kann Klienten nicht ändern; nur sie selbst können sich ändern.*

Es ist durchaus nicht unlogisch zu vermuten, dass der Fall eines Klienten, der bei einem Unfall sein Bein verloren hat und nicht mehr in seinem früheren Beruf arbeiten kann, »langfristig« sein wird. In einer solchen Situation brauchen die meisten Menschen längere Zeit solide therapeutische Unterstützung, während sie ihren Verlust betrauern. Doch für manche Menschen stellt die Selbsthilfe einen hohen Wert dar. Eine ausgedehnte Therapie würde ihr Problem nur verschlimmern, weil sie ständig auf den Verlust ihrer Unabhängigkeit hingewiesen werden. Sie brauchen vielleicht nur ein offenes Ohr, Lob für ihre Art der Bewältigung und eine Erinnerung an frühere Bewältigungswege oder -formen, die sie jetzt und in Zukunft nutzen können.

Wenn dagegen eine allein erziehende Mutter am Anfang der Therapie ihr Ziel formuliert: »Ich möchte, dass mein dreijähriger Sohn im eigenen Bett schläft«, ist man versucht zu glauben, dieses Problem könnte »kurzfristig« gelöst werden. Das Ziel der Klientin ist vielleicht aber eine Klage (Inhalt), in der sich ein Prozess im Leben der Mutter spiegelt, der sich auf weit mehr auswirkt als nur auf die Schlafgewohnheiten ihres Kindes (z. B. ihr genereller Mangel an Durchsetzungskraft). Ob der Fall kurzfristiger Natur sein wird, hängt davon ab, ob die Klientin mit einer Lösung für das genannte Problem (Inhalt) zufrieden ist – ob sie weitere Probleme präsentiert, die mit dem Prozess zusammenhängen –, und ob sie zu Veränderung fähig und bereit ist.

Manchmal wird die Dauer eines Falles von der überweisenden Stelle festgelegt, wie das z. B. bei Managed-Care-Fällen oder gerichtlich angeordneten Therapien vorkommt. Firmen des Managed-Care-Systems legen oft im Vorhinein fest, dass die Behandlung nicht länger als sechs oder zehn Sitzungen dauern darf, während Richter eine Behandlungsdauer von mindestens einem Jahr oder länger anordnen können. Beide Vorgaben können im Einzelfall unangemessen sein, da sich Therapiedauer an den Bedürfnissen des Klienten orientieren muss und nicht an einem vorgegebenen Zeitrahmen. Solche Situationen bespricht man am besten mit dem Klienten. Was ist im Rahmen von nur sechs genehmigten Sitzungen am hilfreichsten? Was ist das Beste für den Klienten, wenn er seine Ziele schon erreicht hat, bevor die zwölf Monate verordneter Therapie um sind? Klienten müssen wissen, dass sie ihrer Verpflichtung nachkommen müssen, aber auch die Optionen mitbestimmen können.

Im Rahmen lösungsfokussierter Therapie kann ein Fall sich über Monate oder Jahre erstrecken, doch im Unterschied zu einer konventionellen Langzeittherapie ist der Kontakt zum Therapeuten je nach Bedürfnis des Klienten mal intensiv, mal weniger intensiv und findet nicht über einen bestimmten Zeitraum in ununterbrochenen wöchentlichen oder zweimonatigen Sitzungen statt. Jede Behandlungsepisode hat ihr eigenes Ziel, das Teil eines übergeordneten Ziels ist.

Ein Beispiel: Ein Mann betreut und pflegt seine Frau, die an fortschreitender multipler Sklerose leidet. Der Arzt schickt den Mann wegen stressbedingter somatischer Symptome zur Therapie. Der Klient verbindet aber mit der Therapie das Ziel, geduldiger mit seiner Frau umgehen zu können. Die Behandlung könnte sehr kurz sein, wenn der Klient herausfindet, was sich ändert, wenn er geduldiger ist (und sich z. B. eine kurze Auszeit gönnt) und dann noch mehr Geduld hat. Ein paar Therapiegespräche sind ihm vielleicht Hilfe genug.

Vielleicht weiß er nicht, wodurch sich die Situation ändern kann; oder vielleicht weiß er es, handelt aber nicht entsprechend. Dann kann diese erste Behandlungsphase mehrere Monate dauern, bis der Klient sein Ziel erreicht hat. Danach werden die Sitzungen vielleicht weniger oder hören ganz auf, bis der Klient wieder ein Problem hat. Die Frau ist inzwischen vielleicht in einem Pflegeheim. Der Klient braucht vielleicht Erholung von den täglichen Besuchen bei seiner

Frau, weiß aber nicht, wie er ihr das beibringen soll. Wieder muss der Klient das Ziel klären, bevor er über kurz oder lang eine Lösung findet. Was Fälle wie diesen als »Kurztherapie« definiert, ist die damit verbundene Philosophie, Klienten zu helfen, ihre Stärken zu nutzen und so eigenständig wie möglich zu bleiben.

Bevor ich mich typischen Situationen zuwende, in denen der Kontakt zwischen Therapeut und Klient über längere Zeit notwendig ist, gehe ich der Frage nach, woran man erkennt, wann ein Fall eigentlich abgeschlossen werden kann.

11.1 Der Klient hat das Problem, die Therapie zu beenden

Bei einem guten Verlauf einer Kurztherapie erkennen meiner Erfahrung nach Therapeut und Klient fast zur gleichen Zeit, dass weitere Sitzungen nicht mehr nötig sind. An diesem Punkt merkt der Klient vielleicht, das er nichts mehr mitzuteilen hat, und der Therapeut merkt vielleicht, dass er bei der nächsten Frage einmal zu viel gefragt haben könnte, was der Klient tun werde, um das Problem zukünftig zu verhindern oder zu korrigieren. Doch es gibt Situationen, in denen die Beendigung nicht so klar auf der Hand liegt.

Am greifbarsten ist das Beendigungsproblem, wenn der Klient zugibt, sein Ziel zwar erreicht zu haben, sich aber vor der Beendigung der Therapie fürchtet, weil er Angst vor einem Rückfall hat. Wenn eine solche Situation eintritt, weil der Klient entweder sein Problem mit dem Therapieende explizit benennt oder neue Probleme präsentiert, die er aus Sicht des Therapeuten selbst lösen kann, dann ist noch eine Aufgabe zu erfüllen: Der Klient muss so viel Vertrauen entwickeln, dass er nicht mehr mit dem Therapeuten sprechen muss.

Wenn die Angst vor dem Ende der Therapie so zum Ausdruck kommt, dass der Klient ein neues Problem präsentiert, muss der Therapeut zuerst eruieren, ob dieses Problem mit dem Prozess verbunden ist, den der Klient soeben erfolgreich gemeistert hat. Die erfolgreiche Lösung eines Problems hat dem Klienten vielleicht Mut gemacht, ein völlig anderes Problem anzugehen. Aber wenn der Klient gerade gelernt hat, wie er passabel mit seinen Wutausbrüchen umgehen kann, und er präsentiert ein neues Problem, das mit seinen Wutanfällen zusammenhängt, kann man ihn auf die Fertigkeiten verweisen, die er gerade erworben hat.

Eine frühere Klientin von mir war in der Lage, ihre Probleme selbst zu lösen, fand aber nach zwei abschließenden Gesprächen einen Anlass für einen weiteren Termin. Ich teilte ihr schließlich mit, dass ich das nächste Mal nur dann mit ihr sprechen würde, wenn sie mir zuerst schildern könne, dass sie zwischenzeitlich zwei Probleme erfolgreich gelöst habe. Sie sagte: »Sie wollen mich einfach nicht mehr sehen.« Ich antwortete: »Nein, ich will einfach nur, dass Sie so viel Vertrauen in sich haben, Ihre Probleme selbst lösen zu können. Solange Sie zu mir kommen, werden Sie dieses Vertrauen nicht haben.«

11.2 Der Therapeut hat das Problem, die Therapie zu beenden

Meistens bestimmt der Therapeut den Zeitpunkt der Beendigung einer Therapie danach, ob der Klient das Gefühl hat, den Zweck seines Kommens erfüllt zu haben. Wenn das nicht der Fall ist, muss der Therapeut erneut mit dem Klienten klären, was dieser von der Therapie erwartet, und von dieser Erwartung ausgehen.

Die Beratungsarbeit mit lösungsfokussiert arbeitenden Therapeuten hat mir jedoch den Umstand bewusst gemacht, dass manche Therapeuten einen Fall für festgefahren halten, wenn die Therapie in Wirklichkeit schon längst abgelaufen ist. Der folgende Fall ist dafür ein typisches Beispiel.

11.3 Fallbeispiel: Beratungsarbeit mit Joe

Joe bat mich um Beratung im Fall einer Klientin, die seit eineinhalb Jahren regelmäßig zu ihm zur Therapie kam. Er habe zwar den Eindruck, dass sich die Situation der Klientin insgesamt gebessert habe, die Klientin aber aus irgendeinem Grund ihr Ziel nicht vollends erreichen könne.

Als Joe die therapeutische Arbeit mit der alleinstehenden Mandy, 28, begann, war sie gerade arbeitslos. Sie hatte schon viele verschiedene Jobs angefangen und dann gekündigt, weil sie mit der Arbeit nicht zufrieden war. Außerdem ging sie regelmäßig mit einem Mann aus, von dem sie sich ausgenutzt fühlte. Mandy zeigte Symptome von Depression und sagte, dass sie nicht wisse, wer sie sei und was sie vom Leben wolle. Auf Johns Frage, woran sie merken würde, dass sie nicht mehr zur Therapie kommen müsste, gab sie folgende Antwort:

Sie hätte eine Arbeit, die sie gern machen würde, sie hätte mindestens 80 Prozent ihrer Zeit Freude am Leben und eine Beziehung, in der sie sich geschätzt fühlen würde.

Mandy hatte beschlossen, sich zuerst auf ihre berufliche Situation zu konzentrieren. Innerhalb von sechs Monaten Therapie (zehn Sitzungen) hatte sie eine Arbeit als Kellnerin in einer Restaurantkette gefunden, und sie mochte diesen Job. Nach den ersten zehn Sitzungen berichtete Mandy, dass durch die berufliche Tätigkeit ihre Freude am Leben von 25 auf 50 Prozent gestiegen sei.

Kurz danach beschloss sie, ihr Verhältnis mit ihrem Freund zu beenden. Sie habe ihn dahin bringen wollen, dass er auf ihre Bedürfnisse eingehen würde; als das aber nicht gelungen sei, habe sie für sich entschieden, lieber allein zu sein als schlecht behandelt zu werden.

In den nächsten fünf Monaten fokussierte die Therapie auf ihre Trauer um die Beziehung, aber die Klientin definierte schon, was sie von einer zukünftigen Beziehung erwartet. Als sie dann einen anderen Mann kennen lernte, der stärker auf sie einging, nutzte sie die Therapie als Orientierungshilfe für ihre Entscheidungen im Hinblick auf diesen Mann. Nach einem Jahr Therapie bei Joe schwankte ihre Zufriedenheit mit dem Leben zwischen 75 und 80 Prozent, außer sie hatte Stress am Arbeitsplatz oder in der Beziehung. Dann konnte die Zufriedenheit kurzfristig auf 50 oder 60 Prozent sinken.

Zum Zeitpunkt unserer Beratungsarbeit war Mandy Leiterin einer Zweigstelle der Restaurantkette, in der sie kurz nach Beginn ihrer Therapie mit der Arbeit angefangen hatte. Ihre Beziehung zu dem neuen Freund entwickelte sich gut, weil beide in der Lage waren, Unterschiede zu thematisieren und zu regeln.

Joe beschrieb die Klienten als attraktive junge Frau, die von seiner Bestätigung sehr abhängig geworden war. Er sah, welche Fortschritte sie machte, war aber besorgt, weil Mandy sich ihrer selbst nicht sicher genug war und ihre Zufriedenheit mit dem Leben nicht konstant bei 80 Prozent lag. Die Beratungsarbeit konzentrierte sich um folgende Punkte:

Die berufliche Situation der Klientin

Beraterin: Die Klientin scheint ihren beruflichen Weg gefunden und Freude daran zu haben. Was ist das für ein Stress, den sie am Arbeitsplatz erfährt? Glauben Sie, sie kann damit umgehen?

JOE: Ihre Probleme sind in einer solchen Leitungsposition nichts Außergewöhnliches. Meistens spricht sie mit mir darüber, wie sie damit umgeht, und sie ist sehr fähig geworden.

BERATERIN: Sie hat also ein gutes Urteilsvermögen?

JOE: Ja, aber sie hat kein Vertrauen, dass sie gute Entscheidungen trifft.

BERATERIN: Wenn Sie auf einer Skala von 0 bis 10, bei der 10 so viel Vertrauen bedeutet, wie jemandem möglich ist, angeben müssten, wie sehr würden Sie ihr zutrauen, die Probleme zu bewältigen

JOE: Acht ... neun ...

BERATERIN: Und wie viel Vertrauen, schätzen Sie, hat Mandy in sich?

JOE: Nun ja, manchmal scheint sie eine 10 zu haben, aber wenn etwas schief läuft, sinkt ihr Vertrauen auf eine 2 oder 3. Hmm ... ich schätze, sie überreagiert irgendwie ... das ist typisch für sie.

An diesem Punkt stellte Joe fest, dass er auf Mandys Überreaktionen selbst überzogen reagierte und mit mehr Vertrauen in ihre Ressourcen reagieren müsste, wenn sie ihm ihre Probleme präsentiert.

Die Beziehung der Klientin

Joe machte sich auch Gedanken um die Stabilität von Mandys Beziehung, weil ihr Freund sie noch nicht gebeten hatte, zu ihm zu ziehen. Auf meine Frage, ob es denn Anzeichen gebe, dass Mandy sich von ihrem Freund benutzt fühle, antwortete Joe, er könne nichts erkennen. Der junge Mann scheine aufrichtig und fürsorglich zu sein, aber für das volle Engagement noch nicht bereit, bis er sein Studium in einem halben Jahr abschließen werde.

BERATERIN: Was glauben Sie, braucht Mandy in dieser Paarbeziehung?

JOE: Eigentlich genau das, was sie gerade hat. Ich will einfach nicht, dass sie wieder verletzt wird.

BERATERIN: Nach dem, was Sie geschildert haben, ist das ziemlich unwahrscheinlich.

JOE: Ja, stimmt.

BERATERIN: Und wenn er sie verletzen würde, wie würde sie Ihrer Meinung nach damit umgehen, verglichen damit, wie sie mit der anderen Beziehung am Anfang ihrer Therapie umging?

JOE: Viel besser. Ihre Arbeit erfüllt sie, und sie hat inzwischen mehr Freunde.

Wiederum erkannte Joe, dass er überzogen und allzu fürsorglich reagierte.

Freude am Leben

Laut Joe befand Mandy sich in puncto Freude am Leben nicht kontinuierlich bei 75 Prozent.

BERATERIN: Was würde geschehen, wenn das so wäre?
JOE: Dann wäre es Zeit, die Therapie zu beenden.
BERATERIN: Glauben Sie, die Klientin möchte aufhören?
JOE: Nein, ich glaube, sie hat Angst davor, dass sie das nicht packt.
BERATERIN: Was halten Sie davon, wenn Sie die Therapie beenden?

Joe sah, dass er ein Problem mit der Trennung von Mandy hatte und ihrer Abhängigkeit von der Therapie Vorschub leistete.

Die Beraterin fragte Joe, wie er reagieren würde, wenn Mandy in einem Monat in eine andere Stadt ziehen müsste oder ihre Krankenversicherung die Therapie nicht weiter bezahlen würde. Joe wusste, dass er weniger auf Mandys Unsicherheit eingehen und dafür mehr ihre Stärken stützen sollte. Zu diesem Zweck müsste er Mandys Stress am Arbeitsplatz und beziehungsbezogene Themen normalisieren und Mandy auf Zeiten verweisen, als sie ähnliche Probleme erfolgreich bewältigt hatte. Joe erkannte, dass er mit Mandy noch besprechen musste, wie sie mit bestimmten Situationen in Zukunft umzugehen habe. Er wolle im Laufe der nächsten Sitzungen das Ende der Therapie sachte einläuten und Mandy versichern, dass seine Tür immer offen sei, falls sie zur »Auffrischung« zurückkommen möchte.

Joe musste auch einsehen, dass er den Verlust seiner Arbeitsbeziehung mit der Klientin zu verkraften und richtig einzuordnen hat. Er hatte den Mut einzugestehen, dass er das Ende der Therapie nicht früher initiiert habe, weil er sich in Gesellschaft der attraktiven, jungen Frau wohl fühlte und deren Bewunderung genoss. Es ist nicht ungewöhnlich, dass sich eine Kurztherapie zu einer Langzeittherapie entwickelt, wenn sich Therapeuten aus ganz eigenen Gründen mit Klienten verbunden fühlen.

11.4 Die Selbsteinschätzung des Therapeuten beim Beenden der Therapie

Die SFT und andere Therapiemodelle, bei denen der Klient seine Wünsche an die Therapie definiert, haben die Eigenschaft, dass sie uns zur Ehrlichkeit verpflichten. Wenn wir wirklich akzeptieren, was der

Klient von der Therapie erwartet und was sich für ihn ändert, werden wir nicht länger als nötig Gespräche mit ihm vereinbaren. Je früher der Klient spürt, dass er keine Therapie mehr braucht, umso stärker und kompetenter wird er sich fühlen.

Die häufigste Ursache dafür, dass kurzfristige Fälle zu Langzeitfällen werden, ist der Umstand, dass Therapeuten vergessen: *Klienten haben die Stärken und Ressourcen, um sich selbst zu helfen.* Therapeuten sind manchmal perfektionistisch oder überfürsorglich und halten den Klienten länger in Therapie fest als notwendig. Sie wollen zwar sicherstellen, dass es dem Klienten gut geht und er in Veränderungen bestärkt wird, aber die Botschaft an den Klienten lautet: »Ich traue Ihnen nicht zu, dass Sie ohne mich zurechtkommen.«

Der ideale Schlusspunkt ist erreicht, wenn der Klient eine Lösung schildert, der Therapeut mit ihm einen Termin in einem Monat vereinbart, die Lösung dann laut Klient immer noch funktioniert und Klient und Therapeut sich die Hand geben und voneinander verabschieden. Damit man möglichst viele Therapien auf ideale Weise abschließen und die Fälle so kurz wie möglich halten kann, ist es unumgänglich, seine Gefühle gegenüber dem Klienten offen und ehrlich zu überprüfen und sich zu fragen: »Kommt der Klient weiter zur Therapie, weil er mich darum bittet und ich ihm eine Freude machen will? Ist die Klientin eine interessante oder attraktive Person, deren Gesellschaft ich schätze? Dem Klienten sind zehn Sitzungen genehmigt, sein Problem war in sechs Sitzungen gelöst – kassiere ich gern das Honorar für die restlichen Sitzungen, die dem Klienten nicht schaden werden? Will ich, dass die Klientin Ziele erreicht, die ich für sie vorteilhaft finde, die sie selbst aber nicht genannt hat?«

Natürlich müssen wir auch auf Situationen vorbereitet sein, in denen wir Klienten hastig verabschieden müssen, weil wir mit ihnen nicht klarkommen, die Arbeit mit ihnen erfolglos ist oder wir einfach Angst vor ihnen haben.

11.5 Klienten mit chronischen Problemen

Klienten mit chronischen körperlichen oder psychischen Problemen haben ganz unterschiedliche Fähigkeiten, ihr Leben eigenständig zu gestalten. Manche sind berufstätig und finanziell unabhängig, während andere auf Behindertenrente angewiesen sind. Manche machen eine Psychotherapie aus eigenem Antrieb, manche werden von einem Arzt überwiesen.

Zu den vielen Belastungen eines chronisch Kranken gehört die damit verbundene Etikettierung. Gesundheitsprobleme dieser Art können zu einem negativen Selbstbild führen oder die Vorurteile anderer Menschen nähren. Sie haben Einfluss auf die Erwartungen an eine Therapie und beeinträchtigen deshalb auch die potenzielle Produktivität des Klienten. Die auf den Stärken eines Menschen beruhende Philosophie der SFT ist ein hilfreicher Ansatz, weil aus der Annahme *Jeder Klient ist einzigartig* folgt, dass jeder Mensch auch in seinen Möglichkeiten der Veränderung einzigartig ist.

Ich habe selbst erlebt, wie eine Klientin, die neun Jahre zuvor als chronisch depressiv diagnostiziert worden war, sich komplett erholte und ihre Lebensführung änderte, nachdem ein lösungsfokussiert arbeitender Therapeut, der ihre Stärken erkannt hatte, ihre Lage neu eingeschätzt und sie behandelt hatte. Dieser Fall stellt zwar eine Ausnahme dar, gemahnt aber trotzdem daran, dass wir jedem unserer Klienten aufgeschlossen gegenübertreten müssen.

11.6 Fallbeispiel: Virginia

Virginias Geschichte ist ein Beispiel dafür, wie Etikettierungen die Stärken von Klienten verschleiern und die Bedeutung der Therapeut-Klient-Beziehung in Langzeitfällen schmälern können (Kreider 1998).

Virginia, 42, lebte von Behindertenrente und war von ihrer Sozialarbeiterin wegen aggressiven Verhaltens überwiesen worden. Sie war stark übergewichtig, hatte eine operativ geschlossene Gaumenspalte und konnte wegen ihres Klumpfußes schlecht gehen. Ihre leibliche Mutter starb, als Virginia drei war. Ihr Vater heiratete zwei Jahre später wieder. Er und Virginias Stiefmutter verzichteten auf das elterliche Sorgerecht, weil sie mit dem unkontrolliert aggressiven Verhalten des inzwischen 16 Jahre alten Mädchens nicht umgehen konnten. Seither hatte Virginia keinen Kontakt mehr zu ihnen. Sie bekam einen Vormund und lebte im Heim, bis sie 17 war. Danach wurde sie in eine Klinik für psychisch Kranke eingewiesen, und ihre dort angelegte Krankenakte verzeichnete eine Reihe von Diagnosen – von Schizophrenie über chronische Depression bis zur Borderline-Persönlichkeitsstörung mit psychotischen Episoden. In der Klinik hatte man sie stark sediert, um ihr Verhalten zu kontrollieren.

Ein Glücksfall führte elf Jahre später zu ihrer Entlassung. Ein neuer Psychiater auf ihrer Station interessierte sich für Virginias Fall und konnte seine Vorgesetzten davon überzeugen, bei Virginia alle Medikamente abzusetzen und sie auf Lithium und einen Tranquilizer umzustellen. Die Resultate waren so dramatisch, dass Virginia mit Unterstützung des Sozialdienstes selbstständig leben konnte. Als ich Virginia zum ersten Mal begegnete, lebte sie mit einem Mann zusammen, den sie einige Jahre zuvor kennen gelernt hatte. Ihr einziger Kontakt zur Außenwelt bestand zu einer Pflegemutter, die im selben Bundesstaat, aber in einer anderen Stadt lebte.

Die Sozialarbeiterin hatte Virginia als schwierige Klientin beschrieben, die mit anderen Menschen nicht zurechtkomme und von ihrem letzten Therapeuten aufgegeben worden sei. Bei unserem ersten Gespräch kam Virginia mir sehr ängstlich vor, weil sie den Blickkontakt vermied und auf aggressive Weise ununterbrochen über alles im Leben schimpfte. Virginia und ich hatten schließlich eine zwölf Jahre dauernde Beziehung. Sechs Jahre davon liefen in den folgenden acht Phasen ab:

1. In den ersten beiden Monaten kam Virginia unregelmäßig zu den Gesprächen und war im Grunde genommen unkooperativ. Sie ging auf kein Lösungsgespräch ein. Mithilfe der Annahmen *Nichts ist nur negativ* und *Die SFT ist ein langsamer Prozess* wartete ich ab und konzentrierte mich auf das emotionale Klima. Virginia hatte vier Katzen, die sie »Babys« nannte und von denen sie liebevoll erzählte. Oft erkundigte ich mich nach ihren Katzen. Ab dem dritten Monat kam Virginia regelmäßig jede Woche zum Gespräch und erzählte etwas aus ihrer Lebensgeschichte. Sie lehnte es immer noch ab, über Ziele zu sprechen.
2. Virginia wurde mit dem Fahrservice des Sozialdienstes zu den Sitzungen gebracht. Nach etwa einem halben Jahr rief die Sozialarbeiterin an und teilte mit, dass der Fahrdienst Virginia nicht mehr mitnehmen wolle, weil sie zu den Fahrern immer ausfällig sei. Ich sprach dieses Thema in unserer Sitzung an, aber Virginia wies jede Verantwortung von sich. Als ich bedauerte, dass wir uns dann zukünftig nicht mehr sehen könnten, ignorierte sie das zunächst, gab aber schließlich zu, es sei besser, mit jemandem zu reden, vor allem mit jemandem, der ihr nicht vorschrieb, was zu tun sei. Ich akzeptierte ihre Wut auf die

Busfahrer als legitim und stellte ihr Fragen zu diesem Thema. Es stellte sich heraus, dass sie die Fahrer beleidigt hatte, weil sie ihr nicht feinfühlig genug mit einigen der behinderten Patienten im Bus umgingen.

THERAPEUTIN: Gibt es noch eine andere Art zu reagieren, außer dass Sie auf die Fahrer wütend werden, wenn Sie Angst haben, jemand könnte verletzt werden oder sich unbehaglich fühlen?
VIRGINIA: Den Mund halten.
THERAPEUTIN: Das ist aber schwer! Vor allem, wenn Sie sich Sorgen machen.
VIRGINIA: Aber hallo! Sie halten ihren eigenen Mund ja auch nicht.
THERAPEUTIN: Kommt es vor, dass Sie etwas beobachten, das Ihnen Sorgen macht, und dann anders reagieren, als auf den Fahrer wütend zu werden?
VIRGINIA: Was zum Beispiel?
THERAPEUTIN: Ich weiß nicht. Was tun Sie sonst noch während der Fahrt, wenn Sie sich aufregen?
VIRGINIA: Den Mund halten oder schreien!
THERAPEUTIN: Was könnten Sie sonst noch tun?
VIRGINIA: Keine Ahnung
THERAPEUTIN: Ich habe schon gehört, dass manche Menschen, wenn sie in einer Situation sind, die ihnen Sorgen macht, die zuständige Person fragen, ob sie wüsste, dass Gefahr bestehen könnte.
VIRGINIA: Sie wollen nicht, dass ich den Mund aufmache, Punkt.
THERAPEUTIN: Wollen Sie das selbst ... den Mund nicht aufmachen?
VIRGINIA: Hmm ... das kann ich nicht, wenn ich wütend bin.
THERAPEUTIN: Wollen Sie etwas ausprobieren, das helfen könnte?
VIRGINIA: Ja! Aber ... es müsste ein Wunder geschehen.

Ich griff Virginias Wort »Wunder« auf und stellte die Wunderfrage. Zuerst konnte die Klientin nicht antworten, aber dann erinnerte die Frage sie an eine Ausnahme: Wenn sie manchmal ganz fest an etwas dachte, konnte sie sich kontrollieren. Woran könnte sie während der Busfahrt denken? An ihre Katzen, sagte sie. Sie würde versuchen, ein ums andere Mal ihre Namen aufzusagen, wenn sie die Aggression kommen spürte.

Das versuchte Virginia eine Woche lang, aber sie hatte einen weiteren Ausbruch, der zur Stornierung ihrer Fahrten führte.

Das fachte ihren Zorn erneut an, und ich verbrachte eine ganze Weile am Telefon, um ihr zuzuhören und sie dafür zu loben, dass sie ihren Wutanfall eigentlich zu kontrollieren versucht habe. Dann bot ich an, das Busunternehmen zu kontaktieren und ein gutes Wort für sie einzulegen. Widerwillig stimmte sie zu. Virginia bekam eine neue Chance, und weitere Klagen waren nicht zu hören. In der Folge lobte ich Virginia in jeder Sitzung für ihre Fähigkeit, sich zu kontrollieren, und wir sprachen ausführlich darüber, wie sie das machte. Außer dass sie die Namen ihrer Katzen aufsagte, zählte sie die roten Autos auf der Straße und beobachtete andere Dinge aus dem Bus heraus.

3. Nach diesem Vorgang wurde Virginia fokussierter. Sie wollte daran arbeiten, nicht immer so frustriert zu sein. Welche Frustration in ihrem Leben sie zuerst angehen wollte? Die Beziehung zu ihrem Freund Sam. Welche Aspekte dieser Beziehung sie frustrierten? *Eine kleine Veränderung kann zu größeren Veränderungen führen.* Dass er ihr keine Antwort gab, wenn sie mit ihm redete. Virginia konnte sich nur schwer auf diese spezielle Klage über Sam konzentrieren, aber der negative Prozess ihres Nörgelns und seines Rückzugs schien sich aufzuhellen. Sam nahm an einigen Sitzungen teil. Ich stellte lösungsfokussierte Fragen und baute auf dem auf, was für die beiden als Paar funktionierte. Wir sprachen viel über die Gefühle beider, und ich bestärkte sie immer wieder in den positiven Aspekten ihrer Beziehung. Auf einer Skala, bei der 1 für eine sehr schlechte Beziehung und 10 für die beste Beziehung stand, die sie sich vorstellen konnten, gaben beide eine Veränderung von 3 auf 7 an.
4. Der Winter nahte, und Virginia war schon fast ein Jahr lang wöchentlich in meine Praxis gekommen. Die Sozialarbeiterin berichtete, dass die Klientin entspannter und kontrollierter sei, und deshalb schlug ich ein Sitzungsintervall von zwei Wochen vor. Diese Änderung musste vorsichtig geschehen, damit es nicht nach Zurückweisung aussah. Virginia hatte gerade Gefallen an unseren wöchentlichen Gesprächen gefunden. Ich nutzte ihre Empathie für Menschen mit Behinderungen und erklärte ihr, dass Platz frei würde für andere Menschen, die Hilfe bräuchten, wenn sie weniger oft zu mir kommen würde.

Zwischen den Sitzungen könne sie mich telefonisch kontaktieren, wenn sie Hilfe bräuchte. Sie reagierte positiv auf dieses Angebot und nahm es nur selten wahr.

5. Fünf Monate später wurde eine von Virginias Katzen überfahren. Dieser Verlust löste Erinnerungen an andere Verluste in ihrem Leben aus, z. B. an den Tod ihrer leiblichen Mutter und den abgebrochenen Kontakt zu dem Psychiater, der sie gerettet hatte. Etwa ein halbes Jahr lang sprach ich wieder wöchentlich mit der Klientin, um sie in ihren zwischen Traurigkeit und Wut schwankenden Stimmungen zu stützen, die auch in ihrer Beziehung zu Sam zu Erschütterungen führten.
6. Als die Situation sich wieder zu stabilisieren begann, reduzierten wir langsam die Sitzungsfrequenz und sprachen bei gelegentlichen Minikrisen am Telefon miteinander. Bei diesen Telefongesprächen war Virginia zufrieden, wenn sie ihren Gefühlen Luft machen konnte und ich sie dann fragte, was nötig sei, damit sie sich beruhigen und wieder wohl fühlen könne. In den folgenden zwei Jahren kam Virginia nur in Krisenzeiten zu Therapiegesprächen, wenn sie z. B. mit ihrem Vermieter wegen Wohnungsreparaturen Ärger hatte und sie und Sam sich von diesem ungerecht behandelt fühlten. Diese Situation löste sie schließlich so auf, dass sie die Methode im Umgang mit den Busfahrern anwandte und eine neue, nicht konfrontative Art des Aushandelns ausprobierte.
7. Virginia kam sechs Jahre nach unserem ersten Gespräch zu den letzten Sitzungen. Sam hatte seinen Arbeitsplatz verloren und war sehr deprimiert. Sie reagierte mit Wut und Frustration. Die Gespräche fanden wieder wöchentlich statt, und das Paar beschloss schließlich, in die Nähe der Pflegemutter zu ziehen, die inzwischen gesundheitliche Probleme hatte. Der Abschied von Virginia fiel mir nicht leicht. Im Laufe der Jahre hatte ich die Frau schätzen gelernt, die sich häufig hinter einer zornigen Fassade versteckte: eine nette, ehrliche und kluge Person, die über eine erstaunliche Portion Resilienz verfügte. Doch meine Achtung vor ihr sollte noch größer werden.
8. Nach dem Umzug meldete sich Virginia gelegentlich noch. Sie hatte an ihrem neuen Wohnort eine Therapeutin und einen Psychiater gefunden, aber sie rief immer mal wieder an und kam einige Jahre später zu einem Gespräch vorbei. Zu Weihnachten

und Ostern schrieb sie immer Karten. Ich wusste immer, wann eine Katze gestorben war und eine neue angeschafft wurde. Drei Jahre später rief Virginia öfter an, weil bei Sam Magenkrebs diagnostiziert worden war. Virginia pflegte Sam zu Hause ein ganzes Jahr lang. Sie hatten zwei Monate vor seinem Tod geheiratet. Virginia war eine unglaublich geduldige, aufopfernde Pflegerin. Als Sams Leben zu Ende ging, planten sie gemeinsam sein Begräbnis und sprachen u. a. darüber, in welcher Kleidung er in den Sarg gelegt werden wollte. Nach Sams Tod hörte ich von Virginia eine Zeit lang weniger oft. Achte Monate später erhielt ich per Post eine Videokassette, die Virginia mitten in der Nacht aufgenommen hatte. Sie war todtraurig gewesen und hatte nicht schlafen können und bat mich, ihr per Videoaufnahme zu antworten. Wir schickten vier oder fünf Mal Videokassetten hin und her, bis es Virginia allmählich besser ging. Die Sozialarbeiterin suchte für sie in der Gemeinde eine ehrenamtliche Tätigkeit, die Virginia körperlich und seelisch nicht zu sehr belastete. Das letzte Mal, als ich von Virginia hörte, war sie gerade wieder dabei umzuziehen, und dann brach der Kontakt ab.

Diese Behandlung ist der Typus einer langfristigen, stützenden SFT, der je nach Rüstzeug des Klienten zu enormen Veränderungen führen kann. Sie stützt sich auf die Grundannahmen der SFT, verlässt aber – wie bei Managed-Care-Fällen – oft den Therapieraum.

11.7 Fallbeispiel: Der Mann, der Stimmen hörte[8]

Die SFT eignet sich für Klienten, die schon ihr ganzes Leben lang Stimmen hören. Sie bietet Klienten eine Beziehung zum Therapeuten, der ihren Standpunkt akzeptiert und nicht hinterfragt und der dadurch ihre Angst reduziert. Eine solche Beziehung kann stabilisierend wirken und das Gefühl von persönlicher Kontrolle und Kompetenz stärken.

Fred, 45, weiße Hautfarbe, lebte von seiner Behindertenrente und war seit 25 Jahren wegen psychischer Krankheit in Behandlung. Er lebte allein und arbeitete stundenweise als Hauspostkurier in einem

8 Diese Fallbeschreibung stammt von Brett Brasher, Mental Health Center, Dane County (Wisconsin). Sie steht beispielhaft für Fälle, wie er sie oft behandelt.

großen Unternehmen. Stimmen hatte er zum ersten Mal gehört, als er mit dem College begann, kurz danach brach er sein Studium ab. Der für Fred zuständige Sozialarbeiter war besorgt, dass der Alkoholkonsum des Klienten aus dem Ruder laufen könnte, und überwies ihn an den Psychotherapeuten. Fred war in Behandlung eines Psychiaters, der ihm Medikamente verschrieb und die Medikation überwachte.

THERAPEUT: Haben Sie eine Ahnung, weshalb Sie jetzt hier bei mir sind?
FRED: Mein Fallmanager sagte, ich solle zu Ihnen kommen. Er regt sich manchmal auf, wenn er mich besucht und sieht die vielen Bierflaschen überall herumliegen.
THERAPEUT: Was hat es denn mit den Bierflaschen auf sich, dass er sich Sorgen um Sie macht?
FRED: Er glaubt, ich trinke zu viel. Tue ich manchmal vielleicht auch, aber wenn Sie das durchmachen müssten, was ich durchmache, würden Sie auch trinken. Trinken Sie?
THERAPEUT: Niemals bei der Arbeit. *(Fred lacht)* Ihr Fallmanager muss sich wirklich Sorgen um Sie machen, wenn er sich so aufregt. Arbeiten Sie beide schon lange zusammen?
FRED: Oh ja, er kommt zweimal die Woche zu mir. Er bringt mir Einkäufe. Er hilft mir, Formulare auszufüllen. Das macht schon wirklich einen Unterschied. Vor Jahren, als ich in der Klinik war, hätte ich nie gedacht, dass ich nochmals herauskäme, ähm, frei wäre. Dass ich in dem Programm bin, ist sehr hilfreich.
THERAPEUT: Was bekümmert Sie im Hinblick auf das Trinken?
FRED: Mich bekümmert nicht viel. Ich gebe halt zu viel Geld aus, aber manchmal ist das das Einzige, was ich tun kann. Ähm, oft gehe ich in eine Bar, und die Leute schauen mich irgendwie komisch an. Aber nach einer Weile, wenn ich ein paar Biere intus habe, bin ich wie alle anderen.
THERAPEUT: Aber Ihr Fallmanager macht sich Sorgen, oder?
FRED: Nun, manchmal ist das die einzige Möglichkeit.
THERAPEUT: Die einzige Möglichkeit?
FRED: *(weint)* Ja!
THERAPEUT: Die einzige Möglichkeit, mit dem zurechtzukommen, was in Ihrem Kopf los ist?
FRED: Ja, genau! Wenn ich genug getrunken habe, wird es still, richtig still. Wenn sie still sind, kann ich denken. Dann kann ich etwas tun. Ich höre die Dämonen nicht.

Der Therapeut konnte diesen Äußerungen entnehmen, dass der Alkohol Fred half, die Stimmen in seinem Kopf zum Schweigen zu bringen. Weil das für den Klienten eine wertvolle Bewältigungsstrategie war, konnte sie nicht ausgesetzt werden, bis Fred eine passendere gefunden hatte. Deshalb wählte der Therapeut eine langsame Vorgehensweise und konzentrierte sich zunächst darauf, eine vertrauensvolle Beziehung zum Klienten aufzubauen. Über Wochen verzichtete er darauf, Fred zum Alkoholverzicht zu drängen, zeigte aber Interesse an ihm und seinem Leben. Allmählich gewährte Fred dem Therapeuten Zutritt in seine Welt.

FRED: Oh Gott, das ist lustig. Ich sage, oh Gott, weil er es ist, der mir hilft. Ich höre Gott zu. Früher war alles, was ich in meinem Kopf hörte, nur der Teufel, Dämonen. Ich hatte zwei Dämonen in mir: Einer verlangte von mir, dass ich mich verletze; der andere erzählte mir so viele Dinge, die Sie mit Sicherheit nicht hören wollten. Jetzt versuche ich, auf Gott zu hören. Und solange ich auf Gott höre, hilft mir das im Kampf gegen die Versuchungen des Teufels. Gott sagt mir, dass ich mir wegen dem Teufel keine Sorgen machen muss. Manchmal höre ich überhaupt keine Stimmen. Das ist meistens der Fall, wenn ich bei der Arbeit bin.

THERAPEUT: Was machen Sie, damit genau das geschieht? [Therapeut nahm an, dass der Klient die Kontrolle hat.]

FRED: Als Erstes sage ich ihnen, dass ich nicht auf sie höre, wenn ich bei der Arbeit bin. Zwischen 12 und 15 Uhr ist meine Zeit. Die Nächte sind schwer auszuhalten. Ich komme gegen 18.30 Uhr nach Hause, setze mich in meinen Sessel, rauche Zigaretten und lasse sie herein. Manchmal kostet mich das so viel Kraft, dass ich nicht schlafen kann.

THERAPEUT: Wenn die Lage dann wieder besser wird, was glauben Sie, werden Sie dann als Erstes bemerken?

FRED: Ich werde mehr Kraft haben. Ich werde mehr Energie haben und mich für mehr interessieren; vielleicht werde ich sogar ein bisschen mehr mit den Leuten reden.

THERAPEUT: Passiert das jetzt schon manchmal?

FRED: Manchmal, aber es reicht nicht.

THERAPEUT: Wenn Sie jemandem, der auch Stimmen hört, einen Rat geben würden, was würden Sie ihm sagen?

FRED: Ich würde ihnen sagen, dass sie ein Leben führen müssten, das möglichst stressfrei ist. Wenn man ein Leben ohne Stress hat und das über eine längere Zeit durchhält, hat man eine bessere Überlebenschance.

THERAPEUT: Sonst noch etwas?

FRED: Man muss darauf achten, was man isst. In manchen Lebensmitteln sind Dämonen. Wenn man marokkanischen Reis oder Basmatireis isst, hilft das im Allgemeinen.

Als Brett Brasher dann mehr über die einzigartigen Ressourcen des Klienten wusste, unternahm er Versuche, Fred darin zu bestärken. Er wählte bei diesem KlIententypus einen ergebnisoffenen Behandlungsansatz. Solche Prozeduren dauern oft jahrelang, und die Vorstellung von Veränderung, auch wenn sie erwünscht ist, macht den Klienten Angst. Fragen an den Klienten, woran er erkennen würde, dass er nicht mehr zur Therapie kommen müsste, können bei ihm Vorstellungen von fehlender Unterstützung wachrufen und sind deshalb nicht empfehlenswert. Fortschritte müssen vorsichtig und langsam in die Wege geleitet werden.

Nach mehrmonatiger Behandlung fand der folgende Dialog statt.

THERAPEUT: Würden Sie sagen, dass Sie inzwischen manches besser bewältigen können als zur Zeit unseres ersten Gesprächs?

FRED: Oh ja, viel besser. Letzte Nacht saß ich eine Stunde lang herum und langweilte mich.

THERAPEUT: Sie langweilten sich?

FRED: Ja, ich langweilte mich. Ich habe das Gefühl der Langeweile gern. Ähm, es ist eine friedvolle Zeit. Wenn ich mich langweile, dann weiß ich, dass nichts hereinkommt. Ich kann einfach ich sein.

THERAPEUT: Das klingt friedvoll.

FRED: Ich versuche, die Psychose mit Geduld und Mut anzugehen. Geduld und Mut werden noch eine Weile brauchen, bis sie die Dämonen schlagen können.

THERAPEUT: [Sicherte dem Klienten zu, dass er zu Freds Zukunft gehören werde.] Was müssen Sie wissen, damit, wenn wir in einem halben Jahr wieder darüber sprechen, Sie mit sich zufrieden sein werden?

FRED: Ich muss wissen, dass Gott bei mir ist. Ähm, Gott sagt, dass echte Schizophrene ein Loch in der Seele haben. Das Gespräch mit Gott kann mich retten. Und ich weiß, dass ich trotz des Schlamassels, den ich durchgemacht habe, eine gute Seele urbar mache.

THERAPEUT: Wenn Sie urbar machen, dann pflanzen Sie auch etwas an?

FRED: Nun ja, wenn ich in die Kirche gehe, macht das den Dämonen Angst.

THERAPEUT: [Folgte den Gedanken des Klienten und nicht seiner eigenen Idee des Pflanzens.] Wenn Sie in der Kirche sind, was tun Sie dann, um das Gefühl von Gelassenheit zu bekommen?

FRED: Wenn ich in der Kirche bin, wissen die Dämonen, dass ich keine Angst habe. Wenn ich zweifle, muss ich mutig sein. Mutig zu sein kann viele Dämonen schlagen. Dämonen sind nicht so klug. Später dann habe ich wirklich Ärger. Ähm, vor allem am Abend, wenn meine psychische Energie ihre Verteidigungsmaßnahmen einstellt.

Brett Brasher gibt auch zu bedenken, dass die Frequenz der Therapiegespräche mit Klienten, die Stimmen hören, nicht zu dicht sein sollte. Sie brauchen zwar kontinuierlich Unterstützung, aber eine zu starke Fokussierung auf die Details ihres Lebens kann kontraproduktiv sein. Er lässt Klienten oft selbst bestimmen, wie viele Sitzungen pro Monat für sie am angenehmsten sind. Fred hatte sich für ein Therapiegespräch im Monat entschieden. Nach etwa vier Monaten kündigte er an, das Trinken aufgeben zu wollen.

FRED: Ich bin jetzt seit drei Wochen trocken. Ich habe eingesehen, dass es keinen Sinn hat, zur Therapie zu gehen und weiter zu trinken. Ich habe auch eingesehen, dass Gott spürt, dass ich meine sieben Sinne bei mir haben muss.

THERAPEUT: Hat das für Sie irgendetwas geändert? Das Trinken aufzugeben und das alles?

FRED: Ja. Ich trinke mehr Kaffee und rauche mehr Zigaretten. Sie wissen ja, dass es in mir stiller wird, wenn ich Zigaretten rauche.

Der Klient fand eigene Ersatzmittel für das Trinken. Er erzählte, dass er sich beim Inhalieren einer Zigarette auf seinen Atem konzentrieren könne und nicht auf sein Gehirn achten müsse. Außerdem habe er jetzt ein Mobiltelefon, und wenn die Stimmen zu laut würden, nehme er das Telefon und spreche hinein.

FRED: Dann sehe ich wie ein Yuppie aus. *(lacht)*

THERAPEUT: Was hilft Ihnen sonst noch?

FRED: Mit Ihnen zu sprechen, und ich habe inzwischen ein paar Freunde. Manchmal treffen wir uns und reden über Gott und die

Welt. Doch das fällt mir schwer. Es ist besser, einfach nur Gitarre zu spielen.

THERAPEUT: Wie haben die Stimmen reagiert, als Sie mit anderen über sie gesprochen haben?

FRED: Oh, das mögen sie nicht. Sie werden laut, und ich bete. Und wenn ich das tue, habe ich die Kraft, die Stille zu durchbrechen.

THERAPEUT: Was geschieht, wenn Sie nicht darauf hören, was die Stimmen Ihnen einflößen?

FRED: Oh, sie drehen durch. Aber inzwischen erkenne ich, dass der Kampf mit den Dämonen den Vorteil hat, eine enorme spirituelle Transformation zu erleben. Die Krankheit ist für mich eine Chance, Gott näher zu sein. Das ist meine Rettung. Ich bin Gott sehr viel schuldig. Ich möchte ihm das zurückbezahlen. Ich weiß, ich bin ihm sehr viel schuldig, aber ich weiß nicht, wo ich den Scheck hinschicken soll.

THERAPEUT: Ich glaube, Gott hat Geld nicht besonders nötig, sodass Sie den Scheck nirgendwo hinschicken müssen.

FRED: Ja, da haben Sie recht.

THERAPEUT: Was könnten Sie, statt einen Scheck irgendwo hinzuschicken, mit einem Teil des Geldes anfangen, das Sie dadurch eingespart haben, dass Sie nicht mehr trinken? [Versuchte, den Klienten zu weiteren Bewältigungsstrategien zu geleiten.]

FRED: Na ja, ich spare auf einen Computer. Dann könnte ich vielleicht ins Internet gehen und mit anderen Menschen reden. Wenn ich Text eintippe, weiß niemand, was ich denke.

Veränderung geht nicht immer reibungslos vonstatten. Fred hatte einen Monat später einen schweren Rückschlag und war überzeugt, verfolgt zu werden, denn der Hl. Paulus wolle ihn töten, weil er nicht oft genug zur Kirche gehe.

THERAPEUT: Wie kommen Sie darauf, dass es der Hl. Paulus war?

FRED: Ich wusste es einfach. Er verfolgte mich. Es war schrecklich

THERAPEUT: Das klingt schrecklich. Sind Sie sicher, dass es der Hl. Paulus war?

FRED: *(wirkt verwirrt)* Ja. Was meinen Sie damit?

THERAPEUT: Nun ja, der Hl. Paulus ist der Heilige der Nächstenliebe. Warum würde der Heilige der Nächstenliebe versuchen wollen, etwas zu tun, das Sie an seiner Liebe zweifeln lässt? [Bot eine Umdeutung an.]

FRED: Ich weiß es nicht.

Als Therapeut und Klient über die Mission des Hl. Paulus sprachen, veränderte der Klient seine Vorstellung von seinen Ängsten.

FRED: Vielleicht versucht der Hl. Paulus mir zu helfen?
THERAPEUT: Ich überlege gerade, ob der Hl. Paulus vielleicht erreichen will, dass Sie die Dinge um Sie herum bewusster und aufmerksamer wahrnehmen?
FRED: Ich werde darüber einmal nachdenken.

Das therapeutische Arbeiten mit Menschen, die Stimmen hören, ist vielleicht ein Extrembeispiel für die Kooperation mit Klienten und für die Art und Weise, wie lösungsfokussierte Annahmen unserer Arbeit Orientierung geben. Wir müssen dabei wirklich darauf achten, die Stärken und Ressourcen der Klienten zu nutzen, Schritt für Schritt voranzugehen und auf kleine Veränderungen hinzuarbeiten, und daran denken, dass wir Menschen nicht ändern können. Wichtig ist auch das emotionale Klima, weil es den verängstigten, misstrauischen Klienten die Sicherheit geben kann, die ihnen im Leben an allen Ecken und Enden fehlt.

Darüber hinaus sollte man die Emotionen des Klienten langsam in den Blick nehmen. Brasher weist darauf hin, dass Menschen, die Stimmen hören, von ihren Gefühlen entfremdet sind und deshalb Schwierigkeiten haben, die Gefühle anderer Menschen zu deuten. In der Beziehung zum Therapeuten kann der Klient eine Quelle des sicheren Lernens finden.

Auch Rückschläge betrachtet man als Möglichkeiten des Lernens. Dabei sollte die Betonung auf der Frage liegen: »Was ist an dieser Episode anders?« Dadurch entwickelt sich eine Kette von Ereignissen hin zu einer besseren Zukunft, die Klienten dieses Typus meistens nicht aus sich heraus entwickeln können.

11.8 Anpassung an die Behinderung

Manchmal erleiden Menschen auch eine plötzliche oder allmähliche Verschlechterung ihres körperlichen Zustands, sodass sie große Veränderungen in ihrer Lebensweise vornehmen müssen. Der daraus resultierende Identitätsverlust und die Unfähigkeit, nicht mehr wie früher leben zu können, verlangen große Anpassungsleistungen.

Dieses Dilemma wird für den lösungsfokussiert arbeitenden Therapeuten zu einem Balanceakt, bei dem er den Klienten einerseits zu helfen versucht, ihre Verluste zu betrauern, und andererseits sie darin unterstützt, auf ihren früheren und potenziellen Ressourcen ein neues Leben aufzubauen.

11.9 Fallbeispiel: Carol

Das ist bei der Klientin Carol der Fall. Mit 39, in der Blüte ihres Lebens, erlitt Carol bei einem Autounfall, bei dem der Unfallgegner nicht einmal versichert war, eine Rückenmarkverletzung. Sie war verheiratet, Mutter von vier Kindern zwischen acht und 15 Jahren und Miteigentümerin eines Modegeschäfts für Damen. Ihr Mann war Werbegrafiker. Aufgrund ihrer Verletzung konnte sie Darm und Blase nicht mehr selbst kontrollieren, sondern musste sich mechanischer Kontrollmechanismen bedienen. Die Methode war jedoch nicht narrensicher, sodass gelegentliche Unannehmlichkeiten nicht zu vermeiden waren.

Carol war von ihrem Arzt überwiesen worden, der meinte, die Patientin bräuchte bei der Anpassung an ihre Behinderung Hilfe. Zum ersten Gespräch brachte Carol ihren Mann mit. Sie erklärte, dass sie eigentlich schon wieder in ihrem Geschäft sein wollte, aber noch zu schwach sei und Angst habe, jemandem durch einen möglichen »Unfall« zu nahe zu treten. Es wurde deutlich, dass Carol, die bis dahin immer alles voll im Griff hatte, sich als jemanden erlebte, der über alle Aspekte des Lebens die Kontrolle verloren hatte. Antidepressiva und angstlösende Medikamente hatte sie abgelehnt, weil sie dadurch ein weiteres Stück ihres alten Daseins aufgeben würde.

Am Ende der Sitzung würdigte ich Carols Leiden, drückte aber auch mein Erstaunen darüber aus, dass es ihr schon wieder so gut gehe wie früher. Ich war fest davon überzeugt, dass viele Menschen unter solchen Umstände nicht so zügig die Verantwortung für Familie und Beruf wieder übernehmen würden. Ich zählte einige von Carols momentanen Aktivitäten auf (den Kindern bei den Hausaufgaben helfen, Haushalt organisieren, sich mit der Geschäftspartnerin austauschen), um ihr zu zeigen, dass sie noch Kontrolle hatte.

Einige Tage nach dem ersten Gespräch rief Carols Ehemann an und teilte mit, dass er vergangene Nacht Carol in die Notaufnahme gebracht habe, weil sie extreme Angstzustände und immer wieder die Bilder vom Unfall vor Augen hatte. Der diensthabende Arzt, der nicht gut Englisch sprach, empfahl die Klinikeinweisung, weil er glaubte, Carol habe eine psychotische Episode. Carols Ehemann war der Ansicht, der Arzt habe Carols körperlichen Zustand nicht richtig begriffen und eine mögliche Verbindung zu den aktuellen Symptomen gesucht. Als Carol eine Klinikeinweisung ablehnte, verschrieb der Arzt ihr ein angstlösendes Mittel und forderte ihren Mann auf, Carol am nächsten Tag einem Psychiater vorzustellen.

Am nächsten Tag hatte ich ein notfallmäßiges Gespräch mit Carol und ihrem Mann. Die Klientin sprach von ihrer hoffnungslosen Situation, die Einschätzung eines Suizidrisikos ergab aber, dass keine Selbstgefährdung bestand. Doch die Ereignisse des Vorabends und die Vorstellung, sie könnte auch die Kontrolle über ihren Verstand verlieren, verschlimmerte ihren Zustand. Ihr behandelnder Arzt war verständigt worden und würde noch am selben Tag mit Carol und ihrem Mann sprechen, um den körperlichen Zustand der Patientin zu beurteilen. Da gerade Freitag war, mussten wir bis zu unserem nächsten Gespräch zwei Tage überbrücken.

Um Carol Struktur zu geben und Vorhersagbarkeit zu vermitteln, arbeiteten wir einen detaillierten Stundenverlaufsplan für die nächsten 48 Stunden aus. Die Aufgabe beruhte auf Momenten, in denen Carol keine Angst hatte und nicht unter fehlender Kontrolle litt, d. h. auf Ausnahmen. Als sie ihre Vorschläge dazu einbrachte, hatte sie das Gefühl, mehr Kontrolle zu haben. Der Plan sah u. a. vor, dass Carol sich am Abend leichte Jazzmusik anhörte, nicht ohne ihren Mann oder eines der Kinder in einem Zimmer blieb und nicht mit Freunden und Verwandten telefonieren musste. Ich bot an, telefonisch erreichbar zu sein, falls meine Hilfe gebraucht würde, erhielt aber keinen Anruf.

Am Montag kamen Carol und ihr Mann wieder zum Gespräch und berichteten von einem guten Wochenende. Die ärztliche Untersuchung habe keine klaren Befunde ergeben, aber einige Tests seien durchgeführt worden, und die Dosierung eines Medikaments habe man reduziert, weil es als Nebenwirkung möglicherweise Angstzustände verstärkt. Zwei Monate danach kam Carol dann einmal wöchentlich zu den Sitzungen, bei denen sie immer ihren Mann dabei haben wollte. Sie nutzte die Zeit hauptsächlich dazu, ihrer Wut und Frustration Luft zu machen, während ich ihr kontinuierlich mein Mitgefühl aussprach und sie in ihrer Bewältigungsarbeit bestärkte.

Allmählich verkehrte sich Carols Wut in Traurigkeit über den Verlust ihres früheren Selbst. Die Klientin weinte viel und war körperlich immer noch fragil. Psychischer Stress manifestierte sich in Infektionen und anderen körperlichen Symptomen, die Carol schwächten. Deshalb musste ihre Trauerarbeit so eingeteilt werden, dass die Klientin nicht überfordert war. Carol sollte also einmal am Tag 20 Minuten lang trauern. Das gab ihr die Möglichkeit, nicht jeder Trauerwelle nachgeben zu müssen, sondern ihr Trauern auf die dafür vorgesehene Zeit verschieben zu können. Carol bejahte diesen Vorschlag, weil er ein Beleg dafür war, dass sie eine gewisse Kontrolle hatte.

Nach etwa acht Monaten stellten sich bei Carol Zeichen der Besserung ein. Sie hatte ihre Hygieneprobleme besser im Griff, weinte weniger, war mehr auf die Zukunft orientiert und dachte über ihr weiteres Berufsleben nach. Außerdem brauchte sie weniger Therapiegespräche.

Doch als die Situation sich für Carol besserte, begannen ihr Mann und ihre Kinder den Druck abzulassen, unter dem sie so lange gestanden hatten. Es kam zu Konflikten zwischen ihrem Mann und ihrem ältesten Sohn, und eine Tochter verhielt sich in der Schule auffällig. Auf Carols Bitte führten wir über mehrere Monate Familiengespräche durch, um die schwierigen Ereignisse der Vergangenheit aufzuarbeiten und eine den aktuellen Umständen der Familie entsprechende Zukunft zu gestalten, weiterhin unter Berücksichtigung der individuellen Bedürfnisse der einzelnen Familienmitglieder.

In den folgenden zwei Jahren machte Carol langsam, aber stetig Fortschritte, auch wenn es immer wieder kritische Episoden gab, in denen sie mehr Therapiegespräche brauchte. Von Zeit zu Zeit ließ Carol ihrer Wut wegen ihrer Verluste freien Lauf und hatte dann Hilfe nötig, damit die Familie, Freunde und ihre Ärzte nicht davon beeinträchtigt wurden. In solchen Phasen brauchte Carol Unterstützung und die Erlaubnis, ihren Gefühlen Luft zu machen. Sie war inzwischen zwar schon so weit, dass sie wieder Auto fahren und selbstständig leben konnte, musste aber akzeptieren, dass sie nie mehr ihren früheren Rhythmus haben würde. Sie traf die schmerzliche Entscheidung, ihren Anteil an dem Bekleidungsgeschäft zu verkaufen und sich eine erfüllende Arbeit zu suchen, die sie von zu Hause aus erledigen konnte.

Außer dass man Carol zuhörte und ihre Gefühle im Umgang mit ihren Verlusten akzeptierte, schien es ihr gut zu tun, wenn man sie bat, ihre seit dem Unfall erzielten Fortschritte auf einer Skala einzustufen, über die Gründe für diese Fortschritte nachzudenken und zu überlegen, was für einen weiteren kleinen Schritt nach vorne notwendig wäre. Dadurch wurde Carol geschickter darin, sich selbst zu helfen. Je mehr sie sich zutraute, ohne Therapiegespräche leben zu können, desto mehr fühlte sie ihre Kontrollfähigkeit, und je mehr dies der Fall war, desto besser ging es ihr physisch und psychisch.

Vier Jahre später beendete Carol die Therapie vorläufig unter der Maßgabe, anrufen zu dürfen, wenn es nötig sei. Diesem Schritt war eine weitere Trauerphase vorgelagert, die durch den Tod ihres Vaters ausgelöst worden war. Doch nachdem Carol sich von diesem Verlust erholt hatte, stufte sie die Qualität ihres Lebens auf einer Skala von 1 bis 10, wobei 10 den besten je zu erwartenden Zustand markierte, bei 8 ein.

11.10 Fazit

Als lösungsfokussiert arbeitender Therapeut sollte man nicht in Kategorien von kurzfristigen und Langzeitfällen denken. Wenn man Probleme als Spiegel der inneren und äußeren Perturbationen betrachtet, die den Verwerfungen des Lebens anzupassen sind, scheint deren Klassifizierung weder für Klienten noch Therapeuten besonders hilfreich. Die für das Überleben und Wohlergehen notwendige Lösung nimmt bei dem einen Menschen vielleicht zwei Sitzungen in Anspruch, während ein anderer Mensch dafür ein Leben lang Phasen der Unterstützung und Problemlösung braucht und zwischendurch immer wieder Abschnitte des Wohlbefindens erlebt. Die Frage ist nicht, wie lange die Behandlung dauert, sondern welche Lösung für den einzelnen Klienten die beste ist.

Klienten, die episodisch der Behandlung bedürfen, profitieren am ehesten davon, wenn die Therapie an der Annahme ausgerichtet ist: *Eine kleine Veränderung kann zu größeren Veränderungen führen.* Wird jede Episode als separates Problem behandelt, das eine eigene Lösung braucht, und nicht als Teil einer großen Behinderung, bewahren Klienten eher die Hoffnung und gewinnen Selbstvertrauen. Ebenso kann der Klient sowohl seinen Verlust betrauern als auch neuen Mut fassen, wenn man seinen allmählichen Funktionsverlust als Aufrechterhaltung von Funktionen und zugleich als weitergehenden Verlust behandelt.

Wenn ein Fall sich lange Zeit hinzieht, kann das einen Therapeuten, der bei seinem lösungsfokussierten Vorgehen auf kurzfristige Therapien eingestellt ist, ziemlich auf die Probe stellen. Episodisches

Arbeiten über einen längeren Zeitraum verlangt meistens, zumindest am Anfang, mehr Geduld. Klienten, die jahrelang kommen und gehen, sind vielleicht daran gewöhnt, dass Familien und professionelle Helfer sie wie hilflose oder unzulängliche Wesen behandeln, und benötigen deshalb viel Zeit, bis sie erkennen, dass sie zu ihren Lösungen selbst beizutragen vermögen. Lange bestehende Therapeut-Klient-Beziehungen können auch dazu führen, dass der Therapeut sich schwer vom Klienten trennen kann. Zweigleisiges Denken hilft in dieser Hinsicht, das eigene Tun zu überwachen. Einmal mehr gilt es, daran zu denken: *Klienten haben die Stärken und Ressourcen, um sich selbst zu helfen.*

12. Lösungsfokussiertes Vorgehen in Krisenfällen

Der in diesem Buch vorgeschlagenen Theorie zufolge ist Krise ein Punkt im Daseinsverlauf eines lebenden Systems, an dem die Strukturkoppelung in Gefahr ist. Mit anderen Worten: An einem solchen Punkt ist das Leben eines Menschen, seine Lebensweise oder seine Beziehung gefährdet.

Doch in der Krise liegt sowohl das Potenzial für positive Veränderung als auch für ein mögliches Desaster. Onnis (1990, p. 43) führt aus, dass das Wort »Krise« sich aus dem Griechischen *krisis* für Entscheidung oder entscheidende Wendung ableitet und Wahlmöglichkeit impliziert oder »einen Moment, in dem sich unterschiedliche Perspektiven und verschiedene Optionen zeigen«.

12.1 Unterschiedliche Reaktionen auf eine Krise

Wie Fontes (1991) feststellt, hängen die Entscheidungen, die Klienten in einer Krise treffen, von den Überzeugungen ihres Therapeuten ab. So sind Therapeuten, die Krisen und nicht krisenhafte Situationen als zwei völlig unterschiedliche Sachverhalte auffassen (Rapaport 1962; Meyerson a. Glick 1976; Golan 1978; Everstine a. Everstine 1983), generell der Ansicht, dass der Therapeut dem Klienten Struktur und Richtung vorgeben müsse. Elmer-Dewitt (1989, p. 79) empfiehlt, Interventionen auf die spezifische Situation zuzuschneiden, weil Krisen schwer zu kategorisieren seien. Andere Modelle beruhen auf der Vorstellung, dass Krisen in einzelnen Schritten ablaufen (Rapaport 1962; Caplan 1964; Sachs 1968). Smith (1978, p. 397) zufolge müsse man eine Intervention als Wiederherstellung der natürlichen Homöostase zwischen Mensch und seiner Umwelt begreifen. Dies legt den Gedanken der Strukturkoppelung nahe.

Fontes' eigenes Modell, das auf sozialem Konstruktionismus basiert, besagt Folgendes: Da sich die Wahrheit nicht bestimmen lässt, muss der Therapeut bestimmen, ob es sinnvoll ist, so zu handeln, als ob eine Krise vorläge, und eine Intervention durchführen, die er für geeignet hält. Ein solches Modell verlangt jedoch vom Therapeuten die Erkenntnis, dass er an der Konstruktion der Bedeutung der Krise und auch an deren möglichen Lösung mitwirkt (Fontes 1991, p. 66): »Die

Intervention eines konstruktivistisch orientierten Klinikers kann in jedem x-beliebigen Fall der Intervention eines anderen Klinikers ähnlich sein, aber die Einstellung zu seinem Handeln wäre wahrscheinlich eine andere, und ich nehme an, dass ein versierter konstruktivistisch orientierter Kliniker weniger Gewalt auf Klienten ausüben würde als ein Kliniker, der auf einen absolutistischen Blickwinkel eingegrenzt ist«.

In diesem Kapitel geht es um einen lösungsfokussierten Ansatz in der therapeutischen Arbeit mit Fällen, die – vielleicht – Krisenfälle sind.

12.2 Was ist eine Krise?

- Betty, die in Kapitel 4 erwähnte Klientin, wurde im Rahmen eines Programms zur Mitarbeiterberatung zur Therapie geschickt, weil sie urplötzlich Weinkrämpfe bekam, die sie nicht mehr zu kontrollieren können glaubte.
- Eine lösungsfokussiert arbeitende Kollegin erzählte, wie sie mit dem Team hinter dem Einwegspiegel saß und ein Resümee formulierte, als sie bemerkte, dass ihre Klientin, eine 19-jährige Frau, sich mit einem Messer den Oberschenkel ritzte.
- Ein Elternpaar brachte seine Tochter in die Praxis, weil sie am Abend zuvor fünf Paracetamol-Tabletten geschluckt und dann eine Freundin angerufen habe, um dieser von ihrer Tat zu berichten. Die Eltern wollten die Tochter in eine Klinik einweisen lassen.
- Eine Therapeutin wird von der Frau eines Klienten alarmiert, dass dieser mit einem Gewehr hantiere.

Was haben alle diese Fälle gemeinsam?

1. Es besteht körperliche Selbst- oder Fremdgefährdung.
2. Eine andere Person als der Klient (der Therapeut eingeschlossen) stellt fest, dass für den Klienten oder jemand anderen Gefahr besteht.
3. Die betreffende Person stellt fest, dass sie ihre Emotionen nicht mehr im Griff hat.

Solche Situationen sind durchweg emotional aufgeladen und verlangen vom Therapeuten, den Klienten zu retten. Die Rettung von

Klienten widerspricht natürlich der Position, die lösungsfokussiert arbeitende Therapeuten generell einnehmen und auf der Annahme *Klienten haben die Stärken und Ressourcen, um sich selbst zu helfen* beruht, solange diese sich ihrer Ressourcen bewusst sind. Doch unsere Pflicht als professionelle Helfer geht über die pure Theorie hinaus; wir haben auch soziale Verantwortung.

12.3 Von der Notwendigkeit, zwei Hüte zu tragen

Der Hut des Therapeuten

Wenn wir den Hut des lösungsfokussiert arbeitenden Therapeuten tragen, gehen wir von der Annahme aus, dass Menschen im Laufe ihres Lebens in kritische Situationen kommen, z. B. durch Krankheit, den Tod eines geliebten Menschen, Wirbelstürme, Schneestürme, Feuer, Gewalt, problematische berufliche Situationen oder schwierige Beziehungen, um nur einige zu nennen. Die Bedeutung, die unser einzigartiger Klient bestimmten Situationen zuschreibt, entscheidet darüber, ob wir solche Erfahrungen als normale oder kritische Lebensereignisse wahrnehmen. Sobald Klient und Therapeut über eine potenziell kritische Situation sprechen, kann sich deren Bedeutung für den Klienten entsprechend seiner Sichtweise zum Positiven oder Negativen ändern. Solange wir auf der Basis, wie der Klient kooperiert, weiterhin Veränderung bei diesem initiieren, kann man sagen, dass wir den Hut des Therapeuten tragen.

Der Hut des Sozialkontrolleurs

Als zugelassene Therapeuten sind wir an Vorgaben und Regeln gebunden, die von der Gesellschaft (d. h. von der Regierung und unseren Berufsverbänden) hervorgebracht werden, in der wir leben. Vorschriften für die therapeutische Praxis werden entwickelt, um Klienten vor uns und vor sich selbst und auch die Gesellschaft vor unseren Klienten zu schützen. Deshalb müssen wir den Hut des Sozialkontrolleurs aufsetzen, wenn wir der Auffassung sind, dass ein Klient, der sich selbst nicht mehr unter Kontrolle zu haben glaubt oder von anderen Menschen so wahrgenommen wird, sich und/oder andere gefährdet. Wenn nämlich der Klient sich oder anderen etwas antut, müssen wir darüber Rechenschaft ablegen, ob wir den tragischen Vorfall hätten verhindern können. Können wir unseren Beitrag zur Verhinderung nicht nachweisen, verliert man möglicherweise die Zulassung oder kann strafrechtlich verfolgt werden.

Welchen Hut soll der Therapeut aufsetzen?

Zwei Hüte auf dem Kopf können zum Problem werden. Ein Beispiel: Der Therapeut findet heraus, dass ein wegen Gewalttätigkeit verurteilter und zum Zwecke des Aggressionsmanagements zur Therapie geschickter Klient nach Monaten guter Fortschritte wieder gewalttätig wurde. Die Frau des Klienten hat den Vorfall nicht gemeldet. Der Therapeut ist verpflichtet, den Vorfall dem Bewährungshelfer zu melden, der die erneute Festnahme des Klienten veranlassen wird. Wahrscheinlich wird diese Anzeige die Beziehung zwischen Therapeut und Klient gefährden und den Fortschritt behindern, von dem der Klient wie auch dessen Frau und Kinder gerade zu profitieren angefangen haben. Meldet der Therapeut den Vorfall nicht, verstößt er nicht nur gegen das Gesetz, sondern wird auch verantwortlich gemacht, wenn der Klient seine Frau daraufhin ernsthaft verletzt.

Nach welchen Kriterien entscheidet also der lösungsfokussiert arbeitende Therapeut, welchen Hut er aufsetzen soll oder wie er beide tragen kann?

Mark Becker vom North Central Health Center in Wausau (Wisconsin) steuerte das folgende Fallbeispiel bei, das typisch ist für Fälle, in denen die Hüte gewechselt werden müssen.

12.4 Fallbeispiel: Randy

Randy, 14, und seine Familie wurden zur Therapie überwiesen, weil Randy zu Hause und in der Schule immer häufiger »Ausbrüche« hatte, in denen er so aggressiv wurde, dass er Gegenstände demolierte, sich selbst Schaden zufügte und sich umzubringen drohte.

Randy lebte mit seiner Mutter und zwei älteren Brüdern, 16 und 17, zusammengepfercht in einem Wohnwagen. Seine Eltern hatten sich vor Jahren scheiden lassen, der Vater hatte wenig Kontakt zu den Jungen. Und Randys Brüder hatten in der Schule ebenfalls Probleme.

Der Therapeut fragte zu Beginn der Sitzung nach Ausnahmen von den momentanen Schwierigkeiten und nach wirksamen Strategien der Deeskalation, bekam aber keine Informationen. Im Grunde fühlten sich alle Randys »Ausbrüchen« ausgeliefert.

In dem Bemühen, Vertrauen und Hoffnung zu schaffen, fragte der Therapeut die Familie, wie sie es geschafft habe, die momentanen Schwierigkeiten zu bewältigen. »Wie kommt es, dass die Situation nicht schlimmer ist?« Alle waren sich einig, dass sie aufgrund ihrer starken Verbundenheit miteinander die Situation managen. Sie schilderten diverse Aktivitäten, an denen sie gemeinsam Freude haben, und die Mutter war besonders stolz auf den Umstand, dass Randy ehrenamtlich in einem Pflegeheim mitgearbeitet hatte.

Die Familie fühlte sich durch das Gespräch über ihre starke Verbundenheit bestärkt, sodass der Therapeut die Wunderfrage stellen konnte und erfuhr: Sollte ein Wunder geschehen, würde Randy seine Frustration ohne »Ausbruch« meistern, positivere Aussagen über sich machen, ein guter Schüler sein und nicht mehr mit Suizidgedanken drohen. Randys Mutter sagte, dass sie im Fall eines Wunders ihren High-School-Abschluss nachmachen und einen besseren Job finden würde. Für den einen Sohn würde ein Wunder bedeuten, die High School abzuschließen und zum Militär zu gehen. Die gesamte Familie wünschte sich einen besseren Ort zum Leben.

Angesichts Randys Suiziddrohungen musste der Therapeut Sicherheitsfragen direkt ansprechen und einen Krisenplan für die nahe Zukunft entwerfen. Die Einschätzung des Suizidrisikos ergab, dass Randy nicht unmittelbar gefährdet und eine Klinikeinweisung deshalb nicht angezeigt war. Zusammen mit Randy, der Familie und Lehrern entwickelte man aber dennoch einen genauen Krisenplan.

Im Resümee wurden die Streitereien beleuchtet, die Anlass dieses Gesprächs waren, und die starken Familienbande sowie die Ziele der Familie für die Zukunft erwähnt. Der Therapeut schlug Randy und seiner Familie vor, alles aufzuschreiben, was Randy an Versuchen – wenn es auch nur unbedeutende Gesten seien – unternimmt, um »Ausbrüche« zu vermeiden. Er sagte der Familie auch, dass er mit Randys Lehrer sprechen und ihn bitten werde, ebenfalls auf helfende Momente zu achten.

Obwohl der neue Therapieansatz Randys Mutter und den Lehrern neue Motivation im Umgang mit Randy gab, hatte der Junge einen weiteren »Ausbruch« in der Schule, und in der darauf folgenden Sitzung wirkte er aggressiv. Der Therapeut ließ Randys Mutter wissen, dass niemand Randy ändern könne, sondern dass er das nur von sich selbst aus tun könne.

Zwei Tage später gab Randy dem Schulleiter einen Fußtritt und musste von der Polizei abgeholt werden. Wie sich dann herausstellte, war er auch gegen seine Mutter und Brüder aggressiv geworden, hatte die Katze gegen die Wand geworfen, sich einen Strick um den Hals gebunden und mit Suizid gedroht.

In der nächsten Sitzung mit seiner Mutter war Randy wie ausgewechselt. Er schien deprimierter und gleichzeitig aufgewühlter. Auf die Frage, was geschehen sei, sagte er: »Ich bin ein Versager im Leben und wünschte, ich wäre nie geboren.« Randys Mutter war besorgt wegen ihrer Sicherheit und der ihrer anderen Söhne. Sie war auch besorgt, dass Randy seine Suiziddrohungen wahr machen könnte.

Jetzt kam auch noch die Angst zur Hoffnungslosigkeit, von der die Familie gesprochen hatte. Um einschätzen zu können, ob eine Klinikeinweisung notwendig war, stellte der Therapeut Skalierungsfragen.

THERAPEUT: *(zur Mutter)* Das klingt so, als machten Sie sich Sorgen um Randy und hätten zugleich Angst vor ihm. Wenn Sie Ihre Sorgen auf einer Skala von 0 bis 10 einstufen sollten, wobei 10 der höchste Grad der Besorgnis ist und 0 überhaupt keine Sorgen bedeutet, wo würden Sie sich heute ansiedeln?

MUTTER: Gestern Abend war es wirklich beängstigend. Randy war zwar vorher schon außer sich, aber gestern Abend war richtig schlimm. Ich würde sagen, ich bin momentan auf Stufe 8 oder 9. Er redet seit einiger Zeit immer häufiger davon, sich etwas anzutun.

THERAPEUT: Wenn Sie Ihre gegenwärtige Angst vor Randy auf derselben Skala einstufen müssten, wo würden Sie Ihren Angstpegel einstufen?

MUTTER: Ich glaube, Randys Verhalten gestern Abend hat uns alle daran erinnert, was sein Vater früher getan hat. Ich glaube, als dieser wegging, waren wir uns alle einig, dass wir so nicht mehr leben wollten. Jetzt sind wir schon wieder hier. Randy benimmt sich genauso.

THERAPEUT: Wo auf der Skala würden Sie heute Ihre Angst einstufen?

MUTTER: Ich schätze mal, auch so bei 8 oder 9.

THERAPEUT: Randy, wie ist deine Ansicht zu dem, was deine Mutter gerade gesagt hat?

RANDY: Es gibt mir kein gutes Gefühl. Ich bin ein blöder Trottel.

THERAPEUT: Wenn du auf der Skala einstufen müsstest, wie groß deine Sorgen sind, dich selbst oder andere zu verletzen, was würdest du sagen?

RANDY: Im Moment vielleicht bei 7. Aber gestern Abend war ich schon bei 10. Ich bin gefährlich, wenn ich ausraste. Ich tue anderen weh. Ich schlage und trete um mich.

THERAPEUT: Es scheint, beide sind sich einig darin, dass das eine beängstigende und gefährliche Situation ist.

Der Therapeut erfragte weitere elementare Informationen zur Sicherheit und erfuhr, dass Randys Suizidgedanken zunahmen, er unter schweren Schlafstörungen litt, seine Reizbarkeit immer stärker wurde und seine depressive Verstimmung sich deutlicher abzeichnete. Randy fügte hinzu, er habe gerade erfahren, in allen Kursen durchgerasselt zu sein.

Der Therapeut stellte weitere Skalierungsfragen, um festzustellen, wie die Klienten diese Episode im Vergleich zu früheren Episoden einstuften. Randy und seine Mutter siedelten den neuerlichen Vorfall bei 8 oder 9 an, während sie die früheren Vorfälle zwischen 6 und 7 einstuften. Randy sei immer in die Klinik eingewiesen worden, wenn dieser Punkt erreicht war, aber Klinikaufenthalte hätten wenig geändert. Ein Klinikaufenthalt habe lediglich den Vorteil gehabt, allen eine Pause zu verschaffen, damit sie ihre Batterien wieder aufladen konnten. Mussten ihre Batterien an diesem Punkt wieder aufgeladen werden? Die Mutter sprach wiederholt davon, sie mache sich um die Sicherheit der ganzen Familie Sorgen, und Randy wies darauf hin, dass er »fertig« sei.

Alle Fragen danach, was die von den Klienten genannten Werte auf der Skala etwas reduzieren würde, führten nicht weiter. Randys Mutter konnte keinerlei Angaben machen, was ihr zu Hause ein sichereres Gefühl geben würde. Der Therapeut musste den Hut des Sozialkontrolleurs aufsetzen und an diesem Punkt Randy in die Klinik einweisen lassen.

Der lösungsfokussiert arbeitende Therapeut versucht jedoch, die Klinikeinweisung als »einen ersten Schritt in eine andere Zukunft« zu kontextualisieren und nicht als »Pause zum Auftanken«. Letzteres kann eher auf Verstetigung des gegenwärtigen Verhaltens hindeuten als auf Veränderung in der Zukunft.

THERAPEUT: Wenn wir also nach vorne schauen auf den Tag, an dem Randy die Klinik verlassen kann, wie werden wir wissen, dass der Aufenthalt geholfen hat?

MUTTER: Ich würde gern wissen, dass Randy seine Aggressionen zügeln kann, wenn er sich über etwas aufregt. Er scheint immer entlassen zu werden, noch bevor er etwas Neues gelernt hat.

THERAPEUT: Warum das?

MUTTER: Ich habe langsam ein schlechtes Gefühl, wenn er von zu Hause weg ist. Randy bettelt immer darum, dass ich ihn nach

Hause hole. Er verspricht, sich zu ändern, und ich vermute, ich möchte ihm glauben.

THERAPEUT: Ja, es ist schwer, wenn ein Kind von zu Hause weg ist und Heimweh hat. Aber das klingt, als ob Sie dieses Mal gern zuversichtlicher wären, bevor Sie Randy nach Hause holen. Sie wollen sichergehen, dass er neue Fertigkeiten der Bewältigung gelernt hat.

MUTTER: Ja. Ich glaube nicht, dass ich ihn jetzt schon nach Hause holen kann.

THERAPEUT: Was würde Ihnen denn helfen, die Sache mit mehr Zuversicht zu nehmen, dass Randy nun besser darauf vorbereitet ist, manche Dinge in den Griff zu bekommen?

MUTTER: Er würde manches ernster nehmen. Er würde Verantwortung für seine Taten übernehmen, statt andere zu beschuldigen oder so zu tun, als ob nichts geschehen wäre.

THERAPEUT: Woher würden Sie wissen, dass Randy mehr Verantwortung übernimmt?

MUTTER: Er würde mich nicht mehr anbetteln, ihn mit nach Hause zu nehmen. Er würde sich für einige seiner Aktionen entschuldigen, und er könnte uns sagen, wie er mit seinen Ausbrüchen zukünftig umgehen will.

THERAPEUT: Sie meinen damit, Randys Klinikaufenthalt könnte der erste Schritt in eine andere Zukunft sein, wenn Sie beide etwas anders machen?

MUTTER: Genau. Wir müssen uns beide ändern, nicht nur Randy. Ich muss an der Sache dranbleiben.

THERAPEUT: Randy, was meinst du dazu, was deine Mutter gerade gesagt hat? Verstehst du, was sie damit sagen will?

RANDY: Ja, aber ich werde das nicht mögen. Wenn ich weggehe, dann will ich mich zuerst ändern, wenn ich dann aber eine Weile dort bin, will ich einfach nur raus.

THERAPEUT: Ich vermute, du bist es leid, immer wieder in die Klinik gehen zu müssen. Ich weiß auch noch aus unserem letzten Gespräch, dass du dir um deine Familie große Sorgen machst und ein schlechtes Gefühl hast, wenn du ihnen Schaden zufügst. Was glaubst du, müsste geschehen, dass dies dein letzter Klinikaufenthalt wird?

RANDY: Ich muss herausfinden, was ich tun muss, wenn ich ausraste, damit nicht wieder dieses Chaos ausbricht.

Therapeut: Was glaubst du, weshalb ist das bisher nicht geschehen, als du die letzten Male in der Klinik warst?

Randy: Weil ich nur noch im Kopfe habe, wie ich da herauskomme, und nicht mehr über meine Ausbrüche nachdenke. Ich weiß, wenn ich Mama lange genug bearbeite, nimmt sie mich mit nach Hause.

Mutter: Ich sage dir jetzt, das wird dieses Mal nicht geschehen.

Therapeut: Also der erste Schritt, dass diese Einweisung jetzt für Randy anders sein wird, besteht darin, dass er nicht bittet, nach Hause gehen zu dürfen, solange die Ärzte nicht sagen, dass er bereit dafür ist. Und wenn er darum bittet, das ist an Sie gerichtet *(zur Mutter)*, dann müssen Sie nein sagen.

Mutter: Das wird schwer sein, aber genau das habe ich zu tun.

Therapeut: Nun, Randy, du hast vorhin gesagt, du müsstest herausfinden, was du zu tun hast, wenn du aggressiv wirst. Was musst du dieses Mal anders machen, um darauf Antworten zu finden, während du noch in der Klinik bist?

Randy: Ich mag es nicht, wenn Leute mir Fragen stellen. Es macht mich aggressiv. Aber ich schätze mal, ich muss mir diese Fragen anhören und dieses andere Zeugs halt herausfinden.

Therapeut: Auch wenn du das nicht magst, glaubst du, es wird leichter sein, sich den Fragen zu stellen, wenn deine Mutter an der Sache dranbleibt? Wenn sie dich nicht mit nach Hause nimmt, bis sie zuversichtlich ist, dass du inzwischen mindestens die eine oder andere Antwort gefunden hast?

Randy: Ich nehme es an, aber ich kann nicht versprechen, dass ich sie nicht doch ein wenig bearbeiten werde.

Was hat den Therapeuten dazu veranlasst, Randys Klinikeinweisung nicht schon in der ersten Therapiesitzung zu befürworten, sondern erst in der darauf folgenden Sitzung?

Die meisten lösungsfokussiert arbeitenden und im Umgang mit Krisen erfahrenen Therapeuten sagen, dass der Sicherheitsaspekt zwar Vorrang hat, sie dieses Thema aber erst am Ende der Sitzung ansprechen; es sei denn, der Klient wird während der Sitzung aggressiv oder droht. Sie versuchen stattdessen, Kontakt mit dem Klienten herzustellen, ihn zu verstehen und zu klären, wie alle Anwesenden über die Situation denken, was sie wollen und ob eine – wenn auch nur sehr kleine – Veränderung auf die formulierten Ziele hin möglich ist.

Genau diese Schritte machte Randys Therapeut in der ersten Sitzung, indem er sich die von den Klienten identifizierten Probleme anhörte und nach Ausnahmen und Bewältigungsstrategien fragte. Obwohl niemand in der Familie Randys Ausbrüche zu kontrollieren vermochte, beförderte das Gespräch den guten Zusammenhalt der Familie und die Vorstellung von einer besseren Zukunft.

Randys Suiziddrohungen und sein aggressives Verhalten gegenüber anderen zwangen den Therapeuten, die aktuelle Sicherheitslage einzuschätzen und einen Krisenplan für die nahe Zukunft zu entwickeln. Deshalb behielt der Therapeut den Hut des Therapeuten auf und vertraute darauf, dass die Familie die Ressourcen habe, sich selbst zu helfen. Er hatte auch registriert, dass Randy hin und wieder kurz in der Klinik war, diese Klinikaufenthalte aber offensichtlich nicht viel geholfen hatten.

Wie sich herausstellte, hatte Randy keinen vorsätzlichen Suizidplan, sondern schien spontan mit Suizid zu drohen, wenn er keine Hoffnung mehr sah. Er selbst besaß keine Waffen, und im Haus waren ebenfalls keine vorhanden. Der Gedanke, Pillen zur Selbsttötung zu schlucken, erschien ihm unerträglich, weil er Angst hätte, daran zu ersticken oder sich übergeben zu müssen. Seine Schlaf- und Essgewohnheiten waren recht normal. Randys Ausbrüche hatten in den Wochen zuvor zwar zugenommen, aber er schien sich ändern zu wollen. Randy wirkte fleißig an der Krisenplanung mit, und am Ende der Sitzung schienen seine Mutter und seine Brüder mehr Hoffnung zu haben. Auf dieser Basis vereinbarte der Therapeut mit der Familie einen Termin für die kommende Woche.

Als Randys Aggressionen zu eskalieren begannen, musste der Therapeut den Hut des Sozialkontrolleurs aufsetzen. Nachdem er eingeschätzt hatte, wie ernsthaft die Familie die momentane Episode im Unterschied zu früheren Vorfällen einschätzte, musste er Randys Sicherheit und die der anderen garantieren, indem er die Klinikeinweisung empfahl. Dies tat er aber so, dass er den Aufenthalt von Anfang an in einen anderen Kontext stellte.

12.5 Notfalleinschätzung und sofortiges Handeln

Wenn Menschenleben in Gefahr sind oder ein Mensch die emotionale Kontrolle über sich verliert, ist es selbstverständlich, dass Klienten, ihre Familien, die Gemeinde und Therapeuten die damit verbundenen

Ängste so schnell wie möglich beseitigen wollen. Klienten gehen zur Therapie, weil sie vom Therapeuten genau das erwarten.

Die Klientin, die dabei beobachtet wird, wie sie sich mit einem Messer den Oberschenkel ritzt, muss sofort von ihrem Vorhaben abgebracht werden, gegebenenfalls mithilfe der Polizei. Den Klienten, der mit seinem Gewehr hantiert, muss man überreden, dieses zur Aufbewahrung an einem sicheren Ort herzugeben, oder er muss schnellstmöglich festgenommen werden. Situationen, die eine unmittelbare Gefahr darstellen, erfordern sofortiges Handeln. Therapeuten müssen über Instrumente verfügen, mit deren Hilfe sie ihre eigenen Ängste kontrollieren können, damit sie in der Lage sind, anderen zu helfen.

Doch das Wichtigste, was der lösungsfokussiert arbeitende Therapeut für Klienten in einer Krise tun kann, ist, dass er sich die Dringlichkeit der Situation nicht zu eigen macht, sondern sich von der Annahme leiten lässt: *Die SFT ist ein langsamer Prozess.* Gibt der Therapeut dem Druck, rasch handeln zu müssen, nach (es sei denn, um Schaden abzuwenden), wird eher externe Kontrolle ausgeübt, als dass die innere Kontrolle des Klienten gefördert wird. Dies kann sich langfristig nachteilig auswirken. Bei Klienten, die sich emotional nicht mehr im Griff haben, sollte das therapeutische Ziel möglichst darin bestehen, dass sie lernen und erfahren, wie sie in Zukunft in ähnlichen Situationen mehr Kontrolle über sich gewinnen können.

Zweigleisiges Denken (Kap. 2), mit dem wir unser inneres Zwiegespräch überwachen können, ist eine hilfreiche Technik im Umgang mit Notfällen:

Gleis 1: Ich habe Angst. Ich weiß nicht, was ich tun soll.
Gleis 2: Wie fühlt sich die Klientin?
Gleis 1: Die Klientin fühlt sich hilflos, weil sie sich nicht in der Kontrolle hat. Genau so fühle ich mich.
Gleis 2: Wenn ich Angst habe, kann ich ihr nicht helfen, wieder die Kontrolle über sich zu gewinnen. Was muss ich tun, um mich in den Griff zu bekommen?
Gleis 1: Ich brauche von der Klientin mehr Informationen darüber, wie sie das Gefühl der Kontrolle über sich wiedererlangen würde. *Klienten haben die Stärken und Ressourcen, um sich selbst zu helfen.*

12.6 Klienten in Krisensituationen zuhören

Wenn ein Mensch Angst hat und sein Adrenalinspiegel steigt, überflutet ihn eine Emotion, die auf eine Aktion des Überlebens gerichtet ist: kämpfen oder flüchten. Seine Aufmerksamkeit liegt eher auf der Figur als auf dem Hintergrund. Der Kontrast zwischen Krise und Nichtkrise wird überscharf. Als lösungsfokussiert arbeitender Therapeut hilft man dann dem Klienten am besten, wenn man seine Aufmerksamkeit auf eine Sowohl-als-auch-Perspektive lenkt, d. h. auf die Grauschattierungen. Das erreicht man am ehesten dadurch, dass man dem Klienten zuhört und gezielt auf Ausnahmen und Stärken achtet (Kap. 3). Anders ausgedrückt: Wenn der Therapeut allen Aspekten der Sprache des Klienten gegenüber aufgeschlossen ist, kann er mit größerer Wahrscheinlichkeit so reagieren, dass der Klient daraufhin wieder eine gewisse Kontrolle über sich gewinnt und Hoffnung auf eine bessere Zukunft schöpft.

12.7 Bedeutung eines engen Zeitrahmens – Fallbeispiel: Philip

Jim Derks (persönliche Mitteilung, 15.11.2000), der die SFT mitentwickelt hat, weist darauf hin, dass der Therapeut bei der Bewältigung kritischer Behandlungssituationen einen »engen Zeitrahmen« setzen muss. Was damit gemeint ist, illustriert der folgende Fall: Philip, 32, alleinstehend, wurde wegen Suizidäußerungen von seinem Bruder Pat in die Praxis des Therapeuten gebracht. Pat war am Abend zuvor während eines Telefonats mit Philip auf dessen Niedergeschlagenheit aufmerksam geworden. Er wusste, dass Philip unzufrieden war mit seinem Arbeitsplatz, sich aber nicht qualifiziert genug fühlte, eine anspruchsvollere Tätigkeit zu suchen. Während ihrer Unterhaltung erzählte Philip, er sei kürzlich wegen schlechter Arbeitsleistung zweimal ungerechtfertigt verwarnt worden, seine Freundin habe ihn gerade verlassen, weil sie sich ihrer Gefühle ihm gegenüber nicht mehr sicher sei, und seine ganze Situation sei mittlerweile so aussichtslos, dass er sich nur noch »abmelden« könne.

Nach diesem Telefonat ging Pat zu Philip und überredete ihn, mit jemandem über seinen Gemütszustand zu sprechen. Philip lehnte zuerst ab, stimmte dann aber zu, als Pat ihn bat, es um ihrer Mutter willen zu tun, die sich wegen Brustkrebs kürzlich einer Chemotherapie unterziehen musste und noch schwach war. Pat rief dann die Hotline des Programms zur Mitarbeiterberatung an. Nach einer telefonischen Einschätzung des Suizidrisikos drängte der Berater Pat, Philip an diesem Abend nicht allein zu lassen und ihn am nächsten Morgen einem Therapeuten vorzustellen.

THERAPEUT: *(teilt Philip als Erstes mit, dass er schon ein paar Informationen über seine Situation hat)* Philip, gestern Abend hat Ihr Bruder die Hotline angerufen, weil Sie so niedergeschlagen waren und Suizidgedanken hatten.

PHILIP: Ja.

THERAPEUT: Haben Sie heute Morgen solche Gedanken immer noch?

PHILIP: Na ja ... hm ... ich ... ich glaube schon.

THERAPEUT: *(fokussiert zuerst auf den Abend zuvor)* Was ist gestern Abend passiert?

PHILIP: Es war der letzte Tropfen, der das Fass zum Überlaufen brachte.

THERAPEUT: Was war der letzte Tropfen?

PHILIP: Terry ... das ist meine Freundin ... sie weiß, wie schlimm die Lage am Arbeitsplatz für mich ist, und jetzt kommt sie noch und sagt, sie weiß nicht, welche Gefühle sie mir gegenüber hat. *(schluchzt)*

THERAPEUT: Das muss ein ziemlicher Schlag gewesen sei. *(Wartet ruhig, während Philip ein paar Minuten weint.)*

PAT: Hey, Phil, du hast doch uns alle ... wir haben dich gern ... wir sind hier. Unserer Mutter geht es wieder besser.

THERAPEUT: Ist Ihre Mutter krank?

PAT: Sie hatte Brustkrebs und bekam Chemotherapie. Sie hat eine Kämpfernatur. Sie wird durchkommen.

Philip weinte ein paar Minuten lang weiter und erzählte dann, was in den letzten Monaten in seinem Leben so alles geschehen war. An diesem Punkt unterbrach der Therapeut die Erzählung nicht und stellte auch keine Fragen zu Philips Geschichte. Er hörte einfach nur zu und zeigte durch zustimmende Laute und Gesten seine Empathie. Dann legte er den Fokus wieder auf den Abend zuvor.

THERAPEUT: Aus welchem Anlass haben Sie gestern Abend Ihren Bruder angerufen?

PHILIP: Ich rief wegen der Lotterielose an. Wir treffen uns meistens mit unserem anderen Bruder und gehen Lotterielose kaufen. Es ist wieder so weit, und ich wollte wissen, wann er welche kaufen wollte.

Der Therapeut bemerkte, dass der Klient auf die Zukunft hin orientiert war – ein gutes Zeichen. Er eruierte Philips Unterstützungssystem, indem er die Qualität seiner Beziehungen zu Angehörigen und Freunden einschätzte: wie oft sie miteinander telefonieren, unter vier Augen miteinander reden. Dann besann er sich wieder auf den engen Zeitrahmen.

THERAPEUT: Nun, was geschah gestern Abend während des Telefongesprächs über Lotteriezettel, das Sie veranlasste, über Suizid zu reden?

Derks hält es für wichtig, den Schmerz in der unmittelbaren Vergangenheit zu verankern, vorausgesetzt, das Heute ist anders, d. h. besser: *Eine kleine Veränderung kann zu größeren Veränderungen führen.*

PHILIP: Nun ja, er erwähnte irgendwie so etwas, dass Terry mit uns gehen könnte, und dann war bei mir der Ofen aus.
THERAPEUT: Dann kam Pat sofort zu Ihnen, als Sie so aufgewühlt waren.
PHILIP: Ja.
THERAPEUT: Und was geschah dann?
PHILIP: Wir haben ein bisschen weitergeredet ...
THERAPEUT: Hat das geholfen?
PHILIP: Ja. Er ist immer ziemlich hilfsbereit.
THERAPEUT: Dann hat sein Kommen also bewirkt, dass es Ihnen besser ging?
PHILIP: Ja.

Der Therapeut versuchte nun herauszufinden, ob Philip die Welt an diesem Morgen anders wahrnahm als am Abend zuvor, auch wenn vielleicht nur eine kleine Veränderung eingetreten war. Er fragte Pat, ob Philip gefrühstückt habe, und erfuhr, dass er ein kleines Müsli gegessen hatte. Er wollte auch wissen, wer das Auto zur Sitzung gefahren habe, und lobte Philip dafür, dass er sich von Pat habe betreuen und fahren lassen. Dann fragte er Pat, ob Philip auch ihn schon einmal betreut habe, und bekam Beispiele dafür genannt. Der Therapeut achtete auf alles und jedes, was er als Veränderung zwischen gestern Abend und diesem Morgen verstärken konnte. Diese Art der Sondierung beruht nicht auf der Annahme, dass der Klient nicht mehr deprimiert ist, nur weil er positive Beispiele anführt. Sie ist vielmehr ein kleiner Schritt aus dem Entweder-oder-Denken hinaus und soll zur Konstruktion einer Lösung führen, die komplex sein und Zeit brauchen kann.

THERAPEUT: Nun, Philip, wo würden Sie Ihren Stresspegel – verglichen mit gestern Abend – jetzt im Moment ansiedeln? [Der Therapeut sprach von »Stresspegel« und nicht von Niedergeschlagenheit oder Suizid.] Stufen Sie ihn auf einer Skala von 1 bis 10 ein, wobei 10 den tiefsten Punkt und 1 den höchsten Punkt markiert. [Würde Philip antworten, der Pegel sei unverändert oder tiefer, müsste der Therapeut eine Klinikeinweisung erwägen.]

PHILIP: *(denkt eine Weile nach)* Gestern Abend war ich bei 9. Ich denke mal, ich bin jetzt eher bei 8 ... vielleicht bei 7.

THERAPEUT: Na ja, da ist tatsächlich noch einiges, das sich störend auswirkt. Fällt Ihnen etwas ein, das Sie an Ihrer Arbeitssituation ändern können und das den Wert auf der Skala heute oder morgen einen Tick nach unten bringen würde?

PHILIP: Ich habe gestern den Gewerkschaftsvertreter wegen dieser Verwarnungen kontaktiert. Morgen habe ich ein Gespräch mit ihm. [Eine weitere Orientierung auf die Zukunft.]

THERAPEUT: Was ist mit der Situation mit Ihrer Freundin? Wenn heute Nacht ein Wunder geschehen würde und Sie morgen früh eine weniger pessimistische Einschätzung der Beziehung zu ihr hätten, was werden Sie dann anders machen?

PHILIP: Ich denke, ich würde sie anrufen.

THERAPEUT: Was werden Sie sagen?

PHILIP: Ich werde ihr sagen, dass ich wütend bin. Das es nicht fair ist. Sie sagt mir nicht, was in ihr vorgeht. In dieser Hinsicht habe ich keinerlei Chance. Ich möchte mit ihr darüber reden.

THERAPEUT: Gute Idee. Aber machen wir einen Schritt nach dem anderen. Was passiert heute, wenn Sie von hier weggehen? Was müssen Sie tun, damit der Stresspegel niedrig bleibt?

Therapeut und Klient setzten ihr Gespräch darüber fort, wie Philip diesen und den nächsten Tag weniger belastend machen kann. Sie redeten ausführlich über die Sitzung mit dem Gewerkschaftsvertreter, sodass Philip möglichst viele Variationen seines Vorgehens durchspielen konnte. Der Therapeut vereinbarte mit dem Klienten einen weiteren Termin, bei dem es um einen Plan für Philips Gespräch mit seiner Freundin gehen sollte. Für den Abend war Philip dann zum Essen bei Pat und seiner Familie eingeladen.

Anzeichen für positive Veränderung bedeuteten noch nicht, dass der Therapeut die Suiziddrohungen ignorieren durfte, die der Grund des Therapiegesprächs waren. Deshalb schätzte er noch Philips Suizidrisiko ein, das zu diesem Zeitpunkt bei 6 lag. Er entwickelte einen Sicherheitsplan, in den Pat und die anderen Geschwister einbezogen wurden. Dann bat der Therapeut Philip, einen Vertrag zu unterschreiben, in dem der Klient sich verpflichtete, keinen Suizidversuch zu unternehmen, sondern stattdessen den Therapeuten auf dessen Notrufnummer anzurufen. Philip war damit einverstanden.

Nach Derks Auffassung ist es wichtig, zur ersten Krisensitzung möglichst viele Personen zu bitten, die den Klienten kennen. Das diene nicht nur dem Zweck der Unterstützung, sondern führe aufgrund der unterschiedlichen Perspektiven auf den Klienten und seine Situation zu mehr Informationen, die eine umgehende Veränderung initiieren können. Der Gedanke des engen Zeitrahmens hat die Verengung des Fokus zum Ziel, damit eine kleine Veränderung deutlicher hervortritt und kraftvoller wird. Ein in die Breite gehender Blick auf Ressourcen und eine panoramaartige Suche danach können den Klienten zunächst einmal überfordern und deshalb gefährlich sein.

12.8 Fazit

Ob eine Krise vorliegt, ist Definitionssache und muss vom Therapeuten und Klienten gemeinsam geklärt werden. Die Annahmen *Klienten haben die Stärken und Ressourcen, um sich selbst zu helfen* und *Eine kleine Veränderung kann zu größeren Veränderungen führen* dürfen nicht vorschnell über Bord geworfen werden; andererseits hat die Sicherheit grundsätzlich Vorrang. Alle in diesem Buch diskutierten Aspekte der SFT sind in Krisenfällen doppelt bedeutsam: aufmerksam zuzuhören, die Weltsicht des Klienten zu verstehen, mit den sprachlichen Mitteln des Klienten lieber eine Sowohl-als-auch-Denkart als eine Entweder-oder-Sichtweise zu konstruieren und so langsam vorzugehen, wie es die Situation erlaubt. Im Rahmen der SFT ist es besonders angebracht, den Hut des Therapeuten zu tragen und ihn nur dann zu wechseln, wenn der Klient physisch oder psychisch völlig außer Kontrolle gerät. Bevor aber der Therapeut den Hut des Sozialkontrolleurs aufsetzt, sollte er ein sicheres emotionales Klima schaffen, in dem es dem

Klienten letztlich besser gelingt, sich wieder zu fangen. Das dient auch der Therapeut-Klient-Beziehung, wenn der Klient zur weiteren Behandlung wiederkommt.

13. Schlusswort

Wir sind alle einfach viel menschlicher als alles andere.
Harry Stuck Sullivan (1953c, p. 32)

Dieses Buch krönt den Abschluss eines über 20-jährigen Reflexionsprozesses über das, was ich im Gespräch mit Klienten tue, und ist eine Sammlung, Verflechtung und Schaffung von Interaktionen mit anderen Menschen. Ziel des Buches ist es, Kliniker vom willkürlichen Einsatz therapeutischer Techniken abzubringen und auf einen Pfad zu führen, auf dem sie ohne Angst, sich zu verirren, wandeln können. Die Mühe hätte sich besonders gelohnt, wenn das Buch die Leser zum Nachdenken darüber anregen würde, warum sie genau das tun, was sie tun, wenn sie mit Klienten sprechen. Sich mit den eigenen Entscheidungen auseinanderzusetzen und Erklärungen dafür zu finden ist ein erster Schritt auf einem langen Weg zur Meisterschaft. Selbst unsere schlechten Entscheidungen haben uns letztlich viel zu bieten.

Die Erfahrungen, die ich bei der Vermittlung lösungsfokussierter Therapie gemacht habe, haben mir kontinuierlich bestätigt, dass jeder Mensch einzigartig ist. Natürlich gibt es Menschen, die feinfühliger und mit mehr Empathie für andere ausgestattet sind. Nicht jeder besitzt die Qualitäten eines Meistertherapeuten, aber wir sind schließlich alle Menschen. Auf einer elementaren Ebene wissen wir, was wir voneinander brauchen, ohne die Dinge beim Namen nennen zu müssen. Aus diesem Grund habe ich neben den technischen Aspekten besonders die emotionalen hervorgehoben. Ich habe nämlich bemerkt, dass genau diese Kombination das therapeutische Geschick schneller erblühen lässt.

Die Fortschritte im Bereich der Neurowissenschaft, die unser Verständnis menschlichen Verhaltens sprunghaft anwachsen lassen, werden den Psychotherapeuten in Zukunft zweifellos zu neuen Erkenntnissen und Fertigkeiten verhelfen. Wir sollten diese Denkanstöße freudig und aufgeschlossen aufgreifen, aber niemals vergessen, wie wichtig bei unserer Arbeit die Bescheidenheit ist.

Literatur

Adams, J. F., Piercy, F. P. a. J. A. Jirhc (1991): Effects of solution-focused therapy's »Formula First Session Tasks« on compliance and outcome in family therapy. *Journal of Marital and Family Therapy* 17 (3): 277–291.

Ahlers, C. (1992): Solution-oriented therapy for professionals working with physically impaired clients. *Journal of Systemic Therapies* 11 (3): 53–68.

Alizur, Y. (1996): Involvement, collaboration, and empowerment: A model for consultation with human-service agencies and the development of family oriented care. *Family Process* 35 (2): 191–211.

Andersen, T. (1991): The reflecting team. New York (Norton). [dt. (1996): Das Reflektierende Team – Dialoge und Dialoge über Dialoge, 4., unveränd. Aufl. Dortmund (Modernes Lernen).]

Andersen, T. (1995): Reflecting processes; acts of informing and forming: You can borrow my eyes, but you must not take them away from me! In: S. Friedman (ed.): The reflecting team in action. New York (Guilford Press), pp. 11–37.

Andersen, T. (1997): Researching client-therapist relationships: A collaborative study for informing therapy. *Journal of Systemic Therapies* 16 (2): 125–134.

Anderson, H. (1997): Conversation, language, and possibilities: A postmodern approach to therapy. New York (Basic Books).

Anderson, H. a. H. Goolishian (1986): Systems consultation with agencies dealing with domestic violence. In: L. C. Wynne, S. H. McDaniel a. T. T. Weber (eds.): Systems consultation: A new perspective for family therapy. New York (Guilford Press), pp. 284–299.

Asay, T. P. a. M. J. Lambert (1999): The empirical case for the common factors in therapy: Quantitative findings. In: M. A. Hubble, B. L. Duncan a. S. D. Miller (eds.): The heart and soul of change: What works in therapy. Washington, DC (American Psychological Association). pp. 33–56. [dt. (2001): So wirkt Psychotherapie: Empirische Ergebnisse und praktische Folgerungen. Dortmund (Modernes Lernen), S. 41–82.]

Bachelor, A. a. A. Horvath (1999): The therapeutic relationship. In: M. A. Hubble, B. L. Duncan a. S. D. Miller (eds.): The heart and soul of change: What works in therapy. Washington, DC (American Psychological Association), pp. 133–178. [dt. (2001): So wirkt Psychotherapie: Empirische Ergebnisse und praktische Folgerungen. Dortmund (Modernes Lernen), S. 137–192.]

Bachrach, L. L. (1989): Case management: Toward a shared definition. *Hospital and Community Psychiatry* 40: 883–884.

Barker, P. a. M. Herlache (1997): Expanding the view of treatment with an MPD client and her family. *Journal of Systemic Therapies* 16 (1): 47–59.

Bateson, G. (1979): Mind and nature: A necessary unity. New York (Dutton). [dt. (1995): Geist und Natur: eine notwendige Einheit, 4. Aufl. Frankfurt a. M. (Suhrkamp).]

Bateson, G. et al. (1956): Toward a theory of schizophrenia. *Behavioral Science* 1: 251–264.

Berg, I. K. (1994): Family-based services: A solution-focused approach. New York (Norton).

Berg, I. K. a. S. Kelly (2000): Building solutions in child protective services. New York (Norton). [dt. (2001): Kinderschutz und Lösungsorientierung: Erfahrungen aus der Praxis – Training für den Alltag. Dortmund (Modernes Lernen).]

Berg, I. K. a. S. D Miller (1992): Working with the problem drinker: A solution-focused approach. New York (Norton). [dt. (2007): Kurzzeittherapie bei Alkoholproblemen, 6. Aufl. Heidelberg (Carl-Auer).]

Bergin, A. E. a. M. J. Lambert (1978): The evaluation of therapeutic outcomes. In: S. L. Garfield a. A. E. Bergin (eds.): Handbook of psychotherapy and behavior change: An empirical analysis, 2nd ed. New York (Wiley), pp. 139–189.

Beyebach, M. et al. (1996): Research on the process of solution-focused therapy. In: S. D. Miller, M. A. Hubble a. B. L. Duncan (eds.): Handbook of solution-focused brief therapy. San Francisco (Jossey-Bass), pp. 299–335.

Beyebach, M. et al. (2000): Outcome of solution-focused therapy at the University Family Therapy Center. *Journal of Systemic Therapies* 19 (1): 116–129.

Bonjean, M. J. (1989): Solution-focused psychotherapy with families caring for an Alzheimer patient. In: G. Hughston, V. Christopherson a. M. Bonjean (eds.): Aging and family therapy: Practitioners perspectives on Golden Pond. New York (Haworth Press), pp. 1–11.

Bonjean, M. J. (1996): Solution focused brief therapy with older adults and their families. In: T. Hargrave a. S. Hanna (eds.): Between generations. New York (Brunner/Mazel), pp. 1–11.

Booker, J. a. D. Blymer (1994): Solution-oriented brief residential treatment with chronic mental patients. *Journal of Systemic Therapies* 13 (4): 53–69.

Bower, G. H. (1981): Mood and memory. *American Psychologist* 36: 129–148.

Bradshaw, J. (1988): Healing the shame that binds you. Deerfield Beach, FL (Health Communications). [dt. (2006): Wenn Scham krank macht: Verstehen und überwinden von Schamgefühlen. München (Knaur).]

Brasher, B., Campbell, T. C. a. D. Moen (1993): Solution oriented recovery. *Journal of Systemic Therapies* 12: 1–14.

Breunlin, D. a. B. Cade (1981): Intervening in family systems with observer messages. *Journal of Marital and Family Therapy* 7: 7–46.

Brown-Standridge, M. D. (1989): A paradigm for construction of family therapy tasks. *Family Process* 28 (4): 471–489.
Cade, B. a. W. H. O'Hanlon (1993): A brief guide to brief therapy. New York (Norton).
Cantwell, P. a. S. Holmes (1995): Cumulative process: A collaborative approach to systemic supervision. *Journal of Systemic Therapies* 14 (2): 35–47.
Caplan, G. (1964): Principles of preventive psychiatry. New York (Basic Books).
Cecchin, G. (1987): Hypothesizing, circularity, and neutrality revisited: An initiation to curiosity. *Family Process* 26 (4): 405–415. [dt. (1988): Zum gegenwärtigen Stand von Hypothetisieren, Zirkularität und Neutralität: Eine Einladung zur Neugier. *Familiendynamik* 13; 190–203.]
Cecchin, G., G. Lane a. W. Ray (1992): Irreverence – A strategy for therapists' survival. London (Karnac Books): [dt. (2005): Respektlosigkeit. Provokative Strategien für Therapeuten, 4. Aufl. Heidelberg (Carl-Auer).]
Cecchin, G., G. Lane a. W. Ray (1994): The cybernetics of prejudices in the practice of psychotherapy. London (Karnac Books).
Chapman, A. H. (1976): Harry Stack Sullivan: His life and his work. New York (Putnam's).
Cushman, P. (1995): Constructing the self, constructing America. Reading, MA (Addison-Wesley).
Dahl, R., D. Bathel a. C. Carreon (2000): The use of solution-focused therapy with an elderly population. *Journal of Systemic Therapies* 19 (4): 45–56.
Damasio, A. (1994): Descartes' error: Emotion, reason, and the human brain. New York (Putnam's). [dt. (2004): Descartes' Irrtum: Fühlen, Denken und das menschliche Gehirn. Berlin (List).]
Damasio, A. (1999): The feeling of what happens: Body and emotion in the making of consciousness. New York (Harcourt Brace). [dt. (2002): Ich fühle, also bin ich: die Entschlüsselung des Bewusstseins. München (Ullstein).]
DeJong, P. a. L. E. Hopwood (1996): Outcome research on treatment conducted at the Brief Family Therapy Center, 1992–1993. In: S. D. Miller, M. A. Hubble a. B. L. Duncan (eds.): Handbook of solution-focused brief therapy. San Francisco (Jossey-Bass), pp. 272–299.
Dell, P. (1982): Family theory and the epistemology of Humberto Maturana. *Family Therapy Networker* 6 (4): 26, 39–41.
Dell, P. (1985): Understanding Bateson and Maturana: Toward a biological foundation for the social sciences. *Journal of Marital and Family Therapy* 11: 1–20.
de Shazer, S. (1982): Patterns of brief family therapy: An ecosystemic approach. New York (Guilford Press). [dt. (1997): Muster familientherapeutischer Kurzzeit-Therapie, 2. Aufl. Paderborn (Junfermann).]
de Shazer, S. (1984): The death of resistance. *Family Process* 23: 79–93.

de Shazer, S. (1985): Keys to solution in brief therapy. New York (Norton). [dt. (2010): Wege der erfolgreichen Kurztherapie, 10. Aufl. Stuttgart (Klett-Cotta).]

de Shazer, S. (1988): Clues: Investigating solutions in brief therapy. New York (Norton). [dt. (2008): Der Dreh: Überraschende Wendungen und Lösungen in der Kurzzeittherapie, 10. Aufl. Heidelberg (Carl-Auer).]

de Shazer, S. (1991a): Putting difference to work. New York (Norton). [dt. (2009): Das Spiel mit Unterschieden: Wie therapeutische Lösungen lösen, 6. Aufl. Heidelberg (Carl-Auer).]

de Shazer, S. (1991b): Muddles, bewilderment, and practice theory. *Family Process* 30 (4): 453–459.

de Shazer, S. (1994): Words were originally magic. New York (Norton). [dt. (2009): »... Worte waren ursprünglich Zauber«: Von der Problemsprache zur Lösungssprache. Carl-Auer (Heidelberg).]

de Shazer, S. a. A. Molnar (1984): Four useful interventions in brief family therapy. *Journal of Marital and Family Therapy* 10 (3): 297–304.

Dolan, Y. M. (1991): Resolving sexual abuse: Solution-focused therapy and Ericksonian hypnosis for adult survivors. New York (Norton).

Donovan, J. M. (1999): Short-term couple therapy and the principles of brief treatment. In: J. M. Donovan (ed.): Short-term couple therapy. New York (Guilford Press), pp. 1–12.

Durrant, M. (1995): Creative strategies for school problems: Solutions for psychologists and teachers. New York (Norton).

Efran, J. S. a. M. J. Blumberg (1994): Emotion and family living: The perspective of structure determinism. In: S. M. Johnson a. L. S. Greenberg (eds.): The heart of the matter. Perspectives on emotion in marital therapy. New York (Brunner/Mazel), pp. 172–206.

Efran, J. S. a. M. D. Lukens (1985): The world according to Humberto Maturana. *Family Therapy Networker* 9 (3): 22–29.

Efran, J. S., M. D. Lukens a. R. J. Lukens (1990): Language, structure and change: Frameworks for meaning in psychotherapy. New York (Norton). [dt. (1992): Sprache, Struktur und Wandel: Bedeutungsrahmen der Psychotherapie. Dortmund (Modernes Lernen).]

Efron, D. E. a. K. Veenendaal (1993): Suppose a miracle doesn't happen: The non-miracle option. *Journal of Systemic Therapies* 12 (2): 11–18.

Ekman, P. (1992): Facial expressions of emotion: new findings, new questions. *Psychological Science* 3: 34–38.

Elmer-Dewitt, P. (1989): Time for some fuzzy thinking. *Time*, September 25, p. 79.

Erickson, M. H. (1977): Hypnotic approaches to therapy. *American Journal of Clinical Hypnosis* 20: 20–35.

Erickson, M. H. a. E. Rossi (1979): Hypnotherapy: An explanatory casebook. New York (Irvington). [dt. (2006): Hypnotherapie: Aufbau – Beispiele – Forschungen, 8. Aufl. Stuttgart (Klett-Cotta).]

Erickson, M. D., E. Rossi a. E. Rossi (1976): Hypnotic realities. New York (Irvington). [dt. (2009): Hypnose: Induktion, psychotherapeutische Anwendung, Beispiele, 7. Aufl. Stuttgart (Klett-Cotta).]

Everstine, D. S. a. L. Everstine (1983): People in crisis: Strategic therapeutic interventions. New York (Brunner/Mazel).

Feazell, C. S., R. S. Mayers a. J. Deschner (1984): Services for men who batter. Implications for programs and policies. *Family Relations* 33: 217–223.

Fisch, R., J. H. Weakland a. L. Segal (1982): Tactics of change: Doing therapy briefly. San Francisco (Jossey-Bass). [dt. (1991): Strategien der Veränderung: systematische Kurzzeittherapie. 2. Aufl. Stuttgart (Klett-Cotta).]

Fish, J. M. (1997): Paradox for complainants? Strategic thoughts about solution-focused therapy. *Journal of Systemic Therapies* 16 (3): 266–274.

Fisher, L., A. Anderson a. J. E. Jones (1981): Types of paradoxical intervention and indications: Contraindications for use in clinical practice. *Family Process* 20 (1): 25–37.

Fontes, L. A. (1991): Constructing crises and crisis intervention theory. *Journal of Strategic and Systemic Therapies* 10 (2): 59–69.

Frankel, A. J. a. S. R. Gelman (1998): Case management: An introduction to concepts and skills. Chicago (Lyceum Books).

Frankl, V. E. (1960): Paradoxical intention. *American Journal of Psychotherapy* 14: 520–535.

Frankl, V. E. (2007): Ärztliche Seelsorge: Grundlagen der Logotherapie und Existenzanalyse; mit den »Zehn Thesen über die Person«. 9. Aufl. München (dtv).

Fraser, J. S. (1995): Process, problems, and solutions in brief therapy. *Journal of Marital and Family Therapy* 21 (3): 265–281.

Freedman, J. a. G. Combs (1996): Narrative therapy. New York (Norton).

Friedlander, M. et al. (1987): Convergence and divergence in the process of interviewing families. *Psychotherapy* 24: 570–583.

Friedman, S. (1993): Does the »miracle question« always create a miracle? *Journal of Systemic Therapies* 12 (2): 75.

Friedman, S. a. E. Lipchik (1999): A time-effective, solution-focused approach to couple therapy. In: J. M. Donovan (ed.): Short-term couple therapy. New York (Guilford Press), pp. 325–360.

Gergen, K. (1982): Toward transformation in social knowledge. New York (Springer).

Gergen, K. (1991): The saturated self. New York (Basic Books). [dt. (1996): Das übersättigte Selbst – Identitätsprobleme im heutigen Leben. Heidelberg (Carl-Auer).]

Gergen, K. (1994): Realities and relationships: Soundings in social construction. Cambridge, MA (Harvard University Press).

Gilligan, S. (1997): The courage to love: Principles and practices of self-relations psychotherapy. New York/London (Norton). [dt. (2010): Liebe Dich

selbst wie Deinen Nächsten: Die Psychotherapie der Selbstbeziehungen, 3. Aufl. Heidelberg (Carl-Auer).]
Gingerich, W. J., S. de Shazer a. M. Weiner-Davis (1988): Constructing change: A research view of interviewing. In: E. Lipchik (ed.): Interviewing. Rockville, MD (Aspen), pp. 21–33.
Gingerich, W. J. a. S. Eisengart (2000): Solution focused brief therapy: A review of the outcome research. *Family Process* 39 (4): 477–498.
Golan, N. (1978): Treatment in crisis situations. New York (Free Press). [dt. (1983): Krisenintervention – Strategien psychosozialer Hilfen. Freiburg i. B. (Lambertus).]
Goodman, H. (1986): BRIEFER: An expert system for brief family therapy. Unveröffentlichte Magisterarbeit. University of Wisconsin, Milwaukee (WI).
Goodman, H., W. J. Gingerich a. S. de Shazer (1989): BRIEFER: An expert system for clinical practice. *Computers in Human Services* 5: 53–67.
Gottman, J. M. a. R. W. Levenson (1986): Assessing the role of emotion in marriage. *Behavioral Assessment* 8: 31–48.
Griffith, J. L. a. M. E. Griffith (1994): The body speaks: Therapeutic dialogues for mind-body problems. New York (Basic Books).
Haley, J. (1973): Uncommon therapy: The psychiatric techniques of Milton H. Erickson, M. D. New York (Grune & Stratton). [dt. (1999): Die Psychotherapie Milton H. Ericksons, 5., um ein Vorw. erw. Aufl. München (Pfeiffer).]
Haley, J. (1976): Problem-solving therapy: New strategies for effective family therapy. San Francisco (Jossey-Bass). [dt. (1977): Direktive Familientherapie. München (Pfeiffer).]
Harlow, H. F. a. M. K. Harlow (1962): Social deprivation in monkeys. *Scientific American* 207: 136–146.
Held, B. S. (1996): Solution-focused therapy and the postmodern: A critical analysis. In: S. D. Miller, M. A. Hubble a. B. L. Duncan (eds.): Handbook of solution-focused brief therapy. San Francisco (Jossey-Bass), pp. 27–44.
Held, B. S. (2000): To be or not be theoretical: This is the question. *Journal of Systemic Therapies* 19 (1): 35–50.
Hoffman, L. (1981): Foundations of family therapy: A conceptual framework for systems change. New York (Basic Books). [dt. (1987): Grundlagen der Familientherapie, 2. Aufl. Salzhausen (iskopress).]
Hoffman, L. (1985): Beyond power and control: Toward a »second order« family systems therapy. *Family Systems Medicine* 3: 381–396.
Hoffman, L. (1990) Constructing realities: An art of lenses. *Family Process* 29 (1): 1–13.
Hoffman, L. (1998): Setting aside the model in family therapy. In: M. F. Hoyt (ed.): The handbook of constructive therapies: Innovating approaches from leading practitioners. San Francisco (Jossey-Bass), pp. 100–116.

Horvath, A. O. a. B. D. Symonds (1991): Relation between working alliance and outcome in psychotherapy: A meta-analysis. *Journal of Counseling Psychology* 38: 139–149.

Hoyt, M. a. S. Friedman (1998): Dilemmas of postmodern practice under managed care and some pragmatics for increasing the likelihood of treatment authorization. *Journal of Systemic Therapies* 17 (5): 12–23.

Hoyt, M. F. a. I. K. Berg (1998): Solution-focused couple therapy: Helping clients construct self-fulfilling realities. In: M. F. Hoyt (ed.): The handbook of constructive therapies: Innovative approaches from leading practitioners. San Francisco (Jossey-Bass), pp. 314–341.

Hubble, M. A., B. L. Duncan a. S. D. Miller (1999): Directing attention to what works. In: M. A. Hubble, B. L. Duncan a. S. D. Miller (eds.): The heart and soul of change: What works in therapy. Washington, DC (American Psychological Association), pp. 407–447. [dt. (2001): So wirkt Psychotherapie: Empirische Ergebnisse und praktische Folgerungen. Dortmund (Modernes Lernen). S. 289–344.]

Jackson, D. (1959): Family interaction, family homeostasis, and some implications for conjoint family psychotherapy. In: J. Masserman (ed.): Individual and familial dynamics. New York (Grune & Stratton), pp. 122–141.

Jackson, D. (1963): The sick, the sad, the savage, and the sane. Unveröffentlichtes Manuskript, präsentiert auf der Jahrestagung der Society of Medical Psychoanalysis and Department of Psychiatry. New York (Medical College).

Johnson, M. (1987): The body in the mind. Chicago (University of Chicago Press).

Johnson, S. M. a. L. S. Greenberg (1994): Emotion in intimate interactions: A synthesis. In: J. S. Johnson a. L. S. Greenberg (eds.): The heart of the matter: Perspectives on emotion in marital therapy. New York (Brunner/Mazel), pp. 297–323.

Kanter, J. (1989): Clinical case management: Definitions, principles, components. *Hospital and Community Psychiatry* 40: 361–368.

Keeney, B. P. (1979): Ecosystemic epistemology: An alternative paradigm for diagnosis. *Family Process* 18: 117–129.

King, E. (1998): Roles of affect and emotional context in solution-focused therapy. *Journal of Systemic Therapies* 17 (2): 51–65.

Kiser, D. J. (1988): A follow-up study conducted at the Brief Family Therapy Center. Unveröffentlichtes Manuskript.

Kiser, D. J. a. E. Nunnally (1990): The relationship between treatment length and goal achievement in solution-focused therapy. Unveröffentlichtes Manuskript.

Kiser, D. J., F. P. Piercy a. E. Lipchik (1993): The integration of emotions in solution-focused therapy. *Journal of Marital and Family Therapy* 19 (3): 233–242.

Kleckner, T. et al. (1992): The myth of the unfeeling strategic therapist. *Journal of Marital and Family Therapy* 18 (1): 41–51.
Kowalski, K. (1987): Overcoming the impact of sexual abuse: A mother's story. *Family Therapy Case Studies* 2 (2): 13–18.
Kowalski, K. a. R. Kral (1989): The geometry of solution: Using the scaling technique. *Family Therapy Case Studies* 4 (1): 59–66.
Kral, R. (1992): Solution-focused brief therapy: Applications in the schools. In: M. J. Fine a. C. Carlson (eds.): The handbook of family-school intervention: Systems perspective. Boston (Allyn & Bacon), pp. 330–346.
Kreider, J. W. (1998): Solution-focused ideas for briefer therapy for longer-term clients. In: M. F. Hoyt (ed.): The handbook of constructive therapies: Innovating approaches from leading practitioners. San Francisco (Jossey-Bass), pp. 341–358.
Lambert, M. J. (1992): Implications of outcome research for psychotherapy integration. In: J. C. Norcross a. M. R. Goldstein (eds.): Handbook of psychotherapy integration. New York (Basic Books), pp. 94–129.
Lazarus, R. S. (1982): Thoughts on the relations between emotion and cognition. *American Psychologist* 37: 1010–1019.
LeDoux, J. (1996) The emotional brain. The mysterious underpinnings of emotional life. New York (Touchstone) [dt. (1998): Das Netz der Gefühle: Wie Emotionen entstehen. München (Hanser).]
Lipchik, E. (1988a): Purposeful sequences for beginning the solution-focused interview. In: E. Lipchik (ed.): Interviewing. Rockville, MD (Aspen), pp. 105–117.
Lipchik, E. (1988b): Interviewing with a constructive ear. *Dulwich Center Newsletter*, pp. 3–7.
Lipchik, E. (1991): Spouse abuse: Challenging the party line. *Family Therapy Networker* 15: 59–63.
Lipchik, E. (1993): »Both/and« solutions. In: S. Friedman (ed.): The new language of change: Constructive collaboration in psychotherapy. New York (Guilford Press), pp. 25–49.
Lipchik, E. (1994): The rush to be brief. *Family Therapy Networker* 18: 34–40.
Lipchik, E. (1997): My story about solution-focused brief therapist/client relationships. *Journal of Systemic Therapies* 16 (2): 159–172.
Lipchik, E. (1999): Theoretical and practical thoughts about expanding the solution-focused approach to include emotions. In: W. A. Ray a. S. de Shazer (eds.): Evolving brief therapies: In honor of John J. Weakland. Galena, IL (Geist & Russell), pp. 157–158.
Lipchik, E. a. S. de Shazer (1986): The purposeful interview. *Journal of Strategic and Systemic Therapies* 5 (1/2): 88–99.
Lipchik, E. a. A. D. Kubicki (1996): Solution-focused domestic violence views: Bridges toward a new reality in couple therapy. In: S. D. Miller,

M. A. Hubble a. B. L. Duncan (eds.): Handbook of solution-focused brief therapy. San Francisco (Jossey-Bass), pp. 65–98.

Lipchik, E., E. A. Sirles a. A. D. Kubicki (1997): Multifaceted approaches in spouse abuse treatment. In: R. Geffner, S. B. Sorenson a. P. K. Lundberg-Love (eds.): Violence and sexual abuse at home: Current issues in spousal battering and child maltreatment. New York/London (Haworth Press), pp. 131–149.

Lipchik, E. a. D. Vega (1984): A case study from two perspectives. *Journal of Strategic and Systemic Therapies* 4: 27–41.

Ludewig, K. (1992): Systemische Therapie. Stuttgart (Klett-Cotta).

Mandler, G. (1984): Mind and body: Psychology of emotion and stress. New York (Norton).

Maturana, H. R. (1988): Reality: The search for objectivity or the question for a compelling argument. *Irish Journal of Psychology* 9: 25–82.

Maturana, H. R. (1996): Ontology of observing: The biological foundations of self-consciousness and the physical domain of existence. Conference Workbook: Texts in Cybernetics, American Society for Cybernetics Conference, Felton, CA. 18–23 Oct. 1988.

Maturana, H. R. a. F. J. Varela (eds.) (1980): Autopoiesis and cognition: The realization of the living. Boston (Reidel).

Maturana, H. R. a. F. J. Varela (1987): The tree of knowledge: The biological roots of human understanding, rev. ed. Boston (Shambhala) [dt. (1987): Der Baum der Erkenntnis: Die biologischen Wurzeln menschlichen Erkennens. Bern, München, Wien (Scherz). Auch: (2009) Frankfurt a. M. (Fischer Taschenbuch).]

McKeel, A. J. (1996): A clinician's guide to research on solution-focused brief therapy. In: S. D. Miller, M. A. Hubble a. B. L. Duncan (eds.): Handbook of solution-focused brief therapy. San Francisco (Jossey-Bass), pp. 251–272.

Metcalf, L. (1995): Counseling toward solutions: A practical solution-focused program for working with students, teachers and parents. Englewood Cliffs, NJ (Simon & Schuster).

Metcalf, L. et al. (1996): What works in solution-focused brief therapy: A qualitative analysis of client and therapist perceptions. In: S. D. Miller, M. A. Hubble a. B. L. Duncan (eds.): Handbook of solution-focused brief therapy. San Francisco (Jossey-Bass), pp. 335–351.

Meyerson, A. T. a. R. A. Glick (1976): Introduction. In: R. A. Glick et al. (eds.): Psychiatric emergencies. New York (Grune & Stratton), pp. 3–7.

Miller, G. a. S. de Shazer (1998): Have you heard the latest rumor about ...? Solution-focused therapy as a rumor. *Family Process* 37 (3): 383–379.

Miller, S. D. (1994): The solution conspiracy: A mystery in three installments. *Journal of Systemic Therapies* 13 (1): 18–38.

Minuchin, S. (1974): Families and family therapy. Cambridge, MA (Harvard University Press). [dt. (1992): Familie und Familientherapie: Theorie und Praxis struktureller Familientherapie, 9., unveränd. Aufl. Freiburg i. B. (Lambertus).]

Minuchin, S. a. H. C. Fishman (1981): Family therapy techniques. Cambridge, MA (Harvard University Press).

Molnar, A. a. S. de Shazer (1987): Solution focused therapy: Toward the identification of therapeutic tasks. *Journal of Marital and Family Therapy* 13 (4): 349–358.

Molnar, A. a. B. Lindquist (1989): Changing problem behavior in schools. San Francisco (Jossey-Bass). [dt. (2006): Verhaltensprobleme in der Schule: Lösungsstrategien für die Praxis, 8., durchges. Aufl. Dortmund (Borgmann).]

Moxley, D. P. (1989): The practice of case management. Newbury Park, CA (Sage).

Murphy, J. J. (1996): Solution-focused brief therapy in the school. In: S. D. Miller, M. A. Hubble a. B. L. Duncan (eds.): Handbook of solution-focused brief therapy. San Francisco (Jossey-Bass), pp. 185–204.

Napier, A. Y a. C. A. Whitaker (1978): The family crucible. New York (Harper Row). [dt. (1979): Tatort Familie: das Beispiel einer erfolgreichen Familientherapie. Düsseldorf u. a. (Diederichs).]

Nau, D. S. a. L. Shilts (2000): When to use the miracle question: Clues from a qualitative study of four SFBT practitioners. *Journal of Systemic Therapies* 19 (1): 129–135.

Nichols, M. P. a. R. C. Schwartz (1995): Family therapy, 3rd ed. Boston (Allyn & Bacon).

Norum, D. (2000): The family has the solution. *Journal of Systemic Therapies* 19 (1): 3–16.

Nunnally, E. et al. (1986): A study of change: Therapeutic theory in process. In: D. E. Efron (ed.): Journeys: Expansion of the strategic-systemic therapies. New York (Brunner/Mazel), pp. 77–97.

Nylund, D. a. V. Corsiglia (1994): Becoming solution-forced in brief therapy: Remembering something important we already knew. *Journal of Systemic Therapies* 13 (1): 5–12.

O'Hanlon, W. H. a. M. Weiner-Davis (1989): In search of solutions. New York (Norton).

Onnis, L. (1990): A systemic approach to the concept of crisis. *Journal of Strategic and Systemic Therapies* 9 (2): 43–54.

Orlinsky, D., K. Grawe a. B. Parks (1994): Process and outcome in psychotherapy. In: A. E. Bergin a. S. E. Garfield (eds.): Handbook of psychotherapy and behavior change. New York (Wiley), 4th ed., pp. 270–375.

Panksepp, J. (1998): Affective neuroscience: The foundation of human and animal emotion. New York (Oxford University Press).

Papp, P. (1980): The Greek chorus and other techniques of paradoxical therapy. *Family Process* 19: 45–57.

Parry, A. (1984): Maturanation in Milan. *Journal of Systemic and Strategic Therapies* 3 (1): 35–43.
Patterson, C. H. (1984): Empathy, warmth, and genuineness in psychotherapy: A review of reviews. *Psychotherapy* 21: 431–438.
Penn, P. (1982): Circular questioning. *Family Process* 21 (3): 267–280.
Penn, P. (1985): Feed-forward: future questions, future maps. *Family Process* 24 (3): 299–311.
Pinsof, W. A. (1995): Integrative problem centered therapy. New York (Basic Books).
Purdy, F. a. N. Nickle (1981): Practice principles for working with groups of men who batter. *Social Work with Groups* 4: 111–122.
Quick, E. K. (1996): Doing what works in brief therapy: A strategic solution-focused approach. Amsterdam u. a. (Academic Press).
Raiff, N. R. a. B. K. Shore (1993): Advanced case management: New strategies for the nineties. Newbury Park, CA (Sage).
Rapaport, L. (1962): The state of crisis: Some theoretical considerations. *Social Service Review* 36: 112–117.
Ray, W. (2000): Don D. Jackson – A re-introduction. *Journal of Systemic Therapies* 19 (2): 1–7.
Rober, P. (1999): The therapist's inner conversation in family therapy practice: Some ideas about the self of the therapist, therapeutic impasse, and the process of reflection. *Family Process* 38 (2): 209–229.
Rohrbaugh, M. et al. (1981): Compliance, defiance, and therapeutic paradox: Guidelines for strategic use of paradocixal interventions. *American Journal of Orthopsychiatry* 51 (3): 454–467.
Rosenberg, B. (2000): Mandated clients and solution-focused therapy: »It's not my miracle.« *Journal of Systemic Therapies* 19 (1): 90–100.
Sachs, V. K. (1968): Crisis intervention. *Public Welfare* 26: 112–117.
Schmidt, G. a. B. Trenkle (1985): An integration of Ericksonian techniques with concepts of family therapy. In: J. K. Zeig (ed.): Ericksonian psychotherapy: Vol. II. Clinical applications. New York (Brunner/Mazel), pp. 132–155.
Selekman, M. D. (1997): Solution-focused therapy with children: Harnessing family strength for systemic change. New York (Guilford Press).
Selvini Palazzoli, M. et al. (1977): Paradoxon und Gegenparadoxon. Ein neues Therapiemodell für die Familie mit schizophrener Störung. Stuttgart (Klett-Cotta).
Shaffer, J. a. C. Lindstrom (1989): How to raise an adopted child. New York (Crown).
Shields, C. G., D. H. Sprenkle a. J. A. Constantine (1991): Anatomy of an initial interview: The importance of joining and structuring skills. *American Journal of Family Therapy* 19: 3–18.
Simon, D. (1996): Crafting consciousness through form: Solution-focused therapy as a spiritual path. In: S. D. Miller, M. A. Hubble a. B. L. Dun-

can (eds.): Handbook of solution-focused brief therapy. San Francisco (Jossey-Bass), pp. 44–65.

Simon, R. (1985): Structure is destiny: An interview with Humberto Maturana. *Family Therapy Networker* 9 (3): 32–46.

Smith, L. L. (1978): A review of crisis intervention theory. *Social Casework* 2: 396–405.

Spitz, R. A. (1951): Hospitalism: An inquiry into the genesis of psychiatric conditions in early childhood. In: The psychoanalytic study of the child, Vol. 6. New York (International University Press), pp. 255–278.

Sprenkle, D. H., A. J. Blow a. M. H. Dickey (1999): Common factors and other nontechnique variables in marriage and family therapy. In: M. A. Hubble, B. L. Duncan a. S. D. Miller (eds.): The heart and soul of change: What works in therapy. Washington, D. C. (American Psychological Association), pp. 329–361.

Stanton, M., B. Duncan a. T. C. Todd (1981): Engaging resistant families in treatment. *Family Process* 20 (3): 261.

Sullivan, H. S. (1953a): The collected works of Harry Stack Sullivan: Vol. 1. Book 2. Conceptions of modern psychiatry. New York (Norton).

Sullivan, H. S. (1953b): The collected works of Harry Stack Sullivan: Vol. 1. Book 1. The interpersonal theory of psychiatry. New York (Norton).

Sullivan, H. S. (1953c): The interpersonal theory of psychiatry. New York (Norton). [dt. (1980): Die interpersonale Theorie der Psychiatrie. Frankfurt a. M. (S. Fischer).]

Sullivan, H. S. (1953d): The psychiatric interview. New York (Norton).

Sullivan, H. S. (1956): Clinical studies in psychiatry. New York (Norton).

Todd, T. C. (1981): Paradoxical prescriptions: Applications of consistent paradox using a strategic team. *Journal of Strategic and Systemic Therapies* 1 (1): 28–44.

Tohn, S. L. a. J. A. Oshlag (1996): Solution-focused therapy with mandated clients: Cooperating with the uncooperative. In: S. D. Miller, M. A. Hubble a. B. L. Duncan (eds.): Handbook of solution-focused brief therapy. San Francisco (Jossey-Bass), pp. 152–184.

Tomm, K. (1984): One perspective on the Milan systemic approach: Part 1. Overview of development, theory and practice. *Journal of Marital and Family Therapy* 10 (2): 113–127.

Tomm, K. (1987a): Interventive interviewing: Part I. Strategizing as a fourth guideline for the therapist. *Family Process* 26: 3–13.

Tomm, K. (1987b): Interventive interviewing: Part II: Reflexive questioning as a means to enable self-healing. *Family Process* 26: 167–184.

Tucker, N. L. et al. (2000): Meta-dialogues in domestic violence-focused couples treatment. *Journal of Systemic Therapies* 19 (4): 45–56.

Turnell, A. a. S. Edwards (1999): Signs of safety: A solution and safety oriented approach to child protection casework. New York (Norton).

Turnell, A. a. E. Lipchik (1999): The role of empathy in brief therapy: The overlooked but vital context. *Australian and New Zealand Journal of Family Therapy* 20 (4): 177–182.

Varela, F. J. (1989): Reflections on the circulation of concepts between a biology of cognition and systemic family therapy. *Family Process* 28 (1): 15–25.

von Foerster, H. (1991): Observing systems. Seaside, CA (Intersystems).

von Glasersfeld, E. (1995): Radical constructivism: A way of knowing and learning. London, Washington, D. C. (Falmer Press). [dt. (1996): Radikaler Konstruktivismus: Ideen, Ergebnisse, Probleme. Frankfurt am Main (Suhrkamp).]

Walter, J. L. a. J. E. Peller (1992): Becoming solution-focused in brief therapy. New York (Brunner/Mazel).

Walter, J. L. a. J. E. Peller (1994): »On track« in solution-focused brief therapy. In: M. F. Hoyt (ed.): The handbook of constructive therapies: Innovative approaches from leading practitioners. San Francisco (Jossey-Bass), pp. 111–126.

Walter, J. L. a. J. E. Peller (1996): Rethinking our assumptions: Assuming anew in a post-modern world. In: S. D. Miller, M. A. Hubble a. B. L. Duncan (eds.): Handbook of solution-focused brief therapy. San Francisco (Jossey-Bass), pp. 9–27.

Watzlawick, P. (ed.) (1984): The invented reality. New York (Norton). [dt. (2006): Die erfundene Wirklichkeit: Wie wir wissen, was wir zu wissen glauben? Beiträge zum Konstruktivismus München (Piper).]

Watzlawick, P. a. J. Weakland (1977): The interactional view. New York (Norton).

Watzlawick, P., J. Weakland a. R. Fisch (1974): Change: Principles of problem formation and problem resolution. New York (Norton).

Weiner-Davis, M., S. de Shazer a. W. J. Gingerich (1987): Building on pretreatment change to construct the therapeutic solution: An exploratory study. *Journal of Marital and Family Therapy* 13: 359–363.

White, M. (1995): Re-authoring lives: Interviews and essays. Adelaide, South Australia (Dulwich Centre).

White, M. a. D. Epston (1990): Narrative means to therapeutic ends. New York (Norton). [dt. (2009): Die Zähmung der Monster: Der narrative Ansatz in der Familientherapie, 6. Aufl. Heidelberg (Carl-Auer).]

Wynn, L. C., S. H. McDaniel a. T. T. Weber (1986): Systems consultation: A new perspective for family therapy. New York (Guilford Press).

Zajonc, R. B. (1984): On the primacy of affect. *American Psychologist* 39: 117–123.

Über die Autorin

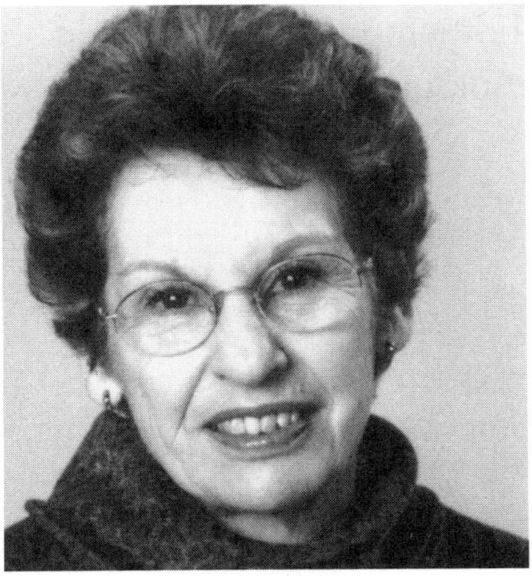

Eve Lipchik, Master of Social Work (MSW), ist Mitglied der American Family Therapy Academy und von der American Association for Marriage and Family Therapy zertifizierte Familientherapeutin und zugelassene Supervisorin. Sie ist Mitbegründerin der Firma ICF Consultants, die 1988 entstand. 1980 bis 1988 hatte Eve Lipchik eine tragende Funktion am Brief Family Therapy Center in Milwaukee inne und wirkte in dieser Zeit an der Entwicklung der lösungsfokussierten Therapie mit. Neben ihrer eigenen therapeutischen Praxis ist sie auf nationaler und internationaler Ebene als Lehrerin, Beraterin und Dozentin tätig. Sie ist Herausgeberin der Zeitschrift *Interviewing* und hat zahlreiche Buch- und Zeitschriftenbeiträge verfasst, u. a. in *Psychotherapy Networker, Journal of Systemic Therapies* und *Family Process.*